《诗经》药物考辨

尚志钧　编撰

学苑出版社

图书在版编目(CIP)数据

《诗经》药物考辨/尚志钧编撰. —北京：学苑出版社，2021.1
ISBN 978-7-5077-6099-6

Ⅰ.①诗…　Ⅱ.①尚…　Ⅲ.①《诗经》-中药材-研究
Ⅳ.①I207.222②R282

中国版本图书馆 CIP 数据核字(2020)第 265736 号

责任编辑：黄小龙　　刘晓蕾
出版发行：学苑出版社
社　　　址：北京市丰台区南方庄 2 号院 1 号楼
邮政编码：100079
网　　　址：www.book001.com
电子信箱：xueyuanpress@163.com
电　　　话：010-67603091(总编室)、010-67601101(销售部)
印　刷　厂：北京市兰星球彩色印刷有限公司
开本尺寸：787×1092　1/16
印　　　张：25.75
字　　　数：360 千字
版　　　次：2021 年 1 月第 1 版
印　　　次：2021 年 1 月第 1 次印刷
定　　　价：150.00 元

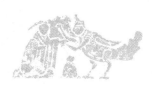

出 版 说 明

　　尚志钧（1918—2008），我国著名的中医史学专家和本草文献学专家，是我国近代本草文献整理研究的奠基者。老先生专注于本草文献研究近 70 年，安贫乐道，笔耕不辍，为中医的传承和发展默默付出了一辈子。老先生于 1985 年整理出《〈诗经〉药物考释》一书，该书资料收集时间很长，原拟于 1989 年刻印，因无经费，无法付印。学苑出版社 2009 年 4 月和老先生的女儿尚元藕女士签订图书出版合同。2015 年，我从陈辉社长手中接手该书。现在该书改名为《〈诗经〉药物考辨》，在学苑出版社正式出版，同时该书也将被收入《尚志钧本草文献全集》，在北京科学技术出版社出版，终于可以告慰尚老在天之灵了。书中药物按自然属性分类，每一卷中药物的排列顺序，老先生在《前言》中未作说明，可能是按引用《诗经》的历代本草文献的时间顺序和在每一种文献中出现的先后顺序来排列的。因为这个问题已经无从核实，请读者朋友注意，特致歉意。

黄小龙

2020 年 12 月 31 日

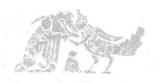

前　言

　　《诗经》是中国古代第一部诗歌总集，它在科举时代是士子必读的书①。其资料的真实性，是现存古书中比较可靠的②。它收集自西周初年（公元前 11 世纪）到春秋中叶（公元前 6 世纪）③约五百年的诗歌，它在孔子时代称为"诗"或"诗三百"④，到汉武帝罢黜百家而尊孔，才称为《诗经》。汉代研究《诗经》有四家，鲁人申培的鲁诗⑤，齐人辕固的齐诗⑥，燕人韩婴的韩诗⑦及毛苌所传的毛诗⑧。前三者已佚，今所存仅毛诗。毛诗共有 305 篇，分风⑨、雅⑩、颂⑪三部分。郑樵《六经奥论》云："风土之音曰风，朝廷之音曰雅，宗庙之音曰颂。"

　　《诗经》305 篇中大部分采集于民间歌谣，小部分来自贵族创作。贵族所作的诗，多为了歌颂典礼，或讽刺、或谏议、或表达情意。如贵族遇有祭祀、出兵、打猎、宫室落成等，往往要奏乐唱歌。

　　民间歌谣是人民自己歌唱生活而创作的。所谓饥者歌其食，劳者歌其事。这些诗在一定程度上能反映社会的真实矛盾和人民的思想感情⑫。如《诗经·豳风·七月》，反映劳动人民对统治者的愤恨。该诗通过对一年四季各种繁重劳役的叙述，揭露在衣、食、住等方面奴隶和贵族间的差距，反映贵族对奴隶的剥削和压迫。所以《诗经·豳风·七月》篇，可视为当时社会的一个缩影。又如《诗经·魏风·硕鼠》，把贪得无厌的统治者比作老鼠，反映了奴隶对贵族的愤恨⑬。

此外《诗经》还反映了劳动人民在生产斗争、生活斗争、同疾病斗争以及在采取食物过程中，发现不少有益于健康的药物。所以在《诗经》的词句中，也提到很多有医疗实用价值的药物，这些药物都是天然的草、木、鸟、兽、虫、鱼等各类动植物⑭。其中有些动植物，到后来成为本草中的正式药物。

清乾隆二十七年（公元1762年）雾阁邹梧冈先生辑《诗经补注》提到《诗经》的资料中，有关药用的有四十多种。

1957年陈邦贤《中国医学史》（商务版第36页）第三章第六节周代及春秋战国时药品的记载，谓《诗经》中植物药品的记载有88种。

1962年《中华医学杂志》（第473～474页）陈维养提出《诗经》所载药物有一百多种。

本书将历代本草的药物条文下注文中，将所引用《诗经》词句中动植物的名字，罗列在一起，按药物自然属性分为草类、木类、兽禽类、虫鱼类、果类、菜类、米类进行注释。

每个药名先录《诗经》篇名，次录《诗经》词句中含有药名的诗句，然后用《说文》《尔雅》等书解释药物名词含义，然后选录历代比较合理的古注⑮，最后摘录本草注文中所引诗句的资料，并录本草对该药最后记载的有关形态及其主治的内容。

这样注释，可以把诗句中的动植物名称与本草中药物联系起来，能提供古今药名核实的部分参考资料。

关于历代本草注文，所引《诗经》词句中动植物作为药物注释时，其间也有不少的问题。因为《诗经》是公元前11世纪至公元前6世纪的作品，现存的历代本草都是公元著的。陶弘景《本草经集注》是公元6世纪初著的。李时珍《本草纲目》是公元后16世纪著的。同一个实物在不同的时代被命名的名称大都是不相同的。因为同物异名或同名异物，在同一时代不同地区都会出现，在不同时代那就更是普遍的存在了，所以历代本草药名也有同名异物或同物异名的存在，各家的考证也有出入。特别是《诗经》实物名称，年代那么久远，怎么会和后世本草药名暗合呢？所以各家考证药物名称引用《诗经》资料，也是根据各家理解《诗经》的诗意而定的。因此《诗经》上同一句话，各家理解不同，最后应用至什么药物上去，也不尽相同。我们可以举一些例子来看：

1.《诗经》云"于以采藻"的"藻"

苏颂《本草图经》把这个诗句中的"藻"，作为"海藻"注释。

李时珍把这个诗句中的"藻"，引作为"水藻"注释。

2.《诗经》云"常棣之华"的"棣"

掌禹锡《嘉祐本草》把这个诗句中的"棣"，作为"郁李人"注释。

陈藏器《本草拾遗》把这个诗句中的"棣"，作为"扶栘木"注释。

3.《诗经》云"隰有游龙"的"游龙"

陶弘景《本草经集注》把这个诗句中的"游龙"，作为"红草"注释。

李时珍《本草纲目》把这个诗句中的"游龙"，作为"马蓼"注释。

孙星衍等辑《神农本草经》把这个诗句中的"游龙"作为"蓼实"注释。

4.《诗经》云"芄兰之支"的"芄兰"

李时珍《本草纲目》把这个诗句中的"芄兰"作为"萝藦"注释。

孙星衍等辑《神农本草经》把这个诗句中的"芄"作为"女青"注释。

5.《诗经》云"葛藟藟之"的"葛藟"

苏颂《本草图经》及陈藏器《本草拾遗》把这个诗句中的"葛藟",作为"千岁蔂"注释。

孙星衍等辑《神农本草经》把这个诗句中的"葛藟",作为"蓬蔂"注释。

6.《诗经》云"六月食薁"的"薁"

掌禹锡《嘉祐本草》及苏颂《本草图经》把这个诗句中的"薁",作为"韭"注释。

李时珍《本草纲目》把这个诗句中的"薁",作为"蘡薁"注释。

7.《诗经》云"得此鼀黾"的"鼀黾"

李时珍《本草纲目》把这个诗句中的"鼀黾",作为"蟾蜍"注释。

孙星衍辑《神农本草经》把这个诗句中"鼀黾",作为"蝦蟆"注释。

以上的例子是讲诗句中同一个动植物名称,因各家理解不同,作为药物注释也不同。下面再举一些例子,说明诗句中不同的动植物作为同一个药物注释。

1. 郁李人

掌禹锡《嘉祐本草》在郁李人条下,引的诗句是"常棣之华"。

孙星衍等辑《神农本草经》在郁李人条下,引的诗句是"六月食郁"。

2. 菟丝子

苏颂《本草图经》在菟丝子条下,引的诗句是"茑与女萝",视"女萝"为"菟丝子"。

孙星衍《神农本草经》在菟丝子条下,引的诗句是"爰采唐矣",视"唐"为"菟丝子"。

3. 蒺藜

陶弘景《本草经集注》在蒺藜条下，引的诗句是"墙有茨"（见尚志钧辑本第52页下），其意为《诗经》中的"茨"，即本草中的"蒺藜"。

陈邦贤《中国医学史》在蒺藜条下，引的诗句是"其甘如荠"（见该书1957年商务版第37页），其意为《诗经》中的"荠"，即本草中的"蒺藜"。

此外，还有些本草药名下所引诗句，似乎文不对题。例如：孙星衍辑《神农本草经》第91页"䗪虫"条，引的诗句为"喓喓草虫"。草虫似蝗虫，并非䗪虫，孙氏所释，似乎文不对题。按陆玑注云："草虫大小长短如蝗虫……青色，好在茅草中。"而䗪虫《唐本草》注云："此物好生鼠壤土中及屋壁下，状似鼠妇，而大者寸余，形小似鳖。"类似此例很多，详见本书注。

由此可见，古人对本草注释，所引诗句中动、植物名称，也随各人所理解的而注释，大体上只是以类相从而已。

【注】

①《诗经》在科举时代，是必读之书。我在幼年读私塾时，也念过《诗经》，那时老师要我们熟读，定期背诵。在背诵时，老师提一句，你接着就要背下去，背不出，就罚跪。我为了不被罚跪，几乎每天行走、睡觉都在默念。这样天长日久，也就能背出了。所以至今仍能背出。这种背诵，纯粹是口腔肌肉习惯性运动。当时对《诗经》句中意思，全无所知。

② 在先秦文献中，《诗经》是最可靠的。梁启超《要籍解题及其读法》云："现存先秦古籍，真赝杂糅，几乎无一书无问题；其精金美玉，字字可信可宝者，《诗经》其首也。"清代阮元《毛诗注疏校勘记序》云："自汉以后，转写滋异，莫能枚数。……自唐后至今，锓版盛行，于经、于传笺、于疏，或有意妄改，或无意伪脱，于是缪盩莫可究诘。"

③《诗经》最早的诗篇，一般认为是西周前期写成的，但从《诗经·商

颂·长发》"洪水芒芒，禹敷下土方"、《诗经·大雅·生民》"时维姜嫄""后稷肇祀"等诗句中讲到大禹治水，周始祖后稷及其母亲姜嫄等资料来看，《诗经》的起源可以追溯到我国史前时代传说中的人物。最晚的诗篇为《诗经·秦风·无衣》，据王船山《诗经·稗疏·卷一》云，此篇是秦哀公为向秦廷乞师的楚人申包胥作的，事在公元前506年，距离春秋的下限公元前481年，仅有26年。

④ 孔子称述的《诗经》三百篇和《汉书·艺文志》所载《诗经》三百零五篇，和现存本《诗经》正相符合。孔子曰："小子何莫学乎诗？诗可以兴，可以观……多识鸟兽草木之名。"

⑤ 按《汉书·儒林传》所载：申公培鲁人，少事齐人浮邱伯受诗，为楚王太子戊傅，及戊立为王，胥靡申公；申公愧之，归鲁，以《诗经》为训，以教无传疑，是为鲁诗。传其学有臧代、赵绾、孔安国、周霸、夏宽等。

⑥ 按《汉书·儒林传》所载：辕固生齐人，以治诗，孝景（公元前156～前141年）时为博士。后帝以固廉，直拜为清河王太傅，固老罢归，已九十余矣。传其学有公孙宏、始昌，昌授后苍，苍授匡衡，匡授师丹，师授伏黯。伏改定章句，作解说九篇，以授嗣子恭，恭删黯章句，定为20万言，年九十卒。

⑦ 按《汉书·儒林传》所载：韩婴燕人，景帝（公元前156年～前141年）时为常山太傅，婴推诗之意而作内外传，其言与齐、鲁间殊。传其学有贲生、赵子，赵授蔡谊，谊授包子与王吉，吉授长孙顺，顺授发福。建武（公元56～57年）初薛汉传父业。其弟子杜抚定韩诗章句。

⑧ 按陆玑《毛诗草木虫鱼疏》云："孔子删诗授卜商，商为之序以授鲁人曾申，申授魏人李克，克授鲁人孟仲子，仲子授根牟子，根牟子授赵人荀卿，荀卿授鲁国毛亨，亨作训诂传以授赵国毛苌。时人谓亨为大毛公，苌为小毛公，以其所传故名，其诗曰毛诗。苌授长卿，卿授解延年，年授徐敖，敖授陈侠，侠为新莽（公元8～23年）讲学大夫。由是言毛诗者本之徐敖。时九江谢曼卿亦善毛诗，乃为其训，东海卫宏从曼卿学，因作《毛诗序》。其后郑众、贾逵传毛诗，马融作《毛诗传》，郑玄作《毛诗笺》。"

⑨ 风是指各地民歌的调子。国风即是各地土乐调。秦风、魏风、郑风等

十五国风，即十五个不同地方的乐调，犹如今日陕西调、河南调一样。这些民歌多是反映西周到春秋中的人民生活和社会风貌，其中有的是人民内心情感的抒发或倾诉，有的是反映劳动人民悲惨生活与反抗，有的是揭露统治者的剥削和压迫，有的是描写征夫思妇、小吏不幸和愤怒。

⑩ 雅是秦地的乐调，周秦同地，在今陕西。西周都于镐（西安的西南），这个地方的乐调，被称为中原正音，所以称周朝首都的乐调为雅。雅原是奏乐声中发出的特殊呜呜声。雅分为大雅、小雅。产生于西周的旧诗名大雅；兼有东周的新诗称为小雅。大雅、小雅都是奴隶主贵族在享乐时作的诗歌。其中也有一些讽刺诗。

⑪ 颂是奴隶主贵族们歌颂上帝和祖先庙堂的歌，即宗庙祭祀乐歌。颂诗多无韵，不分章，篇制短，奏的时间拖长，并且连歌带舞。

⑫《诗经》中有不少诗篇，反映了当时社会性质和面貌；又有不少诗篇和诗句，反映了当时农业以及其他各种生产活动的情况。以农作物生产为主要内容的诗篇，在西周前期有《周颂·噫嘻》《臣工》《载芟》《良耜》等；西周后期有《小雅·信南山》《甫田》《大田》等；春秋时期有《诗经·豳风·七月》。

⑬《诗经》中类似这种人民讽刺剥削的诗歌很多。如《诗经·周南·螽斯》，《毛诗序》云："后妃子孙众多也。言若螽斯。不妒忌，则子孙众多也。"其实此诗以蝗虫纷飞，吃尽庄稼，比喻剥削者子孙众多也。

⑭《诗经》中所讲的动植物，以黄河流域为主。因为西周、东周主要活动于黄河流域中、下游。包括今天的陕西、山西、河北、河南、山东及湖北的北部。

⑮ 历代对《诗经》做注释的，不下数百种。汉代研究《诗经》有齐、鲁、韩、毛四家，《汉书·儒林传》云："赵人毛长传诗，是为毛诗。"陆玑《草木虫鱼疏》云："孔子删诗授卜商，商为之序以授鲁人曾申，申授魏人李克，克授鲁人仲子，仲子授根牟子，根牟子授赵人荀卿，荀卿授鲁国毛亨，毛亨作《训诂传》以授赵国毛苌，时人谓亨为大毛公，苌为小毛公，其诗曰毛诗。"汉郑玄《六艺论》云："注诗宗毛为主，毛义若隐则略，则更表明，如有不同，即下己意，使可识别。"郑玄所注，称为郑笺，后人称之为《正

义》。自郑笺行世，则齐、鲁、韩三家诗遂废。但郑笺与毛传亦有异同。魏王肃作《毛诗注》《毛诗义驳》《毛诗问难》等书，批评郑笺之不足，表彰毛亨原著之长。同时魏王基作《毛诗驳》反对王肃之说。晋孙毓作《毛诗异同评》支持王肃之说。但晋陈统又作《难孙氏毛诗评》反对孙毓之说。

至唐代贞观十六年（642）孔颖达等，尊郑笺为范本，参考隋刘焯《毛诗义疏》、隋刘炫《毛诗述义》进行疏注，成为唐代《诗经》注解的权威性著作。

宋代学者对《诗经》著作时有争论。如欧阳修引其释《卫风击鼓》五章，谓郑笺不如王肃。王应麟《困学纪闻·经典释文》引其驳"芣苢"一条，谓王肃不如郑笺。宋南渡后，诸儒多以评毛郑为能事，尤以郑樵评论最激，朱熹《诗经传》亦从郑樵之说，对《诗小序》多所抨击。明代胡广等以刘瑾之书为蓝本，专宗朱传之说，从此形成汉、宋学派门户之争。所以千百年来，研究《诗经》的著作不下千种，由此而形成的各家学派（今、古文派，汉、宋学派），各成体系，众说纷纭，莫衷一是。

由于本人学术水平所限，错误和缺点难免，请读者批评指正。

1985 年 11 月

尚志钧于芜湖

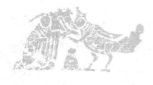

目　录

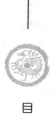

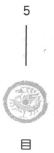

11

目录

附录

《诗经》药物考辨草类卷一

1 药

2 艾

3 茨（蒺藜）

4 果臝（栝楼）

5 蓫（羊蹄）

6 蓄（羊蹄）

7 莫（酸模）

8 葍（旋花）

9 莔（贝母）

10 葽（远志）

11 芄兰（萝摩）

12 茹藘（茜根）

13 苕（鼠尾草）

14 蕑（兰草）

15 荍（锦葵）

16 绿（王刍）

17 竹（萹蓄）

18 谖草（萱草）

19 唐（菟丝子）

20 女萝（松萝）

21 苓（甘草）

22 苦（苦荬）

23 荼（荼）

24 堇（堇菜）

25 芍药

26 葛（葛根）

27 麻

28 纻（纻根）

29 蘲（苘实）

30 敊（白敛）

31 蓝（蓝实）

32 芩

33 薇

34 蕨

35 鬯（郁金香）

36 台（莎草）

37 茅（茅根）

38 薙（茅针）

39 菅（茅的一种）

40 蓍（蓍草）

41 蒿（青蒿）

42 蘩（白蒿）

43 蒌（蒌蒿）

44 萧（艾蒿）

45 莪（蘿蒿）

46 蔚（马先蒿）

47 蓬（蓬蒿）

48 蓷（益母草）

49 卷耳（苍耳）

50 芣苢（车前）

51 蕍（泽泻）

52 蓼（蓼实）

53 游龙（荭草）

54 苇（芦苇茎及根）

55 葭（芦苇苗）

56 蒹（荻苗）

57 菼（荻草）

58 萑（荻）

59 藻（水藻）

60 蘋

61 苹（艾蒿）

62 茆（蓴）

63 荇菜（凫葵）

64 莞（莞草）

65 蒲（香蒲）

66 荪（菖蒲）

67 甫草（麻黄）

68 莠（狗尾草）

69 稂（狼尾草）

70 鹝（绶草）

1　药（yào）

《诗经·大雅·板》："多将熇熇，不可救药。"

《说文》："药，治病草也。"

《玉篇》："药，治疾病之草总名。"

《急就篇》："灸刺和药逐去邪。"颜师古注云："和药，合和众药也。草、木、金、石、鸟、兽、虫、鱼之类，堪愈疾者，总名为药。"

《尚书》："若药不瞑眩，厥疾弗瘳。"

《论语·乡党》："康子馈药，拜而受之。曰：上未达，不敢尝。"

《世本》："神农和药济人。"

《汉书·艺文志》："本草石之寒温，量疾病之浅深，假药味之滋，因气感之宜，辨五苦六辛，致水火之齐，以通闭解结，反之于平。"

《周礼·天官·疾医》郑玄注："五药，草、木、虫、石、谷也。"又注："治合之齐（剂），存乎神农，子仪之术。"

《庄子·天地》："有虞氏之药疡也，秃而施髢，病而求医。"

《素问·四气调神大论》："夫病已成而后药之，乱已成而后治之……不亦晚乎？"

《诸病源候·痈疽病诸候》："内药而呕。"此句中"药"字，引申指治疗。

《神农本草经》："上药一百二十种为君，主养命以应天；中药一百二十种为臣，主养性以应人；下药一百二十五种为佐使，主治病以应地，三药合三百六十五种。"

按"药"字从草，说明《诗经》时代是用草类为主的药物治病，但是古人除用草药治病外，对于外症脓肿不溃时，亦用砭石刺之，使脓汁排出，所以砭石在古代和草药一样同被用来治病的。在古代书籍里，药与石多并称的。如《左传·襄公二十三年》："臧孙曰：'季孙之爱我，疾疢也；孟孙之恶我，药石也。美疢不如恶石。'"所以药石在古代也是药物的泛称。（疢音趁，热病。《诗经·小弁》："疢如疾首"）

"药"在古书中亦指敷药。《周礼·医师》："凡疗兽疡，灌而劀之，以发其恶，然后药（敷药）之、养之、食之。""药"在古书中，亦作"白芷"的别名。《楚辞·九歌》："辛夷楣兮药房。"王逸注："药，白芷也。"《淮南·修务训》："身若秋药被风。"高诱注："药，白芷。"《山海经·西山经》："号山，其草多药。"晋·郭璞注："药，白芷。"

2　艾（ài 爱）

《诗经·王风·采葛》："彼采艾兮。"《毛传》①："艾所以疗疾。"

艾在古代当药用的。《五十二病方》第 209 行用艾治癥。

《孟子》："七年之病，求三年之艾。"

《素问》："藏寒生满病，其治以艾炳。"

《尔雅》："艾，冰台。"郭注云："今艾蒿。"

《说文》："萧，艾蒿。"又云："艾，冰台也。"段玉裁注："见释草。张华《博物志》曰：削冰令圆，举以向日，以艾于后承其影，见得火。"

《急就篇》云："半夏皂荚艾橐吾。"

朱熹《诗集传》云："艾，蒿属，干之可炙，故采之。"

郝懿行《尔雅义疏》云："《诗·采葛传》艾所以疗疾，盖医家灼艾灸病。故师旷谓艾为病草。《别录》谓之医草。"

《名医别录》云："艾叶，味苦，微温，无毒。主灸百病，可作煎，止下痢，吐血，下部蟹疮，妇人漏血，利阴气，生肌肉，辟风寒，使人有子。一名冰合，一名医草。"

《本草图经》云："艾叶，初春布地生苗，茎类蒿，而叶背白，以苗短者为佳。三月三日、三月五日采叶暴干，经陈久方可用。"

根据以上所述，"彼采艾兮"的"艾"，即《名医别录》的"艾"。

又《诗经·小雅·南山有台》："保艾尔后。"此句中"艾"指养育而言，非治病的"艾"。

又《诗经·小雅·庭燎》："夜未艾。"此句中"艾"，其意为止、尽。如方兴未艾。

艾，一名家艾，艾蒿，菊科。多年生草本，揉之有香气。叶一至二回羽状分裂，背面被白色丝状毛。秋季开花，头状花序小而数多，排成狭长的总状花丛。茎含芳香油，可作调香原料，叶性温味苦，能和营血，暖子宫，主治月经不调、痛经、胎漏下血、带下等症。干叶捣成绒名"艾绒"，为灸法治病的材料。其枝叶熏烟能驱蚊、蝇。

【注】

① 《毛传》是指毛诗注解词句的部分。

3 茨 (cí 词)

《诗经·鄘风·墙有茨》："墙有茨。"《毛传》云："茨，蒺藜也。"

《诗经·小雅·楚茨》："楚楚有茨。"郑玄笺："茨，蒺藜也。"

《说文》云："薺，蒺藜也。诗曰：墙有薺。"段玉裁注："今诗鄘风、小雅皆作茨。释草、传、笺皆曰：茨，蒺藜也。"

《尔雅》云："茨，蒺藜。"郭注："布地蔓生，细叶，子有三角，刺人。见诗。"疏："郭云见诗者，按①诗小雅云：楚楚者茨，是也。"

《尔雅翼》云："茨，蒺藜也。布地蔓生，细叶，子有三角，状如菱而小，刺人。生道上，长安最饶，人行多著木履，故易以据于蒺藜，言所恃伤也。"

《离骚》云："薋菉葹以盈室兮。"王逸注："薋，蒺藜也。"按薋同茨，皆借字。

《七谏》云："江离弃于穷巷兮，蒺藜蔓乎东厢。"

《神农本草经》云："蒺藜，一名旁通，一名屈人，一名止行，一名犲羽，一名升推。"

《名医别录》云："蒺藜，一名即藜，一名茨。生冯翊平泽。"陶隐居注："多生道上，而叶布地，子有刺，状如菱而小。今军家乃铸铁作之，以布敌路，亦呼蒺藜。《易》云：据于蒺藜，言其凶伤。诗云：墙有茨，不可扫也。"

《本草图经》云："蒺藜子，七八月采实，暴干。又冬采黄白色，类军家铁蒺藜，此诗所谓墙有茨者。又一种白蒺藜，今生同州沙苑，牧马草地最多。绿叶，细蔓，绵布沙上。七月开花，黄紫色，如豌豆花而小。九月结实作荚子，便可采。其实与蚕种子相类。"

按"墙有茨"的"茨"，应释为《神农本草经》的蒺藜子。即刺蒺藜，不是童蒺藜。刺蒺藜是一年生草本。茎平卧，夏季开黄色小花，果实有刺，可供药用。

又《诗经·小雅·甫田》："如茨如梁。"郑玄笺云："茨，屋盖也。"此"茨"为茅草盖的屋顶。张衡《东京赋》云："慕唐虞之茅茨。"

蒺藜，一名刺蒺藜、白蒺藜。蒺藜科。一年生草本。茎平卧有毛。偶数羽状复叶，一大一小，交互对生。夏季开花，花单生于叶腋，黄色。果实分为5个分果，被刺。蒺藜性温，味苦，能祛风、明目。主治头痛眩晕，目赤多泪，全身瘙痒等症。

4　果蠃 (guǒ luǒ)

《诗经·豳风·东山》："果蠃之实，亦施于宇。"《毛传》云："果蠃，栝楼也。"疏引李巡云："栝楼，子名也。"

《尔雅》云："果蠃之实，栝楼。"郭注云："今齐人呼为天瓜。"

《名医别录》云："栝楼，一名果蠃，一名天瓜，一名泽姑。实名黄瓜。"

《神农本草经》云："栝楼，一名地楼。"

《说文》云："苦，苦蒌，果蠃也。"段玉裁注云："果蠃，宋铉本作果蓏。依锴本与诗合。"孙星衍辑《神农本草经》卷二栝楼条引《说文》作"莟，莟蒌，果蓏也。"

《吕氏春秋》云："孟夏之月，王瓜生。"高诱注云："瓝瓜也。"

陶隐居云："栝楼藤生，状如土瓜，而叶有叉。《毛诗》云：果蠃之实，亦施于宇。"

苏颂《本草图经》云："栝楼今所在有之，实名黄瓜，根亦名白药。皮黄肉白，三四月内生苗，引藤蔓。叶如甜瓜叶作叉，有细毛，七月开花，似葫芦花，浅黄色。实在花下，大如拳，生青，至九月熟，赤黄色。其实有正圆者，有锐而长者。"

《救荒本草》云："瓜楼根，俗名天花粉。"

《本草纲目·卷十八》栝楼条李时珍曰："蠃与蓏同。许慎云：木上曰果，地下曰蓏。此物蔓生附木，故得兼名。《诗经》云：果裸之实亦施于宇，是矣。"

根据上述资料，"果蠃之实"的"果蠃"，应释为《神农本草经》的栝楼。另一种同音果裸是蠮螉（细腰蜂）的别名。《诗经》云：螟蛉有子，果赢负之，是也。

栝楼一名瓜蒌。葫芦科。多年生攀援草本，块根肥厚，富含淀粉。叶通常 5～7 掌状深裂，夏秋开白色花，雌雄异株。果实卵圆形，熟时黄褐色。果皮名栝楼皮，种子名栝楼仁，两者合用称全栝楼。性寒，味甘，功能润肺宽胸，清热化痰，主治胸痹胁痛，咳嗽痰多，大便燥结。根名天花粉，清热生津止渴，主治热症及消渴。天花粉蛋白能堕胎及治绒毛膜上皮细胞癌。

5　蓫 (zhú 逐)

《诗经·小雅·我行其野》："言采其蓫。"（陆德明本"蓫"作"蓄"。）《毛传》云："蓫，恶菜也。"

《齐民要术·卷十》引《诗义疏》云："今羊蹄似芦菔，茎赤，煮为茹，滑而不美。多啖令人下痢。幽州谓之羊蹄，扬州谓之蓫，一名蓨。"

《尔雅》云："苖，蓨。"又云："蓨，蓨。"《说文》云："苖，蓨也。"《类篇》云："苖，羊蹄草也。"《广雅》云："堇，羊蹄也。"

《神农本草经》云："羊蹄，味苦寒。主头秃、疥瘙，除热，女子阴蚀。一名东方宿，一名连虫陆，一名鬼目。"

《名医别录》云："羊蹄，主浸淫疽痔，杀虫。一名蓄。"

《本草经集注》陶弘景注云："羊蹄，今人呼名秃菜，即是蓄音之讹。诗云：言采其蓄。"

《集韵》云："蓄，冬菜。"《正字通》云："蓄，羊蹄菜，俗呼秃菜，根似芦菔，茎赤，瀹为茹滑美。"

《证类本草·卷十一》羊蹄条引《本草图经》曰："羊蹄生下湿地。春生苗，高三四尺，叶狭长，颇似莴苣而色深，茎节间紫赤。花青白，成穗，子三棱有若荗蔚，夏中即枯。根似牛蒡而坚实。谨按《诗·小雅》'言采其蓬'。陆玑云：蓬今人谓之羊蹄。蓬字或作蓄。"

又《诗经·邶风·谷风》："我有旨蓄，亦以御冬。"此"蓄"指储藏、积蓄而言，非羊蹄之异名。

按陆玑疏和《本草图经》所云，"言采其蓬"的"蓬"，即《神农本草经》羊蹄。羊蹄一名"齿果酸模"，蓼科多年生草本。叶长椭圆形，全绿，基部有长柄。初夏开小型花，聚成小簇，排列在茎的上部，形成带叶的花穗。花被6片，排成两轮，黄绿色。果期内轮3片，增大成果被，两缘各2～4枚针状齿。根、茎叶浸出液，可防治菜青虫、棉蚜、棉红蜘蛛。根性寒，味苦，酸，功能止血通大便。主治吐血、便血、紫癜、便闭，外治湿癣和疥疮。

6　蓄（xù 旭）

《诗经·小雅·我行其野》："言采其蓄。"

陆德明本作蓄，今本作蓬。详蓬条。

又《诗经·邶风·谷风》："我有旨蓄，亦以御冬。"此"蓄"指储藏、积蓄而言，非羊蹄之异名。

7　莫（mò 末）

《诗经·魏风·汾沮洳》："言采其莫。"

孔颖达疏引陆玑曰："莫，茎大如箸，赤节，节一叶，似柳叶，厚而长，有毛刺。今人缫以取茧绪。其叶酢而滑。始生，可以为羹，又可生食。五方通谓之酸迷，冀州人谓之乾绛，河汾之间谓之莫。"

陆佃《埤雅》："河汾之间谓之莫，其子如楮实而红。冀人谓之干绛。"

按陆玑所云，莫，其味酢（酸）而滑。或是酸莫。酸莫音转为酸模。酸模形态亦是茎大如箸，赤节，节一叶，似梸叶厚而长。又似羊蹄而叶细，味酸可食。疑莫或即酸模也。

《本草经集注》羊蹄条，陶隐居注云："又有一种极相似而味酸，呼为酸模。"

《证类本草·卷十一》羊蹄条，《本草图经》云："又有一种极相类，而叶黄，味酢，名酸模。《尔雅》所谓'须，蕵芜'。郭璞云：'蕵芜似羊蹄，叶细，味酢，可食'一名蓨，是也。"

《本草纲目·卷十九》酸模条，李时珍在释名项下，列"蓨"为酸模异名。

《集韵》云："菫，音蓄，草名。似冬蓝，蒸食之酢。"朱骏声云："《齐民要术》：菫，似冬蓝，蒸食之酢。按《尔雅》之'须，蕵芜'也。与羊蹄菜同类异种。考《本草纲目》酸模乃蕵芜之音转，花形并同羊蹄，但叶小味酸为异。"

酸模是蓼科多年生草本。茎直立，有线纹。基出叶具长柄，长圆形，先端钝或尖，基部箭形；茎出叶无柄而抱茎。夏季开单性花，色淡绿带赤，雌雄异株，圆锥花序。喜生湿处。茎叶味酸，幼嫩时可食，或作饲料。全草和根有羊蹄样的功用。

又《诗经·大雅·皇矣》："求民之莫。""莫"通"瘼"，谓疾苦。

《诗经·小雅·巧言》："秩秩大猷，圣人莫（谋划）之。"

《诗经·周颂·臣工》："维莫（通暮）之春。"

《诗经·周南·葛覃》："维叶莫莫（茂盛貌）。"

《诗经·小雅·楚茨》："君妇莫莫（敬谨貌）。"

8　葍（fú 福）

《诗经·小雅·我行其野》："言采其葍。"《毛传》云："葍，恶菜也。"

《说文》云："葍，䔰也。"又云："䔰，葍也。"

《齐民要术》引义疏云："河东、关内谓之葍，幽、兖谓之燕葍，一名爵弁，一名藑，根正白，著热灰中温啖之，饥荒可蒸以御饥。汉祭甘泉或用之。其华有两种：一种茎叶细而香；一种茎赤有臭气。"

《尔雅》云："葍，䔰。"郭注云："大叶白华，根如指，正白可啖。"

《尔雅》又云："葍，藑茅。"郭璞注云："葍，华有赤者为藑。藑、葍一种耳。亦犹菱苕华黄白异名二种。赤者为藑茅。"

邢昺《尔雅疏》云："葍，一名䔰。与藑茅一草也。华白者即名葍。华赤者，别名藑茅。"《离骚》云："索藑茅以筳篿兮。"王逸注云："藑茅，灵草也。"《广雅》云："乌䒸，葍也。"

葍有三种解释：

（一）段玉裁释葍为木堇

《说文》云："藑，藑茅，葍也。一名舜。"段玉裁注云："楚谓之葍，秦谓之藑，是也。今本作一名舜。是以木堇为葍矣。"

（二）郝懿行释葍为旋花

《尔雅·释草》云："葍，藑茅。"郝懿行疏云："《广韵》云：'葍，蓨菜名'。蓨、藑声又相转。今蕎子莲华浅红，其蔓著地，旋复生根作花，连绵不断，叶似剑，攒根如筋挛，肥白可啖。本草旋花一名地筋。《蜀本》注云：'旋葍花也。所在川泽皆有，蔓生，叶似薯蓣而狭长，花红白色，根无毛节，蒸煮堪啖，味甘美'。是旋即藑，音义同耳。"

笔者同意郝氏所释。"言采其蕢"的"蕢"，应释为《神农本草经》旋花。《唐本草》注云："旋花生平泽，旋葍是也，其根似筋，故一名筋根。"陈藏器《本草拾遗》云："旋花，取其根食之不饥。"吴其濬《植物名实图考长编·卷十》旋花条云："按旋花，苏恭以为即旋葍，其说极确，今北人仍呼为燕葍，河南呼为葍。"

按葍一名小旋花，田野间到处都有，地下茎可蒸食，有甘味。

（三）此外，郑樵释蕢为商陆

郑樵《通志略》云："商陆曰蓫薚，曰葛根，曰夜呼，曰马尾，曰苋陆，曰章陆，曰章栁根，曰蓫，曰葍，诗云言采其葍。"

旋花一名篱天剑、篱、打碗花。旋花科，多年生缠绕草本，全株光滑。叶互生，长卵形或三角状卵形，基部戟形，叶柄与叶片几等长。夏季开花，花单生于叶腋，漏斗状，浅红色，萼的基部有叶状苞片 2 枚，蒴果球形。根茎富含淀粉，可用以酿酒，并有补益作用，可治劳损。

9　虻 （莔 méng 萌）

《诗经·鄘风·载驰》："陟彼阿丘，言采其虻。"《毛传》云："贝母也。"

《说文》云："莔，贝母也。"段玉裁注云："《诗经》：'言采其虻'。《毛传》曰：'虻，贝母也。'《说文》作'莔'。'莔'，正字。'蝱'，假借字也。根下如聚小贝。《韵会》引作贝母草，疗蛇毒。"

《尔雅》："莔，贝母。"郭注云："根如小贝，圆而白，华、叶似韭。"

陆玑《诗疏》："虻，今药草，贝母也。其叶如栝楼而细小。其子在根下如芋子，正白，四方连累相著，有分解也。"

陈承《本草别说》云："贝母能散心胸郁结之气殊有功。则诗所谓

'言采其虻'者是也。盖作诗者本以不得志而言之。今用以治心中气不快多愁郁者殊有功，信矣。"

朱熹《诗集传》云："虻，贝母。主疗郁结之疾。"

《神农本草经》云："贝母，味辛，平。主伤寒烦热，淋沥，邪气，疝瘕，喉痹，乳难，金疮，风痉。一名空草。"

《名医别录》云："贝母，味苦，微寒。疗腹中结实，心下满，洗洗恶风寒，目眩项直，咳嗽上气，止烦热渴出汗，安五脏，利骨髓。一名药实，一名苦花，一名苦菜，一名商草，一名勤母。"陶隐居注云："形以聚贝子，故名贝母。"

苏颂《本草图经》云："贝母，生晋地。根有瓣子，黄白色，如聚贝子，故名贝母。二月生苗，茎细青色，叶亦青，似荞麦叶，随苗出，七月开花，碧绿色，形如鼓子花。八月采根，晒干。又云四月蒜熟时采之良。此有数种。鄘诗'言采其蝱'是也。"

贝母一名浙贝母，是百合科多年生草本，春生夏萎。鳞茎扁球形。叶在茎的下部对生，在上部轮生，茎顶叶片呈线状披针形，先端卷曲如卷须。春季开花，花呈钟状，淡黄绿色，下垂。贝母种类很多，除浙贝外，尚有川贝母、伊贝母。能止咳化痰，清热散结。主治外感咳嗽、肺痈、乳痈、瘰疬痰核等症。

10 葽 _(yāo 腰)

《诗经·豳风·七月》："四月秀葽。"《毛传》云："不荣而实曰秀葽；葽，草也。"

葽有四种解释：

（一）释为草。《说文》云："葽，草也。诗曰：四月秀葽。刘向说

13

草类卷一

此味苦，苦蓫也。"《毛传》云："不荣而实曰秀蓫；蓫，草也。"

（二）释为王瓜（即王萯）。《夏小正》："四月，王萯秀蓫。"《说文》云："萯，王萯也。"段玉裁注："夏小正，四月王萯秀。月令，四月王瓜生。注云：今王萯秀。《豳风》：四月秀蓫。笺：疑蓫即王萯。"

（三）《说文解字系传·通释》引字书云："蓫，狗尾草也。"

（四）《尔雅》云："蔤绕，棘菀。"郭注："今远志也。似麻黄，赤华，叶锐而黄。其上谓之小草。《广雅》云。"《说文》云："菀，棘菀也。"《广雅》云："棘苑，远志也。其上谓之小草。"《博物志》云："苗曰小草，根曰远志。"

《神农本草经》云："远志，叶名小草，一名棘菀，一名蔤绕，一名细草。"

《本草图经》云："远志，根黄色，形如蒿根，苗名小草，似麻黄而青，又如毕豆。叶亦有似大青而小者。三月开花，白色。根长及一尺。"

在上述资料中，蓫释为四种植物。一是草，二是王萯，三是狗尾草，四是远志。郝懿行《尔雅义疏》云："蔤绕，棘菀，疑《尔雅》古本无绕字。"据郝氏所云：蓫，棘菀，远志也。则"四月秀蓫"的"蓫"似可释为《神农本草经》远志。

远志是远志科多年生草本。叶线形，夏秋开花，花紫色，短总状花序。果实扁薄，四周有翅。产于我国北部和中部。根含远志皂素。根味苦，辛，性温。能化痰安神，用于失眠、惊悸、咳嗽痰多等症。

11　芄兰（wán lán 丸兰）

《诗经·卫风·芄兰》："芄兰之支。"诗郑笺云："芄兰柔弱，恒蔓延于地，有所依缘则起。"

芄兰有两种解释：

（一）芄兰释为萝摩

《说文》云："芄，芄兰，莞也。诗曰：芄兰之支。"

《尔雅》云："萚，芄兰。"释曰："萚，一名芄兰。"郭注云："萚，芄。蔓生，断之有白汁，可啖。"

陆玑云："芄兰，一名萝摩，幽州谓之雀瓢，蔓生叶青，绿色而厚，断之有白汁，鬻为茹滑美。其子长数寸似瓠子。"

《本草经集注》枸杞条，陶弘景云："去家千里，勿食萝摩枸杞。萝摩一名苦丸。叶厚大，作藤生，摘之有白乳汁。人家多种之，可生啖，亦蒸食也。"

《唐本草》云："萝摩，陆玑云，一名芄兰，幽州谓之雀瓢。"又注云："按雀瓢是女青别名，叶盖相似，以叶似女青，故兼名雀瓢。"

萝摩是多年生蔓草。茎、叶和种子都供药用。

（二）芄兰释为女青

孙星衍辑《神农本草经》女青条注云："按《广雅》云：'女青，乌葛也。'《尔雅》云：'萚，芄兰。'郭璞云：'萚，芄兰，蔓生，断之，有白汁，可啖'。《毛诗》云：'芄兰之支。'《毛传》云：'芄兰，草也。'陆玑云：'一名萝摩，幽州人谓之雀瓢。'《别录》云：'雀瓢白汁，注虫蛇毒，即女青苗汁也。'《唐本草》别出萝摩条，非。"按孙星衍所注，萝摩、雀瓢都是女青的别名。孙氏认为《唐本草》别出萝摩条是错误的。

《本草纲目》李时珍曰："女青有二：一是藤生，乃苏恭所说似萝摩者；一种草生，则蛇衔根也。……《别录》明说女青是蛇衔根，一言可据。"

按李时珍所云，女青、萝摩乃是二物。由于女青、萝摩同有雀瓢别名。孙星衍遂认为萝摩即是女青，并指责《唐本草》不应别立萝摩一条。

萝摩一名芄兰，一名婆婆针线包。萝摩科多年生蔓草，折断后有乳白色汁流出。叶对生，心脏形。总状花序生于叶腋，夏季开花，花白色，有紫红色斑点。蓇葖呈角状，成对着生，内有多数种子；种子上端具白色丝状毛。茎、叶、果均可供药用。主治虚劳症。捣烂敷肿毒。种子丝毛有外敷止血之功。茎、叶又可作农药用。

12　茹藘（rú lǘ 如驴）

《诗经·郑风·东门之墠》："茹藘在阪。"《毛传》云："茹藘，茅蒐也。"

《诗经·郑风·出其东门》："缟衣茹藘。"《毛传》云："茹藘，茅蒐之染如服也。"《笺》云："茅蒐，染巾也。"

《五十二病方》412行干骚方："取茹藘本，鳌之。"

《尔雅》云："茹藘，茅蒐。"郭璞注云："今之蒨也，可以染绛。"《广雅》云："地血，茹藘，蒨也。"

《山海经·中山经》："釐山，其阴多蒐。"郭璞注云："蒐，茅蒐，今之倩草也。"

《说文》云："蒐，茅蒐，茹藘。人血所生，可以染绛。"

陆玑《诗疏》云："茹藘，茅蒐，蒨草也。一名地血。齐人谓之茜，徐州人谓之牛蔓。今圃人或畦种莳。"

《说文》云："茜，茅蒐也。"《史记·货殖列传》云："枝茜千石（担），亦比千乘之家。"徐广注《史记》云："茜，一名红兰，其花染缯赤黄。"则徐广所云"茜"是红兰花，即今之红花，非茜根之"茜"也。

《神农本草经》云："茜根，味苦，寒。主寒湿风痹，黄疸，补中。"

《名医别录》云："茜根，止血内崩，下血，膀胱不足，蹠跌，蛊毒。可以染绛。一名地血，一名茹藘，一名茅蒐，一名倩。"

《蜀本图经》云："茜根染绯草，叶似漆叶，头尖，下阔，茎叶俱涩，四五叶对生节间，蔓延草木上，根紫赤色。"

根据陆玑《诗疏》和《名医别录》所云，诗句"茹藘在阪"的"茹藘"，即《神农本草经》的茜根，其根可作绛红色染料。又：诗句"缟衣茹藘"中的"茹藘"，用作绛红色佩巾的代称。

茜根即茜草科植物茜草，一名血茜草，血见愁。多年生攀援草本。根黄红色。茎方形，有倒生刺。通常每节轮生四叶，叶片心脏卵形。秋季开黄色小花。生于山野草丛中。根含茜素，可作红色染料，用于染动物或植物性纤维；根性寒，味苦酸，凉血止血，炒用止各种出血，生用治经闭腹痛、跌打损伤、瘀血肿痛等症。

13　苕（tiáo 条）

《诗经·陈风·防有鹊巢》："防有鹊巢，邛有旨苕。"（防，堤坝。邛，qióng 穷，土丘。诗意为：那有鹊巢筑在堤坝上，那有土丘上生长美好的苕。）

苕，释为鼠尾草。

《说文》云："苕，竹也。"段氏注云："诗苕之华。"

陆玑《诗疏》云："苕，一名陵时，一名鼠尾，似王刍。生下湿地，七八月中花紫。似今紫草花，可染皂。煮以沐发即黑。叶青如蓝而多花。"

《尔雅·释草》云："葝，鼠尾。"郭注云："可以染皂。"陈藏器云："紫花，茎、叶堪染皂，一名乌草，一名水青。"

《太平御览·卷九百九十五》引《吴普本草》云："鼠尾一名葝，一名山陵翘，治痢也。"

《名医别录》云："鼠尾草，味苦、微寒，无毒。主鼠瘘寒热，下痢脓血不止。白花者主白下，赤花者主赤下。一名葝，一名陵翘。生平泽中，四月采叶，七月采花，阴干。"

《蜀本草图经》云："鼠尾草所在下湿地有之，叶如蒿，茎端下生四五穗，穗若车前。有赤白二种花。七月采苗，日干用之。"

在《诗经·陈风·防有鹊巢》"邛有旨苕"词句中，是说那有鹊巢筑在防堤上，那有苕生长在邛（音穷，土丘）上。则此诗句中的"苕"是指鼠尾草。鼠尾草生长在下湿地，不是生长在山邛上。

在《诗经·小雅·苕之华》："苕之华，芸其黄矣。"此诗句中的"苕"，是指紫葳。紫葳别名陵苕，《尔雅》谓苕即陵苕。是苕即紫葳。紫葳花黄，与诗句"苕之华，芸其黄矣"意合。陶弘景亦引《诗经》"苕之华"释紫葳。

14　萠 (jiān 肩)

《诗经·郑风·溱洧》云："方秉萠兮。"《毛传》云："萠，兰也。"《广雅》云："萠，兰也。"《太平御览》引《韩诗章句》云："萠，兰也。"

兰是什么草呢？或释为兰草，或释为兰花。

（一）释为兰草

《说文》云："兰，香草也。"段氏注："《易》曰：'其臭如兰'。《左传》曰：'兰有国香'。说者谓似泽兰也。"

《汉书·司马相如传》："衡兰芷若。"注云："即今泽兰。"

谢翱《楚辞芳草谱》云："离骚云滋兰九畹，又云光风转蕙汜崇兰。兰草大都似泽兰，其香可著衣带者是。"

陆玑《诗疏》云："蕳即生，香草也。其茎叶似药草泽兰，但广而长，节节中赤，高四五尺。汉诸池苑及许昌官中皆种之。可著粉中，故天子赐诸侯蕳兰，藏衣、著书中，辟白鱼也。《春秋传》曰：'刘生而卒'。孔子曰：'兰当为王者香草'，皆是也。"

《神农本草经》云："兰草，杀蛊毒，辟不祥。"此与陆玑所疏之兰辟白鱼义合。所以诗句"方秉蕳兮"的"蕳"，应释为《神农本草经》的兰草，即似泽兰之兰草。《初学记》引《韩诗章句》云："郑国之俗，三月上已于溱、洧两水之上，招魂续魄，秉（执）兰（兰草）拂除不祥之故。"正与"方秉蕳兮"义合。

兰草同名异物很多，历代争论很大。兹将历代本草有关兰草记载，摘录如下：

《唐本草》注云："兰草是兰泽香草也。八月花白，人间多种之，以饰庭池，溪水涧傍往往亦有。"

《开宝本草》云："兰草叶似马兰，故名兰草，俗呼为燕尾香。时人皆煮水以浴疗风，故又名香水兰。"

《蜀本图经》云："兰草叶似泽兰，尖长有歧，花红白色而香，生下湿地。"

《本草拾遗》云："兰草本功外，主恶气，香泽可作膏涂发。生泽畔，叶光润，阴小紫（阴指叶背），五月六月采阴干，妇人和油泽头，故云兰泽，李云都梁香是也。泽兰叶尖，微有毛，不光润，方茎，紫节。初采微辛，干亦辛。"

《本草纲目》云："兰草、泽兰一类二种，俱生水傍下湿处。二月宿根生苗成丛，紫茎素枝，赤节绿叶，叶对节生，有细齿。但以茎圆节长，而叶光有歧者为兰草；茎微方，节短而叶有毛者，为泽兰。嫩时并可挼而佩之，八九月后渐老，高者三四尺，开花成穗，如鸡苏花，红白色，中有细子。"

按《本草纲目》所云兰草、泽兰"开花成穗，如鸡苏花"，很像是唇形植物泽兰。亦即陆玑所谓"药草泽兰。"

另有菊科植物泽兰，是多年生草本。叶对生，有柄，叶片卵圆形或披针形，边缘有粗齿。秋季开花，花白色，头状花序在枝端排列成伞房状。叶背面及瘦果都有腺点。生于山坡草丛中。茎、叶含芳香油。

按陆玑所疏，"蕳即兰，其茎叶似药草泽兰，但广而长。"此与菊科植物泽兰极相似。疑"蕳"即今日菊科植物的泽兰。

（二）释为兰花

寇宗奭《本草衍义》云："兰草，多生阴地山谷。叶如麦门冬而阔，且韧，长及一二尺，四时常青。花黄绿色，中间瓣上有细紫点。春芳者为春兰，色深；秋芳者为秋兰，色淡。开时满室尽香。"

寇氏所云兰草，其叶如麦冬，实花卉的兰花（幽兰）。其花香而叶不香，且无枝茎。陆玑所云之兰，似泽兰，花与叶俱香，且有枝茎，叶广而长，不像麦冬叶。并能辟白鱼。

15 荍 （qiáo 桥）

《诗经·陈风·东门之枌》云："视尔如荍。"《毛传》曰："荍，芘芣。"《说文》云："荍，芘芣也。"

《尔雅》云："荍，蚍衃"，郭注云："今荆葵也，似葵紫色。"

《广雅》云："荆葵，荍也。"

陆玑云："荍，一名芘芣，一名荆葵。似芜菁，华紫绿色，可食，微苦。"

罗愿《尔雅翼》引崔豹《古今注》云："荆葵，一名戎葵，一名芘芣。华似木槿，而光色夺目，有红、有紫、有青、有白、有赤，茎叶不殊，但花色异耳。一曰罗葵。"

《尔雅》又云："菺，戎葵。"郭注云："蜀葵也，似葵，华如木槿。"

《嘉祐本草》云："蜀葵……小花者名锦葵，一名荗葵。"

《说文解字系传·通释》："菠，蚍虾也，从草，收声，臣锴按菠今注蜀葵也，诗曰视尔如菠。"又：菠，亦是甜荞麦的异名。是一年生草本，子粒供食用，茎、叶青刈可作饲料或绿肥。

根据上述资料所云："视尔如菠"的"菠"，应释为《嘉祐本草》的锦葵，即蜀葵中小花者名锦葵。

锦葵是锦葵科两年生草本，叶圆形或肾形，5～7浅裂，有圆锯齿。初夏开花，花簇生于叶腋，花冠浅紫色，有紫脉，美丽。

16　绿 (lù 陆)

《诗经·卫风·淇奥》云："瞻彼淇奥，绿竹猗猗。"《毛传》云："绿，王刍也。"

《诗经·小雅·采绿》云："终朝采绿，不盈一掬。"郑笺云："绿，易得之菜也。"

《上林赋》云："掩以绿蕙，被以江离。"

《离骚》云："薋菉葹以盈室兮，判独离而不服。"王逸注用《尔雅》《诗正义》引舍人云："菉，一名王刍。"

《说文》云："菉，王刍也。"诗曰："绿竹猗猗。"

《尔雅》云："菉，王刍。"郭注云："绿，蓐也。今呼鸱脚莎。"

《嘉祐本草》荩草条掌禹锡云："按《尔雅》疏云：绿，鹿蓐也。今呼鸱脚莎。诗卫风云：'瞻彼淇澳，绿竹猗猗'是也。"

《唐本草》荩草条，苏敬注云："此草叶似竹而细薄，茎亦圆小。生平泽溪涧之侧。荆襄人煮以染黄色极鲜好，洗疮有效。俗名绿蓐草。

《尔雅》云所谓王刍者也。"

《太平御览》引《吴普本草》云："荩草，一名黄草。"盖以其可染黄绿色。

《名医别录》云："荩草，可以染黄作金色。"

按"绿竹猗猗"的"绿"，《尔雅》释为王刍。《尔雅》疏释为绿蓐。《唐本草》注荩草，俗名绿蓐草。荩草是《唐本草》下品药，所以绿即是《神农本草经》的荩草。《药性论》云："荩草，使，治一切恶疮。"

荩草能染黄，《说文》称之为菉草，《汉书·百官表》称之为鳖绶。晋灼注鳖绶为鳖草，出琅玡，似艾，可染绿，故以名绶。

荩草是禾本科一年生细弱草本。叶片卵状披针形，无毛。秋季开花，总状花序 2～10 枚在茎顶作指状排列，紫褐色。它的液汁可作黄色染料。

17　竹 (zhú 烛)

《诗经·卫风·淇澳》："瞻彼淇澳，绿竹猗猗。"

竹有两种解释：

（一）竹释为萹蓄

《尔雅》："竹，萹蓄。"郭璞注云："似小藜，赤茎节，好生道旁，可食，又杀虫。"

《楚辞·九章》："解萹薄与杂菜兮，备以为交佩。"朱熹注云："萹，萹蓄也，似小梨，赤茎节，好生道旁。薄，丛也。交佩，左右佩也。萹蓄、杂菜，皆非芳草，故言解去二物。"

陆玑疏云："绿竹一名草，其茎叶似竹，青绿色，高数尺。今淇、澳傍生此，人谓此为绿竹。淇、澳二水名。"

《水经·淇水注》引诗及《毛传》云："竹，编竹也。"

《本草经集注》萹蓄条陶隐居注云："萹蓄布地生，花节间白，叶细绿，人亦呼为萹竹。"

《本草图经》云："《卫诗》绿竹猗猗。说者：曰绿，王刍也；竹，萹竹也，即谓此萹蓄。方书亦单用治虫。"

萹蓄是《神农本草经》下品药。《名医别录》云：生东莱（今山东掖县）。郝懿行《尔雅义疏》云："萹蓄，此草登莱尤多。《别录》云，生东莱山谷，信不诬矣。"

萹蓄一名萹竹。蓼科，一年生平卧草本。叶长椭圆形或线状长椭圆形。夏季开花，花小，绿色或红色，簇生于叶腋内。全草性平味苦，功能清湿热，利小便，能治湿热黄疸及淋病。

（二）"竹"，释为普通竹子。《淮南子》云："乌号之弓，贯淇卫之箭。《毛诗》云：'绿竹猗猗'，是也。"

18　谖草（xuān 宣）

《诗经·卫风·伯兮》："焉得谖草，言树之背?"

《毛传》："谖草令人忘忧；背，北堂也。""谖"同"萱"。"言树之背"，谓在北堂种植萱草。旧日以"萱堂"指母亲的居室。

谖亦通蕿。《说文》云："蕿，令人忘忧之草也。诗曰：安得蕿草。"段氏注云："卫风文。今诗作焉得谖草。蕿之言谖也。谖，忘也。"

李石《续博物志》云："谖草，一名鹿葱花，一名宜男。"

《本草纲目·卷十六》萱草条，李时珍曰："萱本作谖。谖，忘也。

诗云：焉得谖草？言树之背。谓忧思不能自遣，故欲树此草，玩味以忘忧也。吴人谓之疗愁。董子云：欲忘人之忧，则赠之丹棘，一名忘忧故也。"

《太平御览·卷九百九十六》引《神农本草经》云："萱草，一名忘忧，一名宜男，一名歧女。"周处《风土记》云："萱草，怀妊妇人，佩其花则生男，故名宜男。"又引《博物志》曰："《神农经》曰：中药养性，谓合欢蠲忿，萱草忘忧。"

《太平御览·卷九百六十》引嵇康《养生论》曰："萱草忘忧，合欢蠲忿。"

苏颂《本草图经》云："萱草，俗名鹿葱。五月采花，八月采根。今人多采其嫩苗及花跗作菹食。"李九华《延寿书》云："嫩苗为疏，食之动风，令人昏然如醉，因名忘忧。"

李时珍曰："萱草宜下湿地，冬月丛生。叶如蒲、蒜辈而柔弱，新旧相代，四时清翠。五月抽茎开花，六月四垂，朝开暮蔫，至秋深乃尽，其花有红、黄、紫三色。结实三角，内有子大如梧子，黑而光泽。其根与麦门冬相似，最易繁衍。今东人采其花跗干而货之，名为黄花菜。"

根据上述资料，"焉得谖草"的"谖草"应释为萱草。百合科，多年生宿根草本。块根肥大，长纺锤形。叶丛生，狭长，背面有棱脊。花生茎的顶端6～12朵；夏秋开漏斗状花，橘红或橘黄色，无香气。生于下湿地。花作蔬菜，称为金针菜。另有同属植物黄花菜，其花亦作蔬菜，也称为金针菜。两者植物形态极相似。黄花菜在开花时，花色淡黄色，有香气，花的朵数为3～6朵。

今日的萱草是百合科植物 Hemerocallis fulva，黄花菜是百合科植物 Hemerocallis flava。据云今日的萱草原产于欧洲。则 2500 年前《诗经》中所讲的萱草，应是今日的黄花菜。

19　唐（táng 堂）

《诗经·鄘风·桑中》："爰采唐矣。"《毛传》云："唐蒙，菜名也。"

《尔雅》云："蒙，王女。"郭注云："蒙即唐也。女萝别名。"郝懿行疏云："诗桑中正义引孙炎曰：'蒙，唐也。一名菟丝，一名王女。'钱大昕《养新录》云：女萝之大者名王女。"

《尔雅》又云："唐蒙，女萝。女萝，兔丝。"郭注云："别四名。诗云：爰采唐矣。"

《说文》云："蒙，王（或作玉）女也。"《名医别录》云："兔丝，一名唐蒙，一名玉女。"

《楚辞·歌山鬼》云："被薜荔兮带女萝。"王逸注云："女萝，兔丝也。无根，缘物而生。"高诱注《吕氏春秋》《淮南子》云："菟丝，一名女萝。"

陆玑《诗疏》："女萝今兔丝，蔓连草上生，黄赤如金，今合药菟丝子是也。非松萝，松萝自蔓松上生，枝正青，与菟丝殊异。"

按《尔雅》、陆玑《诗疏》所云，唐、女萝即菟丝别名。

《淮南子》云："下有茯苓，上有兔丝。"又云："菟丝无根而生，蛇无足而行，鱼无耳而听，蝉无口而鸣。"

《神农本草经》云："菟丝子，味辛，平。主续绝伤，补不足，益气力，肥健。汁：去面皯。久服明目，轻身延年。一名菟芦。"

《名医别录》云："菟丝子，味甘，无毒。养肌，强阴，坚筋骨。主茎中寒，精自出，溺有余沥，口苦燥渴，寒血为积。一名菟缕，一名唐蒙，一名玉女，一名赤网，一名菟累。蔓延草木之上，色黄而细而赤网，色浅而大为菟絫。"

菟丝子是旋花科一年生缠绕寄生草木。茎细柔，呈丝状，橙黄色，随处生有吸盘附着寄主（如豆科、藜科植物）。叶退化或无。夏秋开花，花细小，白色，常簇生于茎侧。蒴果扁球形。种子细小，黑色。

20　女萝（luó 罗）

《诗经·小雅·頍弁》："茑与女萝，施于松柏。"

女萝既是兔丝别名，又是松萝的别名。

《广雅》云："女萝，松萝也。"

《毛诗》云："茑与女黄。"《传》云："女萝，菟丝，松萝也。"释文云："女萝在草曰菟丝，在木曰松萝。"

陆玑《诗疏》云："松萝自蔓松上生，与菟丝殊异。"

《神农本草经》云："松萝，一名女萝。"《名医别录》云："松萝生熊耳山川谷松树上。"陶隐居注云："松萝，东山甚多，生杂树上，而以松上者为多。《毛诗》云：'茑与女萝，施于松上'。"

陆佃《埤雅》云："茑是松柏上寄生，女萝是松上浮蔓。"又云："在木为女萝，在草为菟丝。"

罗愿《尔雅异》云："女萝色青而细长，无杂蔓。故离骚云：被薜荔兮带女萝。谓青长如带也。菟丝黄赤不相类（但王逸注女萝为菟丝）。"

孙星衍《神农本草经》松萝条，亦注释女萝即松萝。

由于女萝既是菟丝别名，又是松萝别名，那么《毛诗》"茑与女萝"的"女萝"，究竟应该释为什么东西？从《诗经·小雅·頍弁》篇全文来看："茑与女萝，施松柏；茑与女萝，施于松上。"按菟丝蔓生在草上，松萝蔓生在木上。而诗句中皆云施于松柏，或施于松上，松和柏皆属木。陆佃云："在木为松萝，在草为菟丝。"那么本诗句中的"女萝"应释为松萝，方合诗句本义。

松萝属地衣门松萝科。植物体呈树枝状，直立或悬垂，长的可达一米以上，灰白色或灰绿色。藻体分布在枝条形菌体的周边；子实体盘状，生于分枝末端。常大片悬垂高山针叶林枝干间，少数生于石上。松萝含有松萝酸，有祛痰消炎作用。可治寒热炎肿、溃疡、头疮等症。

21 苓 (líng 零)

《诗经·唐风·采苓》："采苓采苓，首阳之巅。"

《诗经·邶风·简兮》："隰有苓。"《毛传》云："苓，大苦。"

（一）大苦释为甘草

《尔雅》云："蘦，大苦。"郭注："今甘草也。蔓延生，叶似荷，青黄，茎赤，有节，节有枝相当，或云蘦似地黄。"

《说文》云："蘦，大苦。"又云："苦，大苦，苓也。"段玉裁注："见《邶风》《唐风》《毛传》《释草》苓作蘦。孙炎注云：今甘草也。按《说文》苦字解云甘草矣。"

《广雅》云："美丹，甘草也。"

《淮南子·览冥训》："甘草主生肉之药。"《神农本草经》云："甘草长肌肉。"《名医别录》云："甘草一名蜜甘，一名美草，一名蜜草，一名蕗草。"

《本草图经》云："甘草生河西川谷积沙山及上郡，今陕西、河东州郡皆有之。春生青苗，高一二尺，叶如槐叶，七月开紫花，似奈、冬结实，作角，子如荜豆。根长三四尺，粗细不定，皮赤，上有横梁，梁下皆细根也。《诗经·唐风》云：'采苓采苓，首阳之巅'是也。苓与蘦通用。首阳之山在河东蒲坂县，乃今甘草所生处相近。"

甘草一名甜草。豆科。多年生草本，主根甚长，奇数羽状复叶。夏季开花，蝶形花冠，紫色，总状花序。荚果狭长椭圆形，弯曲成镰刀状或环状，有褐色腺状刺。根茎含甘草甜素。性平，味甘。有补气和中、泻火解毒、调和诸药之功。可治脾胃虚弱、咳嗽多痰、咽痛、痈疽肿毒、小儿胎毒等症。

（二）大苦释为黄药

沈括《梦溪笔谈·药议》云："《本草注》引《尔雅》云：'蘦，大苦'。"《注》："甘草也。蔓延生，叶似荷，茎青赤，此乃黄药也。其味极苦，谓之大苦，非甘草也。甘草枝叶悉如槐，高五六尺，但叶端微尖而糙涩。似有白毛。实作角生，如相思角，作一本生。熟则角拆，子如小扁豆，极坚，齿啮不破。"

清·王念孙《广雅疏证》不同意沈括的说法。王氏云："按大苦者，大苦也。《尔雅》云：'苦，地黄'。苦、苦古字通。公食大夫礼羊苦，今文苦为苦是也。蘦似地黄，故一名大苦。苦乃苦之假借字，非以其味之苦也。据《本草图经》黄药叶似荞麦；而大苦叶乃似荷似地黄，形状亦不同。不审括何以知为黄药？"

22　苦　(kǔ)

《诗经·唐风·采苓》："采苦采苦，首阳之下。"

（一）苦释为苦菜

《毛传》云："苦，苦菜也。"《礼记·内则》："濡豚包苦。"汉代郑玄注云："凡濡谓烹之以汁和也。苦，苦茶也。以包肠杀气。"唐代孔颖达疏云："濡谓烹煮以其汁调和，言濡豚之时，苞裹肠肉以苦菜，杀其恶气。"《神农本草经》云:"苦菜,味苦寒。主五脏邪气,厌谷,胃痹。久服安心益气,聪察少卧,轻身耐老。一名荼草,一名选。"

《名医别录》云:"苦菜,主肠澼渴热中疾恶疮,耐饥寒高气不老。一名游冬。"《广雅》云:"游冬,苦菜也。"

《颜氏家训》引《易统通卦验玄图》云:"苦菜生于寒秋,更冬历春,得夏乃成。"

《本草衍义》云:"苦菜,在北道则冬方凋毙,在南方则冬夏常青。此月令小满节后所谓苦菜秀者是。此菜叶如苦苣更狭,其绿色差淡,折之白乳汁出,常常点瘊子自落,味苦,花与野菊相似。"

苦菜是什么菜呢?各家说法不一,兹讨论如下:

1. 陶弘景认为苦菜是茗,即茶叶的一种。

《本草经集注》苦菜条,陶隐居注云:"疑此即是今茗。茗一名荼,又令人不眠,亦凌冬不凋,而嫌其止生益州。益州乃有苦菜,正是苦蕒尔。"

孙星衍辑《神农本草经》苦菜条,支持陶说。《神农本草经》云:"苦菜,一名荼草,一名选。"选与蕣音相近。《尔雅》云:"槚,苦荼。"郭注云:"树小似枝子,冬生叶,可煮作羹饮。今呼早采者为荼,晚取者为茗,一名荈,蜀人名之苦荼。"

2.《唐本草》注,认为苦菜不是茗。苏敬注云:"苦菜,诗云:谁谓荼苦。又云:堇荼如饴,皆苦菜异名也。陶谓之茗,茗乃木类,殊非菜流。按《尔雅·释草》云:荼,苦菜。释木云:槚,苦荼。二物全别,不得为例。又《颜氏家训》云:苦菜一名游冬,叶似苦苣而细,断之有白汁,花黄似菊。"

3. 陈藏器《本草拾遗》释苦菜为苦蕒。南方称苦蕒为苦菜。《颜氏家训》云:"江南别有苦菜,叶似酸浆,其花或紫或白,子大如珠,熟时或赤或黑。"陈藏器是四明(浙江宁波)人,故以苦蕒为苦菜。

4. 李时珍《本草纲目》苦菜条,释为苦荬。李时珍曰:"苦菜即苦荬也,家栽者呼为苦苣,实一物也。"并在正误标题下批评道:"陶弘景释苦菜为茗……陶说误矣。"程氏《易畴通艺录》云:"苦菜有二种,一种为苦荬,一种北方人呼为苣荬菜也。苦荬八九月生者,叶皆从根出,不生茎,断之有白汁,其味苦,春生者四月中抽茎作花,《月令》'孟夏苦菜秀'是也。花黄色如菊,其萼作苞,花英之本藏苞中,一英下一子,一花百余英,则百余子也。子末生白毛如丝,英落苞开,子末之白毛乃见,数以万计,形圆如球,所谓茶也。"高诱注《吕氏春秋》:"孟夏纪,谓苦菜荣而不实"是也。

以上四家所释,以《本草纲目》所释最可信,今从《本草纲目》为正。

按:苦荬菜,是菊科多年生草本。基生叶长卵形或卵状披针形,边缘有不规则的齿裂;茎上部的叶舌状而微抱于茎。头状花序顶生成伞房状花丛,春夏间开黄色花。嫩叶可作猪饲料,植株煮出液可防治农作物虫害。

(二)苦释为甘草

《说文》:"苦,大苦,苓也。"段玉裁注云:"见《邶风》《唐风》《毛传》《尔雅·释草》苓作蘦,孙炎注云:'今甘草也'。"

按:《诗经·唐风·采苓》篇共有三段:第一段前两句为"采苓采苓,首阳之巅",第二段前两句为"采苦采苦,首阳之下",第三段前两句为"采葑采葑,首阳之东"。在第一段中"采苓采苓"的"苓"已释为甘草,那么在第二段中"采苦采苦"的"苦",就不好再释为甘草,应释为苦菜。

23 荼 (tú 图)

《诗经·邶风·谷风》:"谁谓荼苦,其甘如荠。"《毛传》云:"荼,苦菜也。"

《诗经·大雅·绵》："堇荼如饴。"

《诗经·豳风·七月》："采荼薪樗，食我农夫。"

（一）荼释为苦菜

段玉裁注《说文》"荼"字云："释竹，《邶风》《毛传》皆云：荼，苦菜。《唐风》'采苦采苦'。《传》云：'苦，苦菜'，然则苦与荼正一物也。"

《尔雅》云："荼，苦菜。"郭注云："诗曰：谁谓荼苦，叶可食。"

陆玑《诗疏》云："荼，苦菜。生山田及泽中。得霜甜脆而美，所谓堇荼如饴。"

《埤雅》云："荼，苦菜。此草凌冬不凋，故一名游冬。"《尔雅》云："游冬，苦菜也。"

《颜氏家训》引《易通统卦验玄图》云："苦菜生于寒秋，更冬历春，得夏乃成。"

《盐铁论》云："秦法繁于秋荼，苦菜之荼生于秋者，一花之跌，多以万计，洞为繁矣。"

关于苦菜是什么，详见"苦"条。

（二）释为茶

《说文》云："荼，苦荼也。"

《尔雅·释木》："槚，苦荼。"郭注云："树小似栀子，冬生叶，可煮作羹饮。今呼早采者为荼，晚取者为茗，一名荈，蜀人名之苦荼。"郝懿行《尔雅义疏》云："《茶经》云：其名有五：一荼、二槚、三蔎、四茗、五荈。按今茶字，古作荼，至唐陆羽著《茶经》，始减一画作茶，今则知茶，不复如荼矣。"

《唐本草》云："茗：味甘、苦、微寒，无毒。主瘘疮，利小便，去痰热渴，令人少睡，春采之。又苦荼：主下气，消宿食，作饮，加茱萸、葱、姜等，良。"《唐本草》注云："今呼早采者为荼，晚取者为茗。"

陆玑《诗疏》云："椒：蜀人作荼，吴人作茗。樗：吴人以其叶为茗。"是茗有同名异物现象。荼、椒、樗等异名皆称为茗。

　　茶一名茗。山茶科。常绿灌木。叶革质，长椭圆状披针形或倒卵状披针形，有锯齿。秋末开花，花1～3朵腋生，白色，有花梗。蒴果扁球形，有三钝棱。喜湿润气候。叶含咖啡碱、茶碱、鞣酸、挥发油等，充作饮料。

　　又：《诗经·周颂·良耜》："其镈斯赵，以薅荼蓼。"以镈（铲）铲土，以薅（除）荼和蓼。荼长老了，不能供食用，防害庄稼，把它当作野草铲掉。

24　董 (jǐn 仅)

　　《诗经·大雅·绵》云："董荼如饴。"《毛传》曰："董，菜也。"

（一）董释为乌头

　　《说文》云："茛，董草也。"《尔雅·释草》云："茛，董草。"郭注云："即乌头也。江东呼为董音靳。"《晋语》云："置董于肉。"贾逵注："董，乌头也。"《淮南子·说林篇》云："蝮蛇螫人，傅以和董则愈。"

　　乌头是毛茛科，多年生草本，有块根。茎直立。叶片轮廓五角形，三全裂，侧裂片又二裂，各裂片再分裂，有粗锯齿。秋季开花，总状圆锥花序，被卷曲细毛。花瓣退化。萼片呈花瓣状，青紫色，美丽，上方一片盔状。主根称乌头或川乌，侧根名附子。乌头含剧毒乌头碱，经过炮制后，毒性减低。性大热，味辛，能温经散寒止痛，主治风寒湿痹，寒疝腹痛等症。

（二）堇释为灰藋

《说文》云：“藋，堇草也。”段注云：“拜，蘥藋，即今之灰藋，灰藋似藜。《左传》斩之蓬蒿藜藋。”

《尔雅》云：“拜，蘥藋。”郭注：“蘥藋亦似藜。”《说文解字系传·通释》云：“蘥藋，俗所谓灰翟也。”

《嘉祐本草》引陈藏器云：“灰藋叶心有白粉，似藜。而藜心赤，茎大，堪为杖。人食为药，不如白藋也。”

《本草纲目·卷二十七》灰藋条，李时珍曰：“灰藋，四月生苗，茎有紫红线棱。叶尖有刻，面青背白。茎心、嫩叶背面皆有白灰。五月渐老，高者数尺。七八月开细白花。结实簇簇如球，中有细子，蒸暴取仁，可炊饭及磨粉食。”

灰藋一名灰菜，即藜科植物的藜。一年生草本。叶菱状卵形，边缘有齿牙，下面被粉状物。夏、秋开花，花小型，聚成小簇，再排列枝上成圆锥花序。果实包于花被内。产于我国各地。嫩叶可食；种子可榨油；全草入药。

（三）堇释为堇菜

《夏小正》云：“二月荣堇，堇菜也。”

《礼记·内则》云：“堇荁枌榆。”注曰：“荁，堇类。冬用堇，夏用荁。”洪舜俞赋云：“烈有椒、桂，滑有堇榆。”

《说文》云：“堇，草也。根如荠，叶如细柳，蒸食之甘。”段氏注：“《大雅》堇荼如饴。传曰：堇，菜也。”

《尔雅》云：“齧，苦堇。”郭注云：“今堇葵也，叶似柳，子如米，汋食之，滑。”郝懿行疏云：“诗云所谓堇荼如饴，然则此菜味苦也。牟应震曰：野菜也。叶如年前，茎端作紫花，子房微棱。叶长者甘，叶圆者苦。余按生下湿者叶厚而光，细如柳叶，高尺许，茎紫色，味苦，汋之则甘。”掌禹锡云：“堇，本草言味甘，《尔雅》云苦堇，古人语倒，犹如甘草谓之大苦也。”

朱骏声《说文通训定声·屯部》：“按堇菜野生，非人所种，作紫花，味苦，瀹之则甘滑。"

《唐本草》云："堇汁，堇菜也。此菜野生。叶似戢，花紫色。"

按《唐本草》所言堇，似罂粟科紫堇。一年生草本。叶二回羽状全裂。春夏开花，总状花序，苞全缘，花瓣四枚，淡紫色，外上方基脚有距。蒴果线形。产于我国中部。

在上述三种注释中，以第三种注释最可信。"堇荼如饴"的"堇"，应释为《唐本草》的堇菜。《毛传》："堇，菜也。"郝懿行云："堇菜，沕之则甘，与堇荼始饴合意。"

25　芍药 (sháo yào)

《诗经·郑风·溱洧》："惟士与女，伊其相谑，赠之以芍药。"《传》曰："芍药，香草也。"

《山海经》："条谷之山，其草多芍药，洞庭之上，多芍药。"又云："绣山，其草多芍药。"郭璞注云："芍药一名辛夷，亦香草属。"

陆玑《诗疏》云："芍药，今药草芍药，无香气，非是也，未审今何草。"

《古今注》云："牛亨问曰，将离别，相赠以芍药者何？答曰，芍药一名何离，故相赠犹相招，召赠之以文无，文无一名当归。"

司马相如《子虚赋》云："芍药之和，具而后御之。"伏俨注《子虚赋》云："芍药、兰桂调食。"文颖云："芍药五味之和也。"

扬雄《蜀都赋》云："有伊之徒，调夫五味，甘甜之和，芍药之美，七十食之。"

张衡《南都赋》云："归雁、鸣鹍、香稻、鲜鱼，以为芍药。酸恬滋味，百种千名。"枚乘《七发》云："芍药之酱。"《七命》云："味重九沸，和兼芍药。"

《广雅》云："挛夷，芍药也。"《埤雅》："芍药荣于仲春，华于孟夏。"

《艺文类聚》引《神农本草经》曰："芍药，一名白犬，生山谷及中岳。"

《神农本草经》云："芍药，味苦。主邪气腹痛，除血痹，破坚积寒热，疝瘕，止痛，利便，益气。"

《名医别录》云："芍药，味酸，微寒。通顺血脉，缓中，散恶血，逐贼血，去水气，利膀胱大小肠，消痈肿，时行寒热，中恶腹痛腰痛。一名白木，一名馀容，一名犁食，一名解仓，一名铤。"

芍药是毛茛科多年生草本。高60～80厘米，地下有圆柱形或纺锤形块根。二回三出复叶。初夏开花，与牡丹花相似，大型、美丽、有红、白等色，雌蕊常无毛。根挖出后刮去外皮加工而成的，称'白芍'。性微寒，味苦酸，功能调肝脾，和营血，主治血虚腹痛、胁痛、痢疾、月经不调、崩漏等症。野生的芍药，根掘出后洗净即成"赤芍"，性微寒，味苦，功能凉血散瘀，主治经闭、痈肿、跌打损伤等症。

26　葛 (gě)

《诗经·周南·葛覃》："葛之覃兮，为绤为绤。"

《诗经·邶风·旄丘》："旄丘之葛兮。"

《诗经·王风·采葛》："彼采葛兮。"

《诗经·齐风·南山》："葛履五两。"

《诗经·魏风·葛屦》："纠纠葛屦。"

《诗经·唐风·葛生》："葛生蒙楚。"

《说文》云："葛，绤绤草也。"段氏注云："《周南》：葛之覃兮，为绤为绤。"绤音痴，细葛布。绤音隙，粗葛。

《越绝书》："葛山者，勾践种葛，使越女织治葛布，献于吴王夫差。"

《神农本草经》："葛，一名鸡齐根。"《名医别录》云："葛，一名鹿藿，一名黄斤。"《本草图经》："葛根，春生苗，引藤蔓长一二丈，紫色。叶颇似秋叶而青。七月著花似豌豆花。根形如手臂，紫黑色。"

《本草纲目·卷十八》葛条，李时珍曰："葛有野生，有家种。其蔓延长。取治可作绤绤。其根外紫内白，长者七八尺。其叶有三尖，如枫叶而长，面青背淡。其花成穗，累累相缀，红紫色。其荚如小黄豆荚，亦有毛。其子绿色，扁扁如盐梅子核，生嚼腥气，八九月采之。"

按"葛之覃兮"的"葛"及其他诗句中的"葛"，皆是《神农本草经》葛根的葛。葛是豆科。多年生藤本蔓生，有块根。复叶，托叶盾形，小叶三片，背面有白霜，顶小叶菱形。夏季开花，蝶形花冠，紫色，总状花序。荚果带形，长达 9 厘米，宽 9～10 毫米，密生黄色粗毛。茎皮纤维可织葛布，或作造纸原料。块根含淀粉，供食用。根性平，味甘辛，功能解热透疹、生津止渴，主治热病初起，麻疹初起，感冒口渴等症。

27　麻 (má)

《诗经·王风·丘中有麻》："丘中有麻。"

《诗经·齐风·南山》："艺麻如之何？衡从其亩。"

《诗经·陈风·东门之池》："可以沤麻。"

《诗经·大雅·生民》："麻麦幪幪。"

《诗经·陈风·东门之枌》："不绩其麻。"

《说文》："麻，枲也。"段氏云："麻与枲互训。皆兼苴麻（雌株）、牡麻（雄株）言之。然则未治谓之枲，治之谓之麻。"东汉崔寔谓雄麻为"枲"或"牡麻"，雌麻为"苴"或"子麻。"

《尔雅》："枲，麻。"郭注："别二名。"《楚辞·九歌》："折疏麻兮瑶华。"《荀子·劝学篇》："蓬生麻中，不扶而直。"

麻的纤维，可作纺织原料。但事先要经过处理。因麻的茎外皮有一层纤维积胶质粘结起来的韧皮。要放在水中沤，任其自然发酵脱胶，使其纤维分离出来。所以《诗经·陈风》云："东门之池，可以沤麻。""不绩其麻。""小东大东，杼柚其空。"说明麻的种植和加工，在《诗经》中也有一套工作程序的。

用麻纺织的布名麻布，麻布质量，是在一定宽度内，用所含经纱数目来定。如在 2.2 尺（汉尺）（合现今 1.5 尺）宽内，内有 80 根经纱，为 1 升布；160 根为 2 升布……依此类推。升数越高，布越精细。奴隶和罪犯穿的粗布为 7～9 升，平民穿的为 10～14 升，贵族穿的是 15 升以上的缌布。义与丝绸同。《盐铁论·散不足篇》："古者庶人耋老而后衣丝，其余则麻枲而已，故名曰布衣。"布衣指一般群众穿的衣服，后代指平民百姓。

乱麻丝可以当作絮用。《论语·子罕篇》："衣敝缊袍。"《孔传》："缊，枲著也。"《皇侃义疏》："以碎麻著裹也。"

麻，一名大麻、火麻。桑科，一年生草本。茎稍及中部呈方形，基部圆形，皮粗糙有沟纹，被短腺毛，掌状全裂叶，小叶 5～11 片，披针形，边缘有锯齿。花单性，雌雄异株；雄花序圆锥状，雌花序球状或短穗状。瘦果卵形有棱。种子深绿色。雄株茎细长，韧皮纤维质量佳，产量多而早熟；雌株茎粗壮，韧皮纤维质量低，晚熟。不耐旱涝。茎部韧皮纤维长而坚韧，可织麻布、帆布，纺线制绳索、编渔网。种子榨油供制油漆、涂料等；油渣粕可作饲料。火麻仁性平味甘，功能润燥滑肠，主治便闭。

28　纻（zhù 注）

《诗经·陈风·东门之池》："可以沤纻。"

《说文》："纻，草也，可以为绳。"

陆玑《诗疏》云："纻亦麻也。科生，数十茎，宿根在地中。至春自生，不岁种也。荆、杨之间，一岁三收。今官园种之，岁再割，割便生，剥之，以铚若（或）竹刮其表，厚皮自脱。但得其裹韧如筋者鬻（煮）之用绩，谓之徽纻。今南越纻布，皆用此麻。"《周礼》："典枲掌布丝缕纻之麻草之物。"陆德明曰："纻字又作苎，今简写为苎。"

《名医别录》云："苎根安胎，帖热丹毒肿。沤纻汁主消渴也。"

《本草图经》云："苎，其皮可以绩布，苗高七、八尺，叶如楮叶，面青背白，有短毛。夏秋间著细穗，青花。其根黄白而轻虚，二月、八月采根。"

《救荒本草》云："苎根：苗高七八尺，一科十数茎。叶如楮叶而不花叉，面青背白，上有短毛；又似苏子叶，其叶间出细穗。花如白杨而长，每一朵凡十数穗，花青白色，子熟茶褐色。其根黄白色，如手指粗，宿根地中，至春自生，不须藏种。"

苎麻是荨麻科多年生草本。地下部分由根和地下茎形成麻蔸，可活数十年。茎丛生，被有茸毛。花单性，雌雄同株，复穗状花序，雌花生在花序上端，黄绿色。瘦果，极小。耐旱。分根分株繁殖，一年可收获三次。其茎外皮有层纤维和胶质粘结起来的韧皮，放在水中沤，任其自然发酵，其中有些种类的细菌以分解苎麻皮的胶质作为营养，客观上起了脱胶作用，将纤维分离出来。纤维坚韧有光泽，可供纺织粗布、麻袋、绳子或织渔网和造纸。根名苎麻根，有止血安胎功用。

29　褧（jiǒng 炯）

《诗经·卫风·硕人》："硕人其颀，衣锦褧衣。"

褧有二说：

（一）褧释为檾（蒘），即苘麻

《说文》云："《春秋传》曰：衣有襘。褧，檾衣也。《诗经》曰：衣锦褧衣。"又云："檾，枲属。《诗经》曰衣锦檾衣。"段玉裁注云："类枲而非枲。檾者草名也。《周礼·典枲》：'掌布线缕纻之麻草之物'。注云：草、葛、枲之属。可绩绩者。枲即檾字之异者。"

《唐本草》云："苘，一作蒣字，人取皮为索者也。苘实：味苦，平，无毒。主赤白冷热痢，散服饮之。吞一枚破痈肿。"

《开宝本草》云："今人作布及索，蒣麻也。实似大麻子。热结痈肿无头者，吞之则为头易穴。九月、十月采实阴干。"

《蜀本草》云："树生，高四尺，叶似苎，花黄，实壳如蜀葵。子黑。古方用根，八月采实。"

（二）褧释为细绢制成外罩衫

郑玄诗笺《卫风》云："褧，禅也。"又《郑风笺》云："褧，禅也，盖以禅縠为之。"《说文》褧字下，段玉裁注云："縠者，细绢也。以丝，非以枲矣。"

按《说文》所云，褧应释为苘。《说文》蒤字下引《诗经》作"衣锦蒤衣。"则褧通蒤。蒤麻即苘麻。《本草纲目》作白麻。李时珍曰："苘一作蒣，又作蒤（檾字简写）。种必连顷，故谓之蒤也。其实主生眼翳瘀肉，起倒睫卷毛。"

苘麻，亦作檾麻，一名青麻。锦葵科，一年生草本。茎被细短柔毛，青或红紫色。叶，心脏形，被短毛。花单生叶腋，钟形，黄色。蒴果呈磨盘形。种子肾形，淡灰或黑色。茎部韧皮纤维，主要供制麻袋、绳索，或编渔网和造纸。种子可榨油制肥皂、油漆。

30　莶（liàn 殓）

《诗经·唐风·葛生》："莶蔓于野。"

《说文》："莶，或作莶，白莶也。"《说文解字系传·通释》云："本草白莶药也，一名菟荄。作藤生，根似天门冬，一株下有十许根。《诗经》莶蔓于野。"

《尔雅》云："萰，菟荄。"注云："萰与敛音同，兔荄与菟核音同。"

陆玑《诗疏》云："莶，似栝楼，叶盛而细，其子正黑如燕薁，不可食也。幽州人谓之乌服。其茎叶煮以哺牛除热。"

《神农本草经》云："白莶，味苦，平。主痈肿疽疮，散结气，止痛，除热，目中赤，小儿惊痫温疟，女子阴中肿痛。一名菟核，一名白草。"

《名医别录》云："白莶，一名白根，一名昆仑。"陶隐居注云："白莶作藤生，根如白芷。"《唐本草》注云："此根似天门冬，一株下有十许根，皮赤黑，肉白如芍药，殊不似白芷。"《蜀本图经》云："白莶蔓生，枝端有五叶。"苏颂《本草图经》曰："白莶二月生苗，多在林中作蔓，赤黑，叶如小桑。五月开花，七月结实，根如鸡鸭卵，三五枚同窠。皮赤黑，肉白。"

按白莶，一名鹅抱蛋、白葡萄秧。葡萄科，藤本，有纺锤形块根。叶掌状，3～5全裂。叶形多变异，叶轴有翅。夏季开小型花，黄绿色，聚伞花序。浆果大如豌豆，初蓝色，后变白色。产于我国北部。根微寒，味辛苦，能泻火、散结、生肌、止痛，主治痈肿疮毒、烫火伤、赤白带下、淋巴结核等症。

31 蓝（lán 兰）

《诗经·小雅·采绿》云："终朝采蓝。"笺云："蓝，染草也。"

《说文》云："蓝，染青草也。"段氏注云："小雅传曰：蓝，染草也。"

《尔雅》云："葳，马蓝。"郭注云："今大叶冬蓝也。"

《子虚赋》云："高燥则生葳菥苞荔。"张揖注葳曰马蓝。

《名医别录》云："蓝实，其茎叶可以染青。"陶隐居注云："此即今染缥碧所用者。"

《唐本草》云："蓝实有三种：一种叶围径二寸许，厚三四分者，堪染青，出岭南，太常名为木蓝；陶氏所说乃是菘蓝，其汁抨为淀甚青者；本经所用乃是蓼蓝实也，其苗似蓼而味不辛。"

《本草图经》云："木蓝出岭南，不入药；松蓝可为淀，一名马蓝，《尔雅》所谓'葳，马蓝'是也。又福州有一种马蓝，叶类苦荬菜，土人连根采服，治败血。江宁一种吴蓝，二月内生，如蒿，叶青花白。"

《本草纲目》云："蓝凡五种：蓼蓝：即蓝实，叶如蓼，五六月开花，成穗细小，浅红色，子亦如蓼。菘蓝：叶如白菘。马蓝：叶如苦荬，即郭璞所谓大叶冬蓝，俗所谓板蓝者。吴蓝：长茎如蒿而花白，吴人种之。木蓝：长茎如决明，高者三四尺，分枝布叶，叶如槐叶，七月开淡红花，结角长寸许，其子如马蹄决明子而微小，与诸蓝不同，而作淀则一也。"

《本草纲目》所言蓝有五种。而毛诗"终朝采蓝"的"蓝"属哪一种呢?《说文》谓蓝,染青,《名医别录》谓蓝实的茎叶可以染青。《唐本草》谓《神农本草经》所用的蓝是蓼蓝实。疑"终朝采蓝"的"蓝",或是蓼蓝。木蓝出岭南,吴蓝产江南,未必是诗经时代所采的蓝。

植物以蓝为名很多。如蓼科的蓼蓝,十字花科的菘蓝,爵床科的马蓝,豆科的木蓝等,以堪作蓝靛、染青碧得名。此外十字花科的甘蓝、擘蓝、芥蓝等,原是蔬菜,由于叶作蓝绿色,故亦以"蓝"称。通常所讲的"蓝",是指蓼科的蓼蓝。一年生草本。叶长椭圆形,干后有变蓝色的特性。秋季开红色花,穗状花序。叶可制蓝靛,作染料。十字花科松蓝叶亦能制出蓝靛,用于染动物纤维(毛或丝)及植物纤维,为一种直接性染料。松蓝根名板蓝根,其叶名大青叶,为清热凉血解毒药。

32 芩 (qín 琴)

《诗经·小雅·鹿鸣》云:"呦呦鹿鸣,食野之芩。"

芩有两种解释:

(一) 释为芩草

陆玑《诗疏》云:"芩草,茎如钗股,叶如竹,蔓生泽中下地咸处,为草真实,牛马皆喜食之。"

(二) 释为黄芩,即药用黄芩,根可作染料

《说文》云:"䒷,黄䒷也。"段玉裁注云:"《神农本草经》《广雅》皆作黄芩。今药中黄芩也。"

《广雅》云:"黄文,内虚,芩也。"

《吴普本草》云:"黄芩,又名印头,一名内虚。二月生,赤黄,

叶两两、四四相值。其茎空，中或方圆，高三四尺。花紫、红、赤，五月实黑，根黄。”

《本草图经》云：“黄芩，苗长尺余，茎干粗如筋。叶从地四面作丝生，类紫草，高一尺许。亦有独茎者，叶细长，青色，两两相对。六月开紫花，根黄如知母粗细，长四五寸。二月、八月采根，暴干用之。”

黄芩是唇形科多年生直立草本。根肥大，圆柱形。茎方形，基部分枝。叶对生，长卵圆形。夏季开花，花唇形，蓝色，聚生成顶总状花序。产于我国北部。根可制染料。其性寒味苦，泻肺火，清湿热，治肺热咳嗽，湿热泻痢，胎动不安等症。

33　薇（wēi 微）

《诗经·召南·草虫》：“陟彼南山，言采其薇。”
《诗经·小雅·采薇》：“采薇采薇，薇亦柔止。”
《诗经·小雅·四月》：“山有蕨薇，隰有杞桋。”

《尔雅》云：“微，垂水。”郭注云：“生于水边。”邢昺《尔雅疏》云：“草生于水滨，而枝叶垂于水者曰薇。”《说文》：“薇，菜也。似藿（小豆叶）。”

陆玑《诗疏》云：“薇，山菜也。茎叶皆似小豆，蔓生。其味亦如小豆。藿可作羹，亦可生食。今官园种之，以供宗庙祭祀。”

《太平御览》引《广志》：“薇叶似萍，可蒸食。”

陈藏器《本草拾遗》云：“薇，味甘，寒，无毒。久食不饥，调中，利大小肠。生水傍。叶似萍。《尔雅》曰：‘薇，垂也。’《三秦祀》曰：‘夷齐食之，三年颜色不异，武王诫之，不食而死。’”（见《证类》

169页）。

李珣《海药本草》云：“《尔雅》注：薇，水菜。主利水道，下浮肿，润大肠。”（见《证类》169页）。

《本草纲目》云：“薇生麦田中，原泽亦有，故诗云‘山有蕨薇’，非水草也。即今野豌豆，蜀人谓之巢菜。诗云：采薇采薇，薇亦柔止。”

按李时珍所云，薇即巢菜。一名草藤。豆科，一年或二年生草本。偶数羽状复叶，小叶线状长椭圆形。夏秋开花。蝶形花冠，青紫色，总状花序。荚果光滑，有种子5～8粒。又同属中类似各种植物如野豌豆，亦称巢菜。其嫩苗称巢芽，可作蔬菜，花紫红色，种子可吃。

此外蕨类植物紫萁科的紫萁，亦误称作薇。它是多年生草本。根状茎短，不被鳞片。叶丛生，幼叶向内拳曲，有营养叶和孢子叶之分，二回羽状复叶，小羽片三角状披针形。生于溪边。此与《尔雅》云：“微，垂水。”郭注云：“生于水边。”其意相合。

34　蕨 (jué 决)

《诗经·召南·草虫》：“陟彼南山。言采其蕨。”

《说文》：“蕨，鳖也。”《尔雅》：“蕨，鳖。”郭注云：“《广雅》云紫蕨，非也。初生无叶，可食，江西谓之鳖。”郝懿行《尔雅义疏》云“按今蕨菜，全似贯众而差小，初生如小儿拳，故名拳菜。其茎紫色，故名紫蕨。谢灵运诗云：‘山桃发红萼，野蕨渐紫苞。’《广雅》以为紫萁，不误。”又云：“诗释文：俗云初生似鳖脚，故名蕨。《诗正义》引舍人曰：蕨一名鳖。”

陆玑《诗疏》云：“蕨，鳖也，山菜也。初生似蒜，茎紫黑色。二月中，高八九寸，老有叶。瀹为茹，滑美如葵。三月中，其端散为三枝，枝有数叶，叶似青蒿而粗，坚长，不可食。周秦曰蕨，齐鲁曰鳖。"

陆佃《埤雅》云："蕨初生无叶，状如雀足之拳，又如人足之蹶，故谓之蕨。"

陈藏器《本草拾遗》云："蕨叶似老蕨，根如紫草。按蕨味甘，寒滑。去暴热，利水道，令人睡，弱阳。小儿食之，脚弱不行。生山间，人作茹食之。"

《本草纲目》云："蕨，二三月生芽，卷曲状如小儿拳。长则展开如凤尾，高三四尺。其茎嫩时采取，以灰汤煮去涎滑，晒干作蔬，味甘滑，亦可醋食。其根紫色，皮有白粉。野人饥年掘取之。诗云：陟彼南山，言采其蕨。其根烧灰油调，傅蛇、虫伤。"

蕨，亦称蕨菜、乌糯。蕨类植物，凤尾蕨科，多年生草本，高一米左右。根茎蔓生土中，被棕色细毛。多回羽状复叶。孢子囊群生在叶背边缘。幼叶可食，俗称蕨菜；根含淀粉，俗称山粉、蕨粉，可供食用或酿酒；也供药用，利水退热。

35　鬯（chàng 畅）

《诗经·大雅·江汉》："秬鬯一卣。"

秬（jù 巨），黑黍。鬯（chàng 畅），郁金香。秬鬯，用黑黍和郁金香酿成的香酒。卣（yǒu 有），有柄的酒壶。

鬯，在甲骨文中已有记载。罗振玉《殷墟书契》前编谓甲骨文上有'鬯其酒□于太甲□□于丁'的记载。

《白虎通义·考点编》："鬯者以百草之香，郁金合而酿之成为鬯。"

《说文》云："鬯，以秬酿郁草，芬芳攸畅以降神也。"段玉裁注云："《周礼·郁人职》：'凡祭祀宾客之祼事，和郁鬯以实彝而陈之。'注云：'筑，郁金煮之以和鬯酒。'郑注《序官·郁人》云：'郁，郁金香草，宜以和鬯。'注《鬯人》云：'鬯，酿秬为酒，芬香条畅于上下也。'考《王度记》云：'天子以鬯，诸侯以薰，大夫以兰芝，士以萧，庶人以艾。'《礼纬》云：'鬯草生郊'。《中候》云：'鬯草生庭'。徐氏中论云：'煮鬯烧薰，以扬其芬。'"

《唐本草》有郁金，陈藏器《本草拾遗》有郁金香。前者不香，后者有香味。疑鬯或即郁金香。但陈藏器云，郁金香生大秦国。《本草纲目·卷十四》郁金条，李时珍曰："昔人言是大秦国所产郁金花香。……其大秦三代时未通中国，安得有此草。"

郁金香是百合科多年生草本，地下具鳞茎。叶基出，3～4枚，广披针形，带粉白色。春初抽花茎，顶开一花，杯状，大而美丽，花被6枚，2列，有黄、白、红或紫红色，有的具条纹和斑点，或为重瓣。

36　台　(tāi)

《诗经·小雅·南山有台》："南山有台。"《毛传》云："台，一名夫须。"

《尔雅》云："台，夫须。"郑笺诗云："台可以为御雨笠。"舍人曰："台，一名夫须。"

陆玑《诗疏》云："台，夫须。旧说夫须，莎草也，可为蓑笠。都人士云：台笠缁撮。或云：台草有皮坚细滑致，可为簦笠，以雨御是也，南山多有。"

《名医别录》云："莎草根，味甘，微寒，无毒。主除胸中热，充皮毛。一名薃，一名侯莎，其实名緹。"

《说文》云："莎，镐侯也。"段玉裁注云："其根即今香附子。"

《尔雅》云："薃，侯莎，其实媞。"郭注云："夏小正曰：薃也者，莎隋。媞者其实。"《广雅》："地毛，莎隋也。"

《唐本草》注云："莎草，根名香附子，一名雀头香。大下气，除胸腹中热。茎叶都似三棱，根若附子，周身多毛。交州者最胜，大者如枣。荆襄人谓之莎草根。"

按陆玑《诗疏》，"南山有台"的"台"，即《名医别录》的莎草。即今香附子。莎草科，多年生草本，地下有纺锤形的块茎。茎直立，三棱形。叶片线形，排列成三行。穗状花序成指状排列，夏季开花。块茎性平微苦味辛，能疏肝理气，调经，止痛，主治肝胃气滞，胁肋脘腹胀痛，月经不调，痛经等症。

37　茅（máo 毛）

《诗经·召南·野有死麕》："白茅包之。"

《诗经·小雅·白华》："白茅束兮。""露彼菅茅。"

《诗经·豳风·七月》："昼尔于茅。"

《说文》云："茅，菅也。可缩酒为藉。"又云："菅，茅也。"段玉裁注云："按统言则茅菅是一，析言则茅与菅殊。"

《尔雅》云："蘠，牡茅。"郭注云："白茅属。"

陆玑《诗疏》云："白茅包之，茅之白者，古用包裹礼物，以充祭祀，缩酒用。"

《神农本草经》云："茅根，味甘，寒。主劳伤虚羸，补中益气，除瘀血血闭寒热，利小便。其苗主下水，一名兰根，一名茹根。"

《名医别录》云："茅根，下五淋，除寒热在肠胃，止渴，坚筋，妇人崩中，久服利人。一名地菅，一名地筋，一名兼杜，生楚地。"陶隐居注云："此即今日茅菅。《诗经》云：露彼菅茅。其根如渣芹甜美。"

《药性论》云："白茅，臣，能破血，主消渴。根：治五淋，煎汁服之。"

《日华子诸家本草》云："茅根通血脉淋沥，是白花茅根也。"

《本草图经》云："茅根，春生苗，布地如针，俗间谓之茅针。夏月生白花，茸茸然，至秋而枯。其根至洁白，亦甚甘美。六月采根用。今人取茅针，挼以傅金疮，塞鼻洪。白茅花亦主金疮，止血。"

《本草纲目》云："茅有数种。夏花者为茅，秋花者为菅。叶皆相似。诗云，白华菅兮，白茅束兮，是也。白茅短小，三四月开白花，成穗，结细实，其根甚长，白软如筋而有节，味甘，俗呼丝茅，可以苦盖及供祭祀苞苴之用，《神农本草经》所用茅根是也。"

按《本草图经》《本草纲目》所云：白茅，即《神农本草经》的茅根。

白茅，俗称茅草。禾本科。多年生草本，地下有长的根茎。叶片线型，春夏抽花穗，花生有银白色丝状毛，小穗基部的柔毛长于小穗3～5倍；柱头黑紫色。全草古代用以盖茅屋，搓绳索，今用于造纸；嫩穗俗称茅针，有甜味，可生食；根茎名茅根，富含糖分，可制糖或酿酒。其根叶甘，性寒，能凉血止血，清热利尿，可用于热病烦渴、小便不利、吐血、衄血、尿血等症。

38 荑 (tí 提)

《诗经·邶风·静女》："自牧归荑。"
《诗经·卫风·硕人》："手如柔荑。"

荑，《说文》作苐，草也。段氏注云："荑，见诗，茅之始生也。"

荑是初生的柔嫩白茅。在《静女篇》"自牧归荑"的"荑"，用以赠送恋爱的人。在《硕人篇》"手如柔荑"的"荑"，用以描写女子手指纤纤，像初生的柔嫩白茅。《本草》称之为茅针。

《神农本草经》云："茅苗，主下水，一名兰根，一名茹根。"

陈藏器《本草拾遗》云："茅针味甘，平，无毒。主恶疮肿未溃者。"《日华子诸家本草》云："茅针凉，通小肠，痈毒，软疖不作头，浓煎和酒服。"

《本草图经》云："茅根，春生苗，布地如针，俗间谓之茅针，亦可啖，甚益小儿。今人取茅针，挼以傅金疮，塞鼻洪，止暴下血，及溺血者，殊效。刘禹锡《传信方》：疗痈肿有头穴（穿孔）方：取茅锥一茎正尔，全煎十数沸，服之立溃。"

荑即禾本科白茅的嫩穗。详茅条。

39 菅 (jiān 肩)

《诗经·小雅·白华》："白华菅兮。""露彼菅茅。"
《诗经·陈风·东门之池》："可以沤菅。"

《说文》："菅，茅也。"又云："茅，菅也。"段玉裁注云："按统言则茅菅是一，析言则菅与茅殊。诗曰：白华菅兮。《毛传》足之曰：已沤为菅。"

《尔雅》云："白华，野菅。"郭注云："菅，茅属。诗曰白华菅兮。"郝懿行《尔雅义疏》云："《毛传》云：'已沤为菅。'明野菅是未沤者，已沤则成菅。"

陆玑《诗疏》云："菅以茅而滑泽，无毛。根下五寸，中有白粉者，柔韧宜为索，沤乃曝尤善也。"

《左传》成公九年："虽有丝麻，无弃菅蒯。"菅、蒯可以作为麻、丝的代用品。

《本草经集注》茅根条，陶弘景注云："此即今白茅菅。诗云：'露彼菅茅'。其根如渣芹，甜美。"

《唐本草》云："菅花，味甘、温，无毒。主衄血，吐血，灸疮。"

《本草图经》云："白茅花亦主金疮，止血，又有菅，亦茅类也。诗所谓白茅菅兮，是此也。"

《本草纲目》云："茅有数种。夏花者为茅，秋花者为菅。诗云：'白华菅兮，白茅束兮'是也。菅茅只生山上，似白茅而长。入秋抽茎开花成穗。如荻花，结实坚黑，长分许，粘衣刺人。其根短硬如细竹根，无节而微甘，亦可入药，功不及白茅，《尔雅》所谓白华野菅是也。"

按菅的含义有二：一是指已沤的白茅，一是白茅的同类物。前者出于《毛传》所云，后者出于《本草纲目》所说。

今日的菅是禾本科多年生草本，秆高达3米。叶片线形。夏秋抽出由许多总状花序组成的大型花序，总状花序下面有舟形苞片。多生于山坡草地。茎叶可作造纸原料。

《诗经》药物考辨

40　蓍（shī 诗）

《诗经·曹风·下泉》："浸彼苞蓍。"
《诗经·鲁颂·閟宫》："俾尔耆而艾。"

《说文》："蓍，艾属。"段玉裁注云："谓似蒿而非蒿也。陆玑曰：似藕萧，青色。《尚书·大传》曰：蓍之谓言耆也，百年一本生百茎。"

《礼记·曲礼》："五十曰艾，六十曰耆。"

《史记·龟策列传》云："五者决定诸疑，参以卜筮，断以蓍龟。……蓍百茎共一根。"徐广注："蓍百年而一本生百茎。"《博物志》云："蓍一千年而三百茎。"

《广雅》云："蓍，耆也。"陆佃《埤雅》云："草之多寿者，故字从耆。"

陆玑《诗疏》云："蓍，似藾萧，青色，科生，生千岁，三百茎。"

《神农本草经》云："蓍实，味苦、平。主益气，充肌肤，明目聪慧。"

苏颂《本草图经》云："蓍实，其生如蒿作丛，高五六尺，一本二十茎，至多者三五十茎，生便条直，所以异于众蒿也。秋后有花，出于枝端，红紫色，形如菊。八月、九月采其实，日干。"

蓍在古代，用以占卦。古代奴隶主贵族迷信，认为祭事、婚姻、筑城、任官、战争等大事，俱出"天意"，常用蓍草茎和龟甲以卜吉凶。《易·系辞上》："探赜索隐，钩深致远，以定天下之吉凶，成天之亹亹者，莫大乎蓍龟。"

古代的蓍与今日菊科植物蓍草（Achillea alpina）很相似。蓍草又名蚰蜒草，或锯齿草，多年生草本植物，茎直立，叶互生，长线状披针形，篦状羽裂，裂片缘有锐锯齿。头状花序，多数密集于枝顶成复伞房花丛，夏秋间开白色花。产于我国北部。民间用于治风湿痛。

41 蒿 (hāo)

《诗经·小雅·蓼莪》："食野之蒿。"
《诗经·小雅·鹿鸣》："食野之蒿。"

《说文》云："蒿，菣也。"又云："菣，香蒿也。"段玉裁注："《诗》：食野之蒿。"

《尔雅》云："蒿，菣。"郭璞注云："今人呼青蒿，香中炙啖者为菣。"孙炎注云："荆楚之间，谓蒿为菣。"郝懿行《尔雅义疏》云："菣即青蒿，青蒿即草蒿。按黄蒿气臭，因名臭蒿。青蒿极香，故名香蒿。黄蒿不堪食，人家采以罨酱及黄酒麴。青蒿香美中啖也。"

陆玑云："蒿，青蒿也，香，中炙啖。荆、豫之间，汝南、汝阴皆云菣也。"

《神农本草经》云："草蒿，一名方溃，一名青蒿。"陶隐居注云："草蒿，即今青蒿，人亦取杂香菜食之。"

《本草图经》云："草蒿即青蒿，春生苗，叶极细，嫩时人亦取杂诸香菜食之。至夏高四五尺，秋后开细淡黄花，花下便结子，如粟米大。"

青蒿有特殊的青香气味，又名香蒿。菊科，二年生草本植物。茎直立，具纵条纹，上部多分枝。叶互生，二回羽状分裂，小裂片线形，夏季开小花，黄绿色，头状花序半球形，多数形成圆锥状，偏向花轴一侧着生，花后下垂。常生于河岸边。嫩时可作猪饲料，老则可烧薰灭蚊。其嫩茎性寒，味苦，能清热解暑，凉血，主治暑热，阴虚发热，疟疾等症。子亦入药，功用相似。青蒿治疟宜捣汁冲服，煮则效减，久煮则无效。

42　蘩 (fán 烦)

《诗经·召南·采蘩》："于以采蘩，于沼于沚。"又云："于以采蘩，于涧之中。"《毛传》云："蘩，皤蒿也。"《诗笺》："执蘩菜者，以豆荐菹。"

《诗经·豳风·七月》："春日迟迟，采蘩祁祁。"《毛传》云："蘩，白蒿也。采蘩所以生蚕也。"马瑞辰《毛诗传笺通释》引徐光启云，蚕未出时，煮蘩水浇洒，即易出。

《说文》作"蘩"，云："白蒿也。"

《尔雅》云："蘩，皤蒿。"郭注云："白蒿。"《尔雅》又云："蘩，由胡。"又云："蘩之丑，秋为蒿。"

《大戴礼·夏小正》："蘩，游胡。游胡，旁勃也。"《左传·隐公三年》（公元前720年）："蘋蘩蕰藻之菜，可荐于鬼神，可羞于王公。"

陆玑《诗疏》云："蘩，皤蒿，凡艾白色为皤蒿，今白蒿春始生，及秋香美，可生食，又可蒸食。一名游胡，北海人谓之旁勃。"

《广雅·释草》："繁母，蒡葧也。"

《太平御览》引《神仙服食经》："十一月采彭勃。彭勃，白蒿也。"

《神农本草经》云："白蒿，味甘，平。主五脏邪气，风寒湿痹，补中益气，长毛发令黑，疗心悬，少食常饥。久服轻身，耳目聪明不老。"

《五十二病方》治痤方云："以疾黎，白蒿封之。"

苏颂《本草图经》云："白蒿，蓬蒿也。春初最先诸草而生，似青蒿而叶粗，上有白毛错涩，从初生至枯，白于众蒿，颇似细艾。《尔雅》所谓蘩，皤蒿是也。疏云蓬蒿可以为菹，故诗笺云：以豆荐蘩菹。"

《本草纲目·卷十五》白蒿条释名下，李时珍曰："白蒿有水陆两种，《尔雅》通谓之蘩，以其易蘩衍也。曰：蘩，皤蒿。即今陆生艾蒿也，辛熏不美。曰：蘩，由胡，即今水生蒌蒿也，辛香而美。曰：蘩之丑，秋为蒿。则泛指水陆两种而言，谓其春时各有种名，至秋老则皆呼为蒿矣。"

按李时珍所云，蘩有两种，一种是陆生皤蒿，一种是水生蒌蒿。《诗经·召南》言采蘩在沼、沚、涧等水湿处。则诗句中"蘩"，似指水生的蒌蒿。《左传》云："涧溪沼沚之毛，蘋蘩蕰藻之菜，可荐于鬼神，可羞于王公。"则"蘋蘩蕰藻"的"蘩"，亦应是水生的"蘩"。

又李时珍所云，蘩称皤蒿，即白蒿中陆生艾蒿。艾蒿疑是菊科家艾的一种。多年生草本，揉之有香气。叶一至二回羽状分裂，背面被白色丝状毛，排成狭长的总状花丛。

43 蒌 (lóu 楼)

《诗经·周南·汉广》："言刈其蒌。"

《说文》云："蒌，草也。可以烹鱼。"苏轼诗云："蒌蒿满地芦芽短，正是河豚欲上时。"因蒌蒿可以烹鱼。芦芽即芦根，可以解河豚毒。

《说文解字系传·通释》："蒌，今人所食蒌蒿也。诗汉广传：蒌，草中之翘翘然。"

《尔雅》："购，蔏蒌。"郭璞注云："蒌，蒌蒿也。生下田，初出可啖，江东用羹鱼。"

《管子》云："叶下于郁，郁下于苋，苋下于蒲，蒲下于苇，苇下于蒌，蒌下于荓，荓下于萧，萧下于薜，薜下于萑，萑下于茅，凡彼草物，十有二衰。"

《楚辞·大招》云："吴酸蒿蒌，不沾薄只。"朱熹注云："蒿，白蒿，春生，秋乃香美可食。蒌，蒿也，叶似艾，生水中，脆美可食。沾，多汁也。薄，无味也。言吴人善调味，灼蒿，蒌以为齑，其味不浓不淡，适甘美也。"

陆玑《诗疏》云："蒌，蒌蒿也。其叶似艾，白色，长数寸，高丈余。好生水边及泽中，正月根芽生旁茎正白，生食之香而脆美。其叶又可蒸为茹。"

苏颂《本草图经》白蒿条云："唐·孟诜亦云'生挼醋食'。今人但食蒌蒿，不复食此。或疑此蒿（指白蒿）即蒌蒿。而孟诜又别著蒌蒿条。所说不同，明是二物。"据此知孟诜原有"蒌蒿"条，今诸书未见引。

《本草纲目·卷十五》白蒿条集解下，李时珍曰："蒌蒿生陂泽中，二月发苗，叶似嫩艾而歧细，面青背白。其茎或赤或白，其根白脆。采其根茎，生熟菹曝皆可食。景差大招云：吴酸蒌蒿不沾薄。谓吴人善酸，瀹蒌蒿为菹，不沾不薄而味甘美。此正指水生者也。"李时珍谓白蒿有水陆两种。水生者为蒌蒿，即《尔雅·释草》所云"蘩，由胡。"

根据上述资料，"言刈其蒌"的"蒌"，即蒌蒿。春天人采蒌蒿嫩茎，去其叶作菜食，味甚佳美。

44　萧（xiāo 肖）

《诗经·王风·采葛》："彼采萧兮。"《毛传》："萧所以供祭祀。"
《诗经·小雅·小明》："采萧穫菽。"
《诗经·小雅·蓼萧》："蓼彼萧斯。"
《诗经·大雅》："取萧祭脂。"
《诗经·曹风·下泉》："浸彼苞萧。"

萧有两种解释：一释为艾，二释为萩。

（一）萧释为艾蒿

《说文》云："萧，艾蒿也。"又"薛"字下，段玉裁注云："《子虚赋》：'菴䕞生薛。'张揖曰：'薛，赖蒿也'。按赖蒿，盖即蘱萧。"则《说文》所谓"艾蒿"，乃是蘱萧。

（二）萧释为萩

《尔雅》："萧，萩。"郭注："即蒿。"

陆玑《诗疏》云："萧，今人所谓荻蒿者是也。或云牛尾蒿，似白蒿。白叶，茎粗，科生，多者数十茎。可作烛有香气，故祭祀以脂蒸之为香。"《毛传》："萧，所以供祭祀。"

郝懿行《尔雅义疏》云："诗采葛正义引李巡曰：'荻，一名萧。'今荻蒿叶白似艾而多歧，茎尤高大如蒌蒿，可丈余。左襄十八年《传》：'伐雍之荻'是也。荻之言楸，萧之言修，以其修长高大，异于诸蒿，故独被斯名矣。"

《本草纲目·卷十五》白蒿条注云："曰蒿，曰萧，曰荻，皆老蒿之通名，像秋气肃赖之气。"

按《毛传》，陆玑《诗疏》、李时珍所云，萧、荻皆老蒿之通名。老蒿作烛有香气，古时供祭祀燃烛用。是则萧可释为老蒿之一种。

45　莪 (é 鹅)

《诗经·小雅·菁菁者莪》："菁菁者莪，在彼中沚。"《毛传》云："莪，萝蒿也。"

《诗经·小雅·蓼莪》："蓼蓼者莪，匪莪伊蒿。"

《说文》云："莪，萝也。"段玉裁注云："小雅菁菁者莪，蓼蓼者莪。《毛传》曰：'莪，萝蒿也。'陆玑亦云：莪蒿一名萝蒿。"

《尔雅》云："莪，萝。"郭注云："今莪蒿也。亦曰廪蒿。"《广雅》云："莪蒿，廪蒿也。"

陆玑《诗疏》云："莪，蒿也，一名萝蒿。生泽田渐洳之处。叶似邪蒿而细，科生，三月中，茎可生食，又可蒸食甜香，叶颇似蒌蒿。"

《证类本草·卷十一》角蒿条引陈藏器云："廪蒿，味辛温，无毒。生高岗，宿根先于白草，一名莪蒿。诗小雅云：菁菁者莪。陆玑云：

莪，蒿也，一名萝蒿。"

《本草纲目·卷十五》蒌蒿条，李时珍曰："陆农师云：蒌之为言高也。莪，亦莪也，莪科高也，可以覆蚕，故谓之萝。抱根丛生，故曰抱娘蒿。"

根据上述资料，"菁菁者莪"的"莪"，即莪蒿。陈藏器《本草拾遗》谓之蒌蒿。

又《嘉祐本草》引陈藏器蒌蒿以释角蒿，则莪蒿即成角蒿的异名了。

《唐本草》云："角蒿，味辛、苦、平，有小毒。主甘湿蜃诸恶疮有虫者。"苏敬注："叶似白蒿，花如瞿麦，红赤可爱，子似王不留行，黑色，作角。七月、八月采。"

《蜀本图经》云："叶似蛇床，青蒿等。子角似蔓青，实黑细，秋熟。"

今日角蒿是紫葳科多年生草本。叶互生，二至三回羽状复叶，裂片线形。夏秋开花，花紫红色，花冠唇形，成顶生总状花序。蒴果呈长角状而先端渐尖，产于我国黄河流域。

但《本草纲目·卷十五》将角蒿、蒌蒿视为二物，分立为两条。

46　蔚 (wèi 卫)

《诗经·小雅·蓼莪》："匪莪伊蔚。"

《说文》云："蔚，牡蒿也。"《尔雅》云："蔚，牡菣。"郭注："无子也。"诗蓼莪正义引舍人曰："蔚，一名牡菣。"

陆玑《诗疏》云："蔚，牡蒿也。牡蒿，牡菣也。三月始生，七月华，华似胡麻而紫赤，八月为角，角似小豆角，锐而长，一名马新蒿。"

《神农本草经》云："马先蒿，一名马屎蒿。"《唐本草》注云："马先蒿，叶大如茺蔚，花红白色，实八九月熟，俗谓之虎麻，是也。一名马新蒿。"陶弘景《名医别录》练石草云："一名烂石草，又云即马天蒿。"

《嘉祐本草》云："按《尔雅》云：蔚，牡菣。释曰：蔚即蒿之无子者。又曰：蔚，一名牡菣。诗蓼莪云：'匪莪伊蔚'。"

《证类本草·卷六》白蒿条引《神农本草经》曰："中品有马先蒿，云生南阳川泽，叶如益母草，花红白，八九月有实，俗谓之虎麻，亦名马新蒿。诗小雅所谓'匪莪伊蔚'，是也。"

蔚有两种解释：一释为牡蒿，一释为马先蒿。

《说文》释为牡蒿。今日的牡蒿是菊科植物，多年生草本。茎直立，叶互生，茎中部以下的叶呈楔形。头状花序卵形，排成圆锥花丛，秋季开花，全草供药用，能清热，民间用叶代茶，或焚点以驱蚊。

陆玑《诗疏》释为马先蒿。今日的马先蒿又名马新蒿、马矢蒿、马屎蒿。是玄参科多年生草本。叶互生，长椭圆状披针形，或近卵圆形，边缘具牙齿，不分裂。花于茎上部腋生和顶生，夏秋间开花，红色或紫红色，具苞叶；花冠转向后方，作反顾状，上唇有喙。生于山野，产于我国北方。

又：《诗经·曹风·侯人》："荟兮蔚兮。"此诗句中的"蔚"，指云兴貌，不作牡蒿解。

47　蓬 (péng 朋)

《诗经·召南·驺虞》："彼茁者蓬。"
《诗经·卫风·伯兮》："自伯之东，首如飞蓬。"

《说文》云："蓬，蒿也。"《荀子》云："蓬生麻中，不扶而直。"

《本草纲目·卷二三》蓬草子条云："蓬类不一：有雕蓬，即菰草也；有黍蓬，即青科也；又有黄蓬草、飞蓬草。其飞蓬乃藜蒿之类，末大本小，风易拔之，故号飞蓬。子如灰藋菜子，亦可济荒。《魏略》云：'鲍出遇饥岁，采蓬实，日得数斗，为母作食。'"

李时珍谓飞蓬乃藜蒿之类。此与今日藜科植物沙蓬、碱蓬很相似。它们枯后根断，遇风飞旋，故称飞蓬。

碱蓬，藜科。一年生草本。叶线形，甚密。秋季开花，花小型。繁密如星，簇生于叶腋。果实包于多汁、有隆脊的花被内。产于我国北部。

沙蓬亦称东蓠。藜科。一年生草本。茎由基部分枝，坚硬，具条纹，幼时被毛。叶如柳叶，由披针形至线形，具刺状尖头。花无花被，成腋生短穗状花序。果实近圆形，两面扁平。多生于流动或半流动的沙丘和沙地。陈藏器《本草拾遗》云："东蓠，味甘，平，无毒。益气轻身，久服不饥，坚筋骨，能步行。生河西，苗似蓬，子似葵，可为饭。《魏书》曰：'东蓠生焉，九月十月熟。'《广志》曰：'东蓠之子似葵，青色，并、凉间有之。'"按陈藏器所云，东蓠苗似蓬。则古之东蓠未必是今日之沙蓬。

此外，《中华大字典》蓬字条，记有三种蓬：即飞蓬、孤蓬、转蓬。

飞蓬：茎高尺许，叶形似柳，周有锯齿，茎梢叶腋分枝甚多，秋日开花，繁密如星。枯后根断。遇风飞旋，故称飞蓬。《管子·形势》："飞蓬之问。"尹知章注："飞蓬因风，动摇不定。"常用来比喻行踪的漂泊不定。

孤蓬：一茎直上，《荀子》所谓蓬生麻中，不扶而直者是也。高自三四尺至七八尺，叶如披针，少有锯齿，著茎甚密。茎叶具有白毛，夏日于茎梢抽枝，分歧再三，繁生淡褐色花。

转蓬：茎高于飞蓬，低于孤蓬，歧分小枝最多，叶周无齿锯。夏日开褐色花。

48　蓷 (tuī 推)

《诗经·王风·中谷有蓷》：“中谷有蓷。”

《说文》云："蓷，萑也。诗曰：中谷有蓷。"段玉裁注云："蓷，《韩诗》及《三苍》《说苑》云，益母。"

《尔雅》："萑，蓷。"郭璞云："今茺蔚也。叶似荏，方茎，白花，花生节间。"李巡曰："臭秽草也。"《广雅》："益母，茺蔚也。"

陆玑《诗疏》云："蓷似萑，方茎，白花，花生节间。旧说及魏博士济阴周元明皆云：菴藺是也。《韩诗》及《三苍》《说苑》悉云：蓷，益母也。故曾子见益母感恩。案本草云：茺蔚一名益母。故刘歆云：蓷，臭秽，即茺蔚也。"

《神农本草经》云："茺蔚子，味辛，微温。主明目，益精，除水气。茎：主瘾疹痒。可作浴汤。一名益母，一名益明，一名大札。"

《名医别录》云："茺蔚子，味甘，微寒。疗血逆大热，头痛，必烦。一名贞蔚。"陶隐居注云："茺蔚叶如荏，方茎，子形细长，三棱。"

《唐本草》注："捣茺蔚子茎传丁肿，服汁使丁肿毒内消。又下子死腹中，主产后血胀闷。"

苏颂《本草图经》云："茺蔚，按《毛诗》云：中谷有蓷。《尔雅》云：萑，蓷。郭璞云：‘今茺蔚也。叶似荏，方茎，白花，花生节间。’今园圃及田野见者极多，形色皆如郭说。而苗叶上节节生花，实似鸡冠子，黑色，茎作四方稜。"

根据以上所云，"中谷有蓷"的"蓷"，应释为《神农本草经》的芜蔚。即益母草。唇形科，一年生或二年生草本，茎直立，方形。叶对生，掌状多裂，茎端叶不裂，呈线形。夏季开唇形花，淡红色或白色，轮生在茎上部叶腋内。其近似种名大花益母草，花大，茎端的叶为三裂。此两种草通称益母草，果实名芜蔚子。益母草味苦辛，微寒，有活血、化瘀、调经作用。治月经不调、产后瘀滞腹痛。芜蔚子微寒味甘，兼能明目。开白花的全草，治带下较好。

49　卷耳（juǎn）

《诗经·周南·卷耳》："采采卷耳，不盈顷筐。"卷耳即苍耳。

《尔雅》云："卷耳，苓耳。"郭注云："《广雅》云枲耳也，亦云胡枲。江东呼为常枲，或曰苓耳。形似鼠耳，丛生如盘。"《广雅》云："苓耳、苍耳、葹、常枲、胡枲，枲耳也。"

《神农本草经》云："菜（xǐ 徙）耳，一名胡菜，一名地葵。"

《名医别录》云："菜耳，一名葹，一名常思。"

《楚辞·离骚》云："薋菉葹以盈室兮。"王逸注云："葹，枲耳也。"

《淮南子·览冥训》云："夫瞽师庶女，位贱尚菜。"高诱注云："尚，主也。菜，菜耳，菜名也。幽冀谓之檀菜，洛下谓之胡菜。"

崔实《四民月令》："伏后二十日为麹，至七月七日干之，覆以胡菜。"

陆玑诗云："卷耳，一台枲耳，一名胡枲，一名苓耳。叶青白色，似胡荽，白花，细茎，蔓生，可鬻为茹滑而少味。四月中生子，正如妇人耳中珰，今或谓之耳珰草，郑康成谓是白胡荽。幽州人呼为爵耳。"

《太平御览》引《博物志》云："洛中人有驱羊如蜀者，胡葸子箸羊毛。蜀人取种之，困名羊负来。"按胡葸子即菜耳。《本草经集注》菜耳实条，陶弘景注云："此是常思菜，一名羊负来。昔中国无此，言从外国逐羊毛中来。"

卷耳即苍耳，一名菜耳。菊科，一年生粗壮草本。叶有长柄，叶片宽三角形，边缘有缺刻和不规则粗锯齿。春夏开花，头状花序顶生或腋生。果实倒卵形，有刺，易附着人衣和畜体毛上，到处传播，荒地野生。茎皮可制取纤维；植株可制农药；果实名苍耳子，可治鼻渊，亦可提制工业用的脂肪油。果实和嫩苗有毒，不可食用。鲜品卷耳捣烂敷乳痈，煎水外洗治荨麻疹，其根亦可治高血压。

50　芣苢 (fú yǐ 扶以)

《诗经·周南·芣苢》："采采芣苢，薄言采之。"

《说文》云："苢，芣苢，一名马舄。其实如李，令人宜子，周书所说。"段玉裁注云："王会篇曰：康民以桴苢。桴苢者，其实如李，食之宜子。"《本草经集注》车前子条有陶隐居注云："韩诗乃言芣苢是木，似李，食其实，宜子孙。此为谬矣。"

《尔雅》："芣苢，马舄。马舄，车前。"郭璞注云："今车前草，大叶长穗，好生道边，江东呼为虾蟆衣。"《广雅》："当道，马写也。"

陆玑《诗疏》："芣苢一名马舄（舄，足履），一名车前，一名当道。喜在牛迹中生，故曰车前、当道也。今药中车前子是也。幽州人谓之牛舌草，可鬻（煮）作茹，大滑，其子治妇人难产。"

《神农本草经》云："车前，一名当道。"《名医别录》云："车前，一名芣苢，一名虾蟆衣，一名牛遗，一名胜舄。"

苏颂《本草图经》云："春初生苗，叶布地如匙面，累年者长及尺余，如鼠尾。花甚细，青色微赤，结实如葶苈，赤黑。周南诗云：采采芣苢。"

按陆玑、苏颂所云，芣苢应是车前。车前实细小如葶苈子。但《说文》所言芣苢，其实如李，恐是另一物。

《神农本草经》云："车前子，味甘、寒。主气癃，止痛，利水道小便，除湿痹。一名当道。"

《名医别录》云："车前子，味咸。主男子伤中，女子淋沥，不欲食，养肺，强阴，益精。令人有子，明目，疗赤痛。叶及根：味甘、寒。主金疮，止血，衄鼻，瘀血瘕，下血，小便赤，止烦，下气，除小虫。"

车前是车前科多年生草本，有须状根。叶丛生，广卵形或长椭圆状卵形，有长柄，穗状花序由叶丛中央生出，夏秋开花。种子可榨油。全草可作猪饲料。种子及全草性寒味甘，能通淋利水，清热明目，治暑热泄泻，小便不利，目赤肿痛等症。全草亦可用于痰稀咳嗽。

51 荬 (xù 续)

《诗经·魏风·汾沮洳》："彼汾一曲，言采其荬。"《毛传》云："荬，水泻也。"

《说文》云："荬，水舄也。诗曰：言采其荬。"

《尔雅》云："蕍，舄。"郭注云："今泽舄。"

陆玑《诗疏》："荬，今泽蕮也。其叶如车前草大，其味亦相似。徐州广陵人食之。"

《尔雅》云："荬，牛脣。"郭璞注云："毛诗传曰，水舄也，如续断，寸寸有节，拔之可复。"

《神农本草经》云："泽泻，味甘，寒。主风寒湿痹，乳难，消水，养五脏，益气力，肥健。一名水泻，一名芒芋，一名鹄泻。"

《名医别录》云："泽泻，味咸，无毒。补虚损五劳，除五脏痞满，起阴气，止泄精、消渴、淋沥，逐膀胱三焦停水。扁鹊云：多服病人眼。一名及泻，生汝南。"

陶隐居注云："汝南郡属豫州。今近道亦有，不堪用，惟用汉中、南郑青弋。形大而长，尾间有两歧为好。叶狭长，丛生诸浅水中。"

《本草纲目》云："泽泻，春生苗，多在浅水中，叶似牛舌草，独茎而长，秋时开白花，作丛，似谷精草。五月、六月、八月采根，阴干。"

《救荒本草》云："泽泻俗名水苔菜。丛生苗叶，其叶似牛舌草叶，纹脉竖直，叶丛中间攒葶，对分茎叉。茎有线楞，梢间开三瓣小白花，结实小，青细。"

根据上述资料，"言采其藚"的"藚"，应释为《神农本草经》泽泻。泽泻科多年生草本，地下具短根茎。叶基生，长椭圆形。夏季开白花，排成大型轮状分枝的圆锥花序。生长在沼泽地。茎叶可作饲料。根茎性寒味甘，有利水渗湿之功，主治小便不利、水肿、泄泻、淋浊等症。

52　蓼 (liǎo 了)

《诗经·周颂·良耜》："以薅荼蓼，荼蓼朽止。"（薅 hāo 蒿音，除去田中杂草。）

《说文》云："蓼，辛菜，蔷虞也。"又云："蔷虞，蓼也。"

《尔雅》断句为："蔷，虞蓼。"郭注云："虞蓼，泽蓼也。"孙炎注曰："虞蓼是泽之所生。"

《艺文类聚·卷八十二》引《吴氏本草》曰："蓼实，一名天蓼，一名野蓼，一名泽蓼。"颜师古注《急就篇》云："虞蓼，一名蔷。"

按《神农本草经》有蓼实。《吴普本草》谓蓼实即泽蓼。郭璞注《尔雅》，谓泽蓼即虞蓼。《尔雅》谓虞蓼即蔷。《说文》断句为"蔷虞，蓼也。"

《嘉祐本草》掌禹锡注云："《尔雅》云：'蔷，虞蓼。'释曰：'蔷，一名虞蓼。'即蓼之生水泽者也。《周颂·良耜》云：'以薅荼蓼。'《毛传》曰：'蓼，水草'是也。"

《证类本草·卷二十六》蓼实条，引苏颂《本草图经》云："苏恭以水蓼亦入药，水煮捋脚者，多生水泽中。《周颂》所谓'以薅荼蓼'，《尔雅》所谓'蔷虞蓼'是也。"

根据《说文》《尔雅》《吴普本草》所释，"以薅荼蓼"的"蓼"，即《神农本草经》蓼实中的水蓼。《本草衍义》云："蓼实即《神农本草经》第十一卷中水蓼之子。彼言蓼则用茎，此言实即用子。"

一般单言"蓼"，是指蓼科中部分植物的泛称。草本。节常膨大。叶托鞘状，抱茎。花淡红或白色，种类很多，如水蓼、荭草等。

又：《诗经·小雅·蓼莪》："蓼蓼者莪。"此"蓼蓼"指长大貌。

又：《诗经·周颂·小毖》："予又集于蓼。"此"蓼"比喻辛苦。

53　遊茏 (yóu lóng)

《诗经·郑风·山有扶苏》："隰有遊茏。"

遊茏有三种解释：

（一）释为红草

《毛传》曰："茏，红草也。"《说文》云："茏，天蘥（yuè 月）。"

《尔雅》云："茏，天蕽。"又："红，茏古。"郑懿行义疏疑是一物，即水荭。

《名医别录》云："茏草，味咸，微寒，无毒。主消渴，去热，明目益气。一名鸿藭，如马蓼而大。生水傍，五月采实。"陶隐居注云："此类甚多，今生下湿地，极似马蓼，甚长大。诗称'隰有遊茏'。注云：茏草。郭景纯云，即茏古也。"陶氏又在蓼实条下注云："马蓼生下湿地，茎斑叶大有黑点，亦有两三种，其最大者名茏古，即是茏草，已在上卷中品。"按陶氏所云，茏草即是马蓼中最大者。

《开宝本草》注云："茏草，按别本，此即水红也。"苏颂《本草图经》云："茏草，即水红也。生水傍，今所在下湿地皆有之，似蓼而叶大，赤白色，高丈余。《郑诗》云：'隰有遊龙'是也。"

《本草纲目》云："茏草，其茎粗如拇指，有毛。其叶大如商陆，花色浅红，成穗。秋深子成，扁如酸枣仁而小，其色赤黑而肉白，不甚辛，炊炒可食。"

（二）释为马蓼

诗郑笺注云："茏，红花也。似蓼而高大多毛，故谓之马蓼。"

陆玑《诗疏》云："遊茏，一名马蓼，叶粗而大赤白色，生水泽中，高丈余。"

《神农本草经》云："马蓼，去肠中蛭虫，轻身。"陶弘景云："马蓼，一名大蓼。高四五尺，有大小两种。但每叶中间有墨迹，如墨点记，故方士呼为墨记草。"

（三）释为蓼实

孙星衍等辑《神农本草经·卷二》蓼实条下，引《毛诗》云："隰有遊茏。"言外之意，游茏即蓼实。

上述三种，以《毛传》所释遊茏即红草也。为最可信。

茏草，一名水荭。蓼科。一年生高大草本，全株有毛。叶大，卵形。夏秋开花，花粉红色或白色，穗状花序长而下垂。其果实名水荭花子。味咸，微寒。能健脾利水，散结破血。治消化不良，腹胀胃痛，肝脾肿大，肝硬化腹水。亦可用于瘰疬、肿瘤等症。

54 苇（wěi 伪）

《诗经·豳风·七月》："八月萑苇。"
《诗经·小雅·小弁》："萑苇淠淠。"
《诗经·大雅·行苇》："敦彼行苇。"

《说文》："苇，大葭也。"段玉裁注："夏小正曰：季然后为萑苇。毛传曰：八月乱为萑，葭为苇。"

《说文》又云："葭，苇之未秀者。"《尔雅》："苇，丑芀。"

《本草纲目·卷十五》芦条，李时珍曰："按毛苌《诗疏》云：苇之初生曰葭，未秀曰芦，长成曰苇。芦有数种：其长丈许中空皮薄色白者，葭也，芦也，苇也。"又："北人以苇与芦为二物，水旁下湿所生者皆名苇，其细不及指大，人家池圃所植者，皆名芦，其杆差人，深碧色者，亦难得。然则芦、苇皆可通用矣。"

按李时珍所云，苇即芦，其根名芦根。《名医别录》云："芦根：味甘、寒。主消渴客热，止小便利。"《本草图经》云："芦根生下湿陂泽中，其状都似竹，而叶抱茎生，无枝，花白作穗若茅花，根亦若竹根而节疏，二月、八月采。"

苇即芦，是禾本科芦苇的简称。多年生草本。地下有粗壮匍匐根茎。叶片广被针形，排列成两行。秋季开花，圆锥花序，长 10～40 厘米，分枝稍伸展；小穗有 4～7 朵小花。生长于池沼、河岸水湿处。秆可造纸，造人造棉、人造丝，也可用以编席、帘。花序可作扫帚，花的丝状毛絮可填枕头。根茎名芦根，性寒，味甘，能清胃热，肺热，可治热病烦渴，胃热呕吐，肺痈等症。

草类卷一

55　葭 (jiā 加)

《诗经·召南·驺虞》："彼茁者葭。"
《诗经·秦风·蒹葭》："蒹葭苍苍。"
《诗经·卫风·硕人》："葭菼揭揭。"

《说文》："葭，苇之未秀者。"《尔雅》："葭，华。"郭注："即今芦也。"

《本草纲目·卷十五》芦条，李时珍曰："芦有数种：其长丈许中空皮薄色白者，葭也，芦也、苇也。按毛苌《诗疏》云：苇之初生曰葭，未秀曰芦，长成曰苇。"

《诗经·召南·驺虞》"彼茁者葭"的"葭"，按毛苌《诗疏》，是芦苇初生曰葭。诗句中，"茁"，是指草初出地的样子。葭、苇是芦的老幼之分，芦苇初生曰"葭。"余详"苇"条。

56　蒹 (jiān 兼)

《诗经·秦风·蒹葭》："蒹葭苍苍，白露为霜。"

陆玑疏："蒹，水草也。坚实，牛食之，令牛肥强。青徐州人谓之蒹，兖州、辽东通语也。"

《尔雅》："蒹，薕。"郭注："似萑而细，高数尺。江东呼为蒹薍。"

《说文》："薕，蒹也。蒹，萑之未秀者。"段氏注云："蒹，今人所谓荻。萑，一名薍，一名雈，一名兼。"《通训定声》："《诗经》：蒹葭苍苍。陆疏：水草也。坚实，牛食之肥。青徐州人谓之蔍。按今谓之荻，坚实，中有白瓤，可为簾薄。"《说文解字系传·通释》："蒹；今人以为簾薄。"郭注《子虚赋》云："蒹，荻也。"

《本草纲目·卷十五》芦条，李时珍曰："芦有数种：其长丈许中空皮薄色白者，芦也、苇也、葭也。短小于苇而中空皮厚色青苍者为荻也，薍也。其最短小而中实者兼也。其身皆如竹，其叶皆长于箬叶，其根入药，性味皆同。"

按段玉裁注《说文》，谓兼即荻。似芦苇而小，但茎坚实而不中空。

荻是禾本科多年生草本。根茎外有鳞片。茎直立。叶片线状披针形。秋季抽扇形圆锥花序，草黄色，小穗多数，无芒，着生基盘上的毛长超过小穗。生长路旁和水边。产于我国北部、中部，有固沙护堤作用。秆可作造纸和人造丝原料。

57 葭 (tǎn 坦)

《诗经·卫风·硕人》："葭葭揭揭。"
《诗经·王风·大车》："毳衣如葭。"

《说文》葭作菼。《说文》云："菼，萑之初生，一曰薍，一曰雈。"段玉裁注："王风传云：菼，雈也。芦之初生者也。菼与雈皆言其青色，薍言其形，细茎稍密。"

《尔雅》云："菼，薍。"郭注云："似苇而小，实中。江东呼为乌芏。"郝懿行《尔雅义疏》云："诗·硕人篇正义引陆玑云：薍或谓之荻，至秋坚成则谓之萑，是也。诗·硕人篇正义引李巡曰：葭，芦是苇；菼、薍是萑。故诗·大车篇传以菼为芦之初生。戴震以芦当萑，辨其误是也。"

按《说文》所云：菼即萑之初生者。郭璞谓菼似苇而小，实中。菼即荻的初生者，详见蒹条。

58　萑（huán 环）

《诗经·小雅·小弁》："萑苇淠淠。"
《诗经·豳风·七月》："七月流火，八月萑苇。"

《说文》云："萑，薍也。"又云："薍，菼也。"又云："八月薍为萑。"又云："菼，萑之初生。蒹，萑之未秀者。"

《齐民要术》引陆玑疏云："薍或谓之荻，至秋坚成即刈谓之萑。三月生。初生，其心挺出，其下本大如箸，上锐而细，一名蒹蔱。扬州人谓之马尾。"

《广雅》云："蘆，萑也。"蘆音狄，或作荻。郝懿行《尔雅义疏》云："诗·硕人正义引陆玑云：薍，或谓之荻，至秋坚成则谓之萑，是也。又云：葭，芦是苇。菼、薍是萑。"

按萑是芦类植物，初生为"菼"，幼时名"蒹"，长成后名"萑。"萑即狄。详见蒹条。

59　藻（zǎo 早）

《诗经·小雅·鱼藻》："鱼在在藻。"
《诗经·鲁颂·泮水》："薄采其藻。"

《诗经·召南·采蘋》:"于以采藻,于彼行潦。"

《说文》:"藻,水草也。诗曰:于以采藻。"段氏注云:"今水中茎大如钗股,叶蒙茸深绿色,茎寸许有节者是。《左》氏谓之蕰藻。"

《楚辞》云:"凫雁皆唼夫梁藻。"《埤雅》引《太平御览》云:"菜之美者,昆仑之蘋藻。"又引《淮南子》云:"容华生蕙,菉生萍藻。"《左传·隐公三年》云:"涧溪沼沚之毛,蘋蘩蕰藻之菜,可荐于鬼神,可羞于王公。"

陆玑《诗疏》云:"藻,水草也。生水底,有两种:其一种,叶如鸡苏,茎大如箸,长四五尺;其一种,茎大如钗股,叶如蓬蒿,谓之聚藻,扶风人谓之藻聚,为发声也。此二藻皆可食,煮熟挼其腥气,米面糁蒸为茹,嘉美。扬州饥荒,可以当谷食也,饥时蒸而食之。"

藻是什么药呢?

苏颂《本草图经》释藻为海藻。《本草图经》曰:"海藻,生东海池泽,今出登(山东蓬莱)、莱(山东掖县)诸州海中。凡水中皆有藻,周南诗云'于以采藻,于沼于沚'是也。"(见《证类本草·卷九》)

李时珍《本草纲目》释藻为水藻。时珍曰:"藻有两种,水中甚多。水藻,叶长二三寸,两两对生,即马藻也;聚藻,叶细如丝及鱼鳃状,节节连生,即水蕰也,俗名鳃草,又名牛尾蕰,是矣。"

按《诗经·召南·采蘋》篇"于以采藻,于彼行潦。"从全文来看,采藻是在沟水中采,不是在海滨采。海藻生在海滨,水藻生在水沟、池塘等处。所以苏颂释藻为海藻不可信。李时珍释藻为水藻可信。又《诗经·小雅·鱼藻》篇云:"鱼在在藻。"此藻亦指水藻,非海藻也。因此诗赞美周王在京城,一面饮酒,一面观看池内水藻中的鱼游。〔全诗为:鱼在在藻,有颁其首。王在在镐(今陕西西安市西),岂乐饮酒。〕

又《诗经·鲁颂·泮水》篇,是歌颂鲁僖公战胜淮夷以后,在泮宫祝捷庆功,宴请宾客的诗。诗分八段,第一段首两句为"思乐泮水,薄采其芹。"第二段首两句为"思乐泮水,薄采其藻。"第三段首两句为"思乐泮水，薄采其茆。"芹、藻、茆三者皆生在水中，称为水芹、水藻、凫葵。此藻生于泮水，不是生在海边。应释为水藻，不应释为海藻。

水藻是泛指沉水植物。根着生于水底，叶、茎完全沉浸于水中，叶细裂呈带状或呈线状。如金鱼藻、鞭子草等。

金鱼藻是金鱼藻科。多年生沉水草本。茎细长，分枝。叶轮生，一再分裂成线状。秋季开小型花，雌雄同株。瘦果。生于池沼中。为鱼类的饵料，亦可作猪的饲料。

鞭子草是水鳖科。沉水中，有匍茎。叶片狭长呈带形，绿色透明。花极小，浅绿色。生于池沼湖泊中。叶为猪和淡水鱼的饲料。

60　蘋 (pín 贫)

《诗经·召南·采蘋》："于以采蘋，南涧之滨。"《毛传》云："蘋，大萍也。"蘋，今简体字作"萍"，或作"苹。"

（一）蘋释为浮萍

《说文》云："苹，萍也。"郭注云："水中浮萍，江东谓之藻。"

《广雅》云："藻，萍也。"王念孙注云："藻与藻同。萍与苹同。《说文》云：'漂，浮也。'藻萍即浮萍。浮萍浅水所生，有青紫两种，或背紫面青。俗谓杨花落水经宿为萍。其说始于陆佃《埤雅》。"

《楚辞》云："窃伤兮浮萍无根。"《淮南子》云："萍植根于水，水植根于地。盖萍以水为地，垂根于中，则所垂者乃是根，今或反根于上为日所暴即死，是与失土同也。"

按萍是浮萍科植物，种类很多。如青萍（浮萍）、紫萍（水萍）、无根萍（微萍、芜萍、藻砂）等。

（二）蘋释为萍类中粗大者

《尔雅》云："苹，其大者蘋。"郭璞注云："诗曰：于以采蘋。"按蘋本作宾。《说文》云："宾，大萍也。"

《唐本草》注云："水萍有三种：大者名蘋；水中又有荇菜，亦相似而叶圆；水上小浮萍主火疮。"

陈藏器《本草拾遗》云："水萍有三种。大者名蘋，叶圆，阔寸许，叶下有一点如水沫，一名芣菜。本经云水萍，应是小者。"

《证类本草·卷九》水萍条下，掌禹锡云："按《尔雅》云：萍，苹也。其大者曰蘋。陆玑《毛诗义疏》云：其粗大者谓之蘋。"又苏颂《本草图经》云："《周南·诗》云：'于以采蘋'。陆玑云：'水中浮萍，粗者谓之蘋。季者始生，可糁蒸以为茹，又可用苦酒淹以按酒。三月采，暴干'。"

（三）蘋释为田字草

《尔雅翼》云："蘋叶正四方，中拆如十字，根生水底，叶敷水上，不若小浮萍之无根而漂浮也。故《诗经·召南·采蘋》释文引《韩诗》云：'沉者曰蘋，浮者曰藻'。藻即小萍也。蘋亦不沉，但比萍则有根，不浮游耳。五月有花白色，故谓之白蘋。"

根据《尔雅翼》所云，蘋是大萍，有茎，根生水底。此与《吴普本草》所讲的一种水萍意义相合。

《太平御览·卷一千》引《吴普本草》云："水萍，一名水廉，生池泽水上。叶圆小，一茎一叶，根入水底，五月花白。"

《证类本草·卷九》水萍条下，陶弘景注云："水萍是水中大萍尔，非今浮萍子。《药录》云：'五月有花白色，即非今沟渠所生者。'"

《吴普本草》《药录》言水萍根生水底，五月花白。与《尔雅翼》所云'蘋叶正四方，中拆如十字，根生水底，五月花白。'其本相同，则蘋即俗称田字草（四叶菜）。

《本草纲目·卷十九》蘋条，根据《吴普本草》，确认蘋是四叶菜。李时珍曰："蘋乃四叶菜也。叶浮水面，根连水底。其茎细于蓴、荇。

其叶大如指顶，面青背紫，有细纹，颇似马蹄决明之叶，四叶合成，中折十字。夏秋开小白花，故称曰蘋。其叶攒簇如萍。《吕氏春秋》云，菜之美者，有昆仑之蘋，即此。"《左传·隐公三年》云："涧溪沼沚之毛，蘋蘩蕴藻之菜，可荐于鬼神，可羞于王公。"

根据《吕氏春秋》《左传》所云，蘋可当菜食。《尔雅异》《吴普本草》皆云蘋有根生水底，叶敷水面。李时珍根据《吴普本草》说蘋是"四叶菜"，是可信的。

蘋，一名田字草、四叶菜。蕨类植物，蘋科。多年生浅水草本。根茎匍匐泥中。叶柄长，顶端集生四小叶。夏秋叶柄基部生孢子果2～4枚。生于水田、池塘、沟渠中。全草能清热解毒，利小便，消水肿；民间用治蛇咬伤，亦可作猪饲料。

61 苹 (píng 平)

《诗经·小雅·鹿鸣》："呦呦鹿鸣，食野之苹。"

苹的解释有三：一是浮苹，二是蘋蒿，三艾蒿。

（一）苹释为浮萍

《诗经·小雅》云："呦呦鹿鸣，食野之苹。"《传》曰："苹，蓱也。"《大戴礼记·夏小正》："七月湟潦生苹。"《月令》云："蓱，萍也。"《说文》云："苹，萍也。无根浮水而生者。"《尔雅》云："苹，蓱。"郭注云："水中浮蓱，江东谓之薸。"《唐本草》注云："水萍有三种：大者名蘋；水中又有荇菜，亦相似而叶圆；水上小浮萍主火疮。"

常见的浮萍有青萍、紫萍。

青萍，属浮萍科。植物体叶状，倒卵形或长椭圆形，浮生在水面，下面有根一条。叶状体自下部生出，对生，夏季开花，花白色，着生在叶状体的侧面。可作家禽及猪饲料。其性寒，味辛，能发汗透疹、利水清热，主治表邪发热，麻疹、水肿等症。

紫萍，一名水萍。浮萍科。植物体扁平，浮于水面，广倒卵形，表面绿色，背面紫色，着生多条根。夏季开花。生平静水面，作家禽及猪的饲料。药用同青萍。

（二）萍释为蓣萧

《尔雅·释草》云："苹，荓。"郭璞注云："水中浮萍。江东谓之藙。"

《尔雅·释草》又云："苹，蓣萧。"郭璞注云："今蓣蒿也，初生亦可食。"

诗句中言鹿食野之苹。而苹有两种含义，即蓣蒿与水中浮萍。鹿生在陆地。所食之苹，当是蓣蒿，而不会是水中浮萍。

陆玑《诗疏》云："蓣蒿，叶青白色，茎似箸而轻脆，始生香可生食，又可蒸食。"

郑樵《通志略·五十一昆虫草木略》云："苹，萎蒿也，即蓣萧。诗所谓呦呦鹿鸣，食野之苹，是也。"

（三）苹释为艾蒿

《本草纲目·卷十五》白蒿条，释名下，李时珍曰："曰蓣，曰萧，曰萩，皆老蒿之通名。"又集解下，李时珍曰："白蒿有水陆两种，但陆生辛熏，不及水生者香美尔。诗云：呦呦鹿鸣，食野之苹。苹即陆生幡蒿，俗呼艾蒿是矣。"

以上对苹三种解释，即浮苹、萎蒿（郑云即蓣萧）、艾蒿（陆生幡蒿）。浮苹生于水上，当非鹿所食。萎蒿，李时珍认为是水生的白蒿，鹿乃山兽，不会食水生萎蒿。所以李时珍说："郑樵《通志》谓苹为萎蒿，非矣。"按李时珍所说，"食野之苹"的"苹"，即陆生幡蒿，俗呼为艾蒿，今从李时珍为正。幡蒿详见"蘩"条。

62　茆 (mǎo 卯)

《诗经·鲁颂·泮水》："薄采其茆。"《说文》引作"言采其茆。"

茆有两种解释：一释为蓴（莼），一释为凫葵（荇）。

（一）释为蓴（莼）

李时珍曰："蓴字本作莼，从纯，纯乃丝名，其茎似之故也。"孔颖达诗疏："茆……江南人谓之莼菜。"

陆玑《诗疏》："茆与荇菜相似，叶大如手，赤圆，有肥者著手中，滑不得停。茎大如匕柄，叶可以生食，又可鬻（煮）滑美。南人谓之蓴菜，或谓之水葵，诸陂泽水中皆有。"

《名医别录》云："蓴味甘，寒、无毒。主消渴，热痹。"陶隐居云："蓴性寒，又云：冷，补下气。"《晋书》张翰每临秋风思鲈鱼蓴羹以下气。

《唐本草》注云："蓴久食大宜人，合鲋鱼为羹，食之主胃气弱者，至效。又宜老人，此应在上品中。三四月至七八月，通名丝蓴，味甜，体软。霜降以后，至十二月，名瑰蓴，味苦，体涩。"

《蜀本图经》云："蓴生水中，叶似凫葵，浮水上。采茎堪噉。花黄白，子紫色。三月至八月茎细如钗股，黄赤色，短长随水深浅而名为丝蓴，味甜体软。九月、十月渐粗硬。十一月萌在泥中，粗短，名瑰蓴，味苦体涩。"

《齐民要术》云："莼性纯而易生，种之浅深为候，水深则茎肥而叶少，水浅则茎瘦而叶多，其性逐水而滑，故谓之莼菜，并得葵名。"

《颜之推家训》云："蔡朗父讳纯，改莼为露葵，北人不知，以录葵为之。”

李时珍《本草纲目·卷十九》蓴（莼）条释名下，援引“薄采其茆”来释蓴（莼）。说明李时珍是释茆为蓴。

（二）释茆为凫葵

《毛传》云：“茆，凫葵也。”

《说文》云：“茆，凫葵也。诗曰：言采其茆。”又云：“蕁，凫葵也。”段玉裁注云：“后又云：茆、凫葵也。二字不同处者，以小篆、籀文别之也。蕁、茆双声。《广雅》云：‘蕁，茆，凫葵也。’按蕁、蓴古今字。古作蕁，今作蓴、作莼。”

《山海经·西山经》云：“阴山，其草多茆蕃。”郭注云：“茆，凫葵。”

《周礼·醢人》云：“朝事之豆用茆菹。”郑注云：“茆，凫葵也。”

《齐民要术》：“《南越志》：‘石蓴似紫菜，色青。’《诗经》曰：‘思乐泮水，言采其茆。’《毛传》云：‘茆，凫葵也。’”

按凫葵（荇）与蓴（莼）形态极相似，古人视为一物。所以“薄采其茆”的“茆”，或释为蓴（莼），或释为凫葵。陆玑《诗疏》和《本草纲目》释茆为蓴（莼）。从陆玑为正。

莼，一名蓴，一名水葵。睡莲科多年生水生草本。叶片椭圆形，深绿色，依细长的叶柄上升而浮于水面。叶背有胶状透明物质。夏季抽生花茎，花小，暗红色。生于水池中，夏季采嫩叶作蔬菜；秋季老时，叶小而微苦。全草嫩时可作猪饲料。

63　荇菜 (xìng 杏)

《诗经·周南·关雎》：“参差荇菜，左右流之。”（《毛诗正义》5页）《毛传》：“后妃共荇菜，备庶物以事宗庙。”

《说文》云："荇，菨馀也。"段玉裁注云："诗周南，参差荇菜。《毛传》：荇，接余也。释草荇作莕。"

陆玑《诗疏》云："荇，一名接余，白茎，叶紫赤色，正圆，径寸余，浮在水上，根在水底，与水深浅等，大如钗股，上青下白，鬻其白茎，以苦酒（醋）浸之肥美，可案酒是也。"

《尔雅·释草》："莕，接余，其叶苻。"郭璞注云："丛生水中，叶圆在茎端，长短随水深浅，江东人食之，亦呼荇。"郑注云："今水荇也，蔓铺水上。"

《颜氏家训·书证》云："诗云：'参差荇菜。'《尔雅》云：'荇，接余也。'荇字或为莕。先儒解释皆云：水草，叶圆细茎，随水浅深。今是（凡）水悉（皆）有之，黄花似莼，江南俗亦呼为猪莼，或呼为荇菜。刘芳具有注释。"

按荇即荇菜。《唐本草》云："荇，即荇菜也，生水中，菜似莼茎涩，根极长，江南人多食。"《后汉书·马融传》："桂荏凫葵。"注云："叶似莼，生水，俗名水葵。"

《本草图经》云："凫葵，即荇菜也。云生水中。叶似莼，茎涩，根甚长，花黄色。《诗·周南》所谓'参差荇菜'是也。"

《本草纲目·卷十九》荇菜条云："荇，《诗经》作莕，俗呼荇丝菜。"又云："荇与莼，一类二种也。并根连水底，叶浮水上。其叶似马蹄而圆者，莼（莼）也；叶似莼而微尖长者，荇也。夏四月俱开黄花，亦有白花者。结实大如棠梨，中有细子。"

由于荇与莼形态相似，古人分不清。按荇即凫葵，《证类本草·卷九》以凫葵为正名，《本草纲目·卷十九》以荇菜为正名。

陆玑《诗疏》及李时珍均释荇为荇（凫葵）。但另一些文献释茆为凫葵（见"薄采其茆"诗句释文）。因古人对凫葵与莼分不清所致。今从陆玑、李时珍为正。

荇菜，一名莕菜。龙胆科多年生水生草本。茎细长，节上生根，沉没水中。叶对生，卵圆形，基部深心脏形，背面带紫红色，有长柄，漂浮在水面上。叶边缘有锯齿，稍稍呈波状，与莼略相似，惟近叶柄处有缺刻为异耳。夏末叶腋抽花轴，伸出水面，开鲜黄色花，瓣微五裂。嫩叶可食。根茎亦可食。亦可作猪饲料。全草有解热利尿作用。

64　莞 (wǎn 晚)

《诗经·小雅·斯干》："下莞上簟，乃安斯寝。"郑玄诗笺："下莞，小蒲之席。"

《说文》云："莞，草也。可以作席。"段玉裁注云："小雅：下莞上簟。笺云：莞小蒲之席也。司几筵，蒲筵加莞席。《正义》以莞加蒲，粗在下，美者在上也。《列子》：'老韭之为莞。'殷敬顺曰：'莞音官，似蒲而圆，今之为席者是也。'莞盖即今席子草，细茎，圆而中空，郑谓之小蒲，实非蒲也。《广雅》谓之葱蒲。"

《尔雅》云："莞，苻离。其上蒿。"郭璞注云："今西方人呼蒲为莞蒲，蒿谓其头，台首也。今江东谓之苻蓠，西方亦名蒲，中茎为蒿，用之为席。"《名医别录》云："白芷，一名莞，一名苻蓠，叶名蒿麻。"此乃同名异物，非为席之莞也。

《广雅》云："葱蒲，莞也。"又云："莞，蔺也。"

《玉篇》云："莞似蔺而圆，可以为席；蔺似莞，可以为席。"《说文》云："蔺，莞属，可为席。"《急就篇》云："蒲蒻蔺席帐帷幢。"

《孔颖达疏》云："康成云莞小蒲也者，以莞蒲一草之名，而司几筵，有莞筵、蒲筵，则有大小之异，为席有精粗，故得为两种席也。设席粗者在下，美者在上，诸侯祭祀之席，以莞加蒲，明莞细而用小蒲也。"陆德明云："莞草，江南以为席，形似小蒲而实非。下莞上簟，谓莞、苻蓠所为，而不论鼠莞也。"

《证类本草·卷十一》败蒲席条，陶隐居注云："人家所用席皆是莞草，而荐多是蒲。"《唐本草》注云："山南、江东以机织者为席，席下重厚者为荐。"

莞，一名席草。莎草科多年生簇生草本，地下根茎横走。茎三棱形。叶片退化成鞘状。小穗，卵形，褐色，多数侧生于近茎端，夏季开花。多生于沼泽或积水低洼处。茎柔韧，为造纸和编织凉席、草鞋等的良好材料。

【附】

莞又是白芷的别名。《名医别录》云："白芷一名白茝，一名䖀，一名莞，一名苻蓠，一名泽芬。"此是同名异物，非诗句"下莞上簟"的"莞"。诗句中的"莞"，是织席的莞草。非白芷之"莞"。

65 蒲 (pú 蒱)

《诗经·小雅·鱼藻》："鱼在在藻，依于其蒲。"
《诗经·大雅·韩奕》："其蔌为何？维笋及蒲。"
《诗经·陈风·泽陂》："彼泽之陂，有蒲与荷。"

《说文》："蒲，水草也。或以为席。"段玉裁注云："《周礼》祭祀席有蒲筵。蒻，蒲子，可以为平席，也谓之蒲蒻。"

《尔雅》云："莞，苻蓠，其上蒚。"郭注云："今西方人呼蒲为莞蒲；蒚，谓其头，台首也，今江东谓之苻蓠，西方亦名蒲中茎为蒚，用之为席。"郑注云："即蒲也，西人呼为莞蒲，谓其首为台，江东谓之苻蓠，其上台茎别名蒚。"

陆玑《诗疏》："蒲，始生，取其中心入地者名蒻，大如匕柄，正白，生噉之，甘脆，鬻（煮）而以苦酒（醋）浸之，如食笋法。"

《神农本草经》有香蒲。《唐本草》注云："此即甘蒲作荐者。春初生，用白为菹。山南名此蒲为香蒲，谓菖蒲为臭蒲。"

苏颂《本草图经》云："香蒲，蒲黄苗也。春初生嫩叶未出水时，红白色，茸茸然，《周礼》以为菹。谓其始生，取其中心入地，大如匕柄，白色，生啖之，甘脆。以苦酒浸如食笋，大美，亦可以为鲊。至夏抽梗于丛中，花抱梗端如武棒，故俚俗谓蒲槌，亦谓之蒲鳌，花黄，即花中蕊屑也，细若金粉。"

按苏颂所云与陆玑《诗疏》相同。陆玑仅言蒲，未注明是什么蒲。苏颂指明为香蒲。

《本草纲目》亦释蒲为《神农本草经》香蒲。李时珍曰："蒲丛生水际，似莞而褊，有脊而柔，二三月苗。采其嫩根，瀹过作鲊，一宿可食。亦可炸食、蒸食及晒干磨粉作饼食。诗云：其蔌伊何？惟笋及蒲。是矣。"

根据陆玑、苏颂、李时珍三家所注，诗句中的"蒲"，应释为《神农本草经》中的香蒲。俗称蒲草。香蒲科多年生草本，地下具横生根茎。叶片广线形，排列在两行。夏季开小花，雌雄花紧密排列在同一穗轴上，状如蜡烛。生于水边或池沼内。根茎含淀粉，可以酿酒；叶片可编织席子、蒲包等。花粉称为蒲黄，炒后可用于止血。其嫩芽名蒲菜可吃。如：《诗经·大雅·韩奕》："其蔌维何？维笋及蒲。"《毛传》云："蒲，蒻也。"蒻（ruò 若）是嫩的香蒲。《急就篇·卷三》"蒲蒻"颜师古注："蒻，谓蒲之柔弱者也。"

又：《诗经·王风·扬之水》："不流束蒲。"郑玄笺："蒲，蒲柳。"此蒲指水杨。与上面香蒲不同（详木部杨柳的蒲）。

66　荪 (sūn 孙)

《诗经》云："云兰荪止。"

《楚辞·九歌》："荪桡兮兰旌"，"荪壁兮紫坛"，"荪独宜兮为民正"，"荪何以兮苦愁"，"荪不察余之中情兮"，"数惟荪之多怒"，"荪佯聋而不闻"，"愿荪美之可完"王逸注云："荪（荃）香草，以谕君也。"沈存中云："香草之类，大率多异名，所谓兰荪，荪即今菖蒲是也。"

《说文》云："茆，茆葥，菖蒲也。"段玉裁注云："《周礼》朝事之豆实有昌本。注：昌本，菖蒲根，切之四寸为菹，左氏谓之昌歜。或单呼曰昌，或曰荃，或曰荪。"

《尔雅翼》云："荃，菖蒲也。或读若孙音，又一名荪。"

《神农本草经》云："菖蒲，一名昌阳。"陶隐居注云："真菖蒲，叶有脊，一如剑刀，四月、五月亦作小釐花。诗咏多云兰荪，正谓此也。"

苏颂《本草图经》云："菖蒲，春生青叶，长一二尺许，其叶中心有脊，状如剑，无花实。其根盘屈有节，状如马鞭大。一根旁引三四根，旁根节尤密，一寸九节者佳。采之初虚软，暴干方坚实，折之中心色微赤，嚼之辛香少滓。又有水菖蒲，叶亦相似，但中心无脊，采之干后，轻虚多滓。"

寇宗奭《本草衍义》云："菖蒲，也又谓之兰荪，生水次，失水则枯，根节密者，气味足。"

根据沈存中、段玉裁、苏颂、寇宗奭诸家所注，诗句"云兰荪止"的"荪"，即《神农本草经》的菖蒲。

菖蒲，天南星科多年生水生草本，有香气。叶狭长，长约 70 厘米，排列成两行，主脉显著。肉穗花序圆柱形，着生在茎端，初夏开黄色花。民间在端午节常将菖蒲叶与艾结扎烧以熏蚊虫。全草可提芳香油、淀粉、纤维。根茎可用于祛风湿。今日所用的菖蒲是天南星科石菖蒲，植株矮小，叶线形，而主脉不显著，花序较柔弱。其根茎性温，味苦辛，有开窍、豁痰之功。主治痰厥昏迷、癫狂、惊痫等症。

67　甫草 (pǔ 普)

《诗经·小雅·车攻》："东有甫草，驾言行狩。"

甫有两种解释：一释为博，二释为甫田之草。

（一）释为博

甫草，广博丰茂的草地。甫亦作圃，《韩诗》作"东有圃草"，《薛君辛句》："圃，博也，有博大茂草也。"

（二）释为甫田之草

郑笺释为"甫田之草。"以甫田为地名，在今河南开封中牟县西北。郦道元《水经注》云："圃田泽多麻黄草，《诗经》所谓'东有甫草'也。"

陶隐居注《神农本草经》云："麻黄，中牟者为胜，色青而多沫。"

按郑玄诗笺和郦道元《水经注》，"东有甫草"的"甫草"，应释为麻黄。

《神农本草经》云："麻黄，味苦，温。主中风伤寒头痛，温疟，发表出汗，去邪热气，止咳逆上气，除寒热，破癥坚积聚。一名龙沙。"

《名医别录》云："麻黄，微温，无毒。主五脏邪气，缓急风胁痛，字乳余疾，止好唾，通腠理，疏伤寒头痛，解肌，泄邪恶气，消赤黑斑毒，不可多服，令人虚。一名卑相，一名卑盐。生晋地及河东。"

《本草图经》云："麻黄，以荥阳、中牟者为胜。苗春生，至夏五月则长及一尺已来，梢上有黄花，结实如百合瓣而小，又似皂荚子。味甜，微有麻黄气，外红皮，里仁子黑，根紫赤色。至立秋后，收采其茎，阴干令青。"

麻黄，麻黄科小灌木，枝丛生，叶鳞片形，在节上对生成鞘状。夏季开单性花，成卵形穗状花序。种子藏于肉质苞片内。产于我国北部。其茎枝性温，味辛微苦，功能发汗解表，宜肺平喘，利水。主治风寒感冒，咳嗽气喘，水肿等症。

68 莠 (yǒu 友)

《诗经·小雅·大田》："不稂不莠。"
《诗经·小雅·甫田》："维莠骄骄，维莠桀桀。"

《说文》云："莠，禾粟下，扬生莠也。"段玉裁注云："禾粟者，今之小米。莠，今之狗尾草，茎、叶、穗皆似禾（小米）。凡禾穗下垂。莠穗而扬起不下垂。"因为小米穗沉重，成熟时则下垂，而狗尾草穗轻，虽成熟亦不下垂（扬生莠也）。

《本草纲目·卷十六》狗尾草条，李时珍曰："狗尾草，一名莠。原野垣墙多生之。苗叶似粟而小，其穗亦似粟，黄白色而无实。采茎筒盛，以治目病。恶莠之乱苗，即此也。"同书卷二十三狼尾草条，李时珍曰："其秀而不实者，名狗尾草。"

按李时珍、段玉裁所云，"维莠骄骄"的"莠"，即《本草纲目》的狗尾草。禾本科，一年生草本。叶片阔线形。圆锥花序密集成圆柱状，形似狗尾，夏季开花。野生荒地，可作牧草。

69　稂 (láng 狼)

《诗经·曹风·下泉》："冽彼下泉，浸彼苞稂。"

《诗经·小雅·大田》："不稂不莠。"《传》云："稂，童粱也。"

《说文》："莨，禾粟之莠生而不成者，谓之童莨。"《尔雅》："稂，童粱。"熟注云："莠，类也。"

陆玑云："禾秀为穗而不成，则巉然谓之童粱。今人谓之宿田翁，或谓守田也。甫田云：不稂不莠。《外传》云：马不过稂莠皆是也。"

《本草纲目·卷二十三》狼尾草条，李时珍谓狼尾草即《尔雅》所云"稂，童粱。"亦即诗疏"守田、宿田翁。"又云："狼尾草茎、叶、穗并如粟，而穗色紫黄，有毛。荒年亦可采食。许慎《说文》云：禾粟之穗，生而不成者谓之董郎（《尔雅》作童粱）。其秀而不实者名狗尾草。"

《证类本草·卷二十六》引陈藏器余云："狼尾草，子作黍食之，令人不饥。似茅作穗。生泽池。《广志》云：可作黍。《尔雅》云：孟，狼尾，今人呼为狼茅子、蒯草子，亦堪食，如秔米，苗似茅。"

根据《尔雅》、陆玑所疏、李时珍所云，"浸彼苞稂"的"稂"，应释为陈藏器《本草拾遗》的狼尾草。

狼尾草即蓈（lì 利）草。禾本科多年生草本。秆丛生。叶片线形。秋冬茎顶抽紫黑色具刚毛的穗状圆锥花序，形似狼尾。叶可制蓑衣，谷粒可食。茎、叶可造纸。其嫩株为优良饲料。

70 鹝 <small>(yì 艺)</small>

《诗经·陈风·防有鹊巢》："邛有旨鹝。"《传》云："鹝，绶草也。"

《说文解字系传·通释》云："邛有旨鹝。《尔雅》注：小草也，杂色似绶也。"《说文》云："绶，韨维也。"段氏注云："古者韨佩皆系于革带，佩玉之系谓之绶。玉藻曰：天子佩白玉而玄组绶，公侯佩山玄玉而朱组绶，大夫佩水苍玉而纯组绶……"

《尔雅》："鹝，绶。"郭注云："小草，有杂色似绶。"邢昺《尔雅疏》云："鹝者，杂色如绶文之草也。"

陆玑《诗疏》云："鹝五色作绶文，故曰绶草。"今日的盘龙参一名绶草。兰科多年生矮小草本，地下有簇生肉质状根。叶数枚生于茎的基部，线形至线状披针形。夏季开小花，白而带紫红色，在茎的上部排成旋扭状的穗状花序。生于田边或湿润草地上。全草供药用，可治毒蛇咬伤。

《诗经》药物考辨木类卷二

71　榆 (yú 于)

《诗经·唐风·山有枢》："隰有榆。"

榆，即《神农本草经》榆皮，一名零榆。《名医别录》云："榆生颍川山谷。二月采皮取白暴干。"

《淮南子》曰："槐榆与橘柚合而为史弟。有苗与三危通而为一家，言槐榆北方，橘柚南方也，是以江南无榆，但言枢耳。"

《氾胜之书》云："三月榆荚南时高皆强土可种木。"

《汉书·食货志》云："汉兴，以为秦钱重难用，更令民铸荚钱。"如淳注云："如榆荚也。"

崔寔《四民月令》："榆荚成者，收干以为旨蓄，色变白将落，收为酱，河平元年（公元前28年），旱伤麦，民食榆皮。"

《本草衍义》云："榆皮，将中间嫩处到干，硙为粉，歉岁，农将以代食。嘉祐年，过丰沛，人缺食，乡民多食此。"

嵇叔夜《养生论》云："豆令人重，榆令人瞑。"

《本草经集注》榆皮条，陶隐居注云："榆初生荚人，以作糜羹，令人多睡。嵇公所谓'榆令人瞑也'。"

《通志略》云："榆，曰零榆，曰白粉，曰白榆，其类有十数种。榆即大榆也，生荚如钱，古人采其初生者，作糜羹食之，令人多睡。"

榆是榆科植物，落叶乔木，种类很多。常见的有黄榆、榔榆。

黄榆树皮有裂皱，枝条往往有木栓质翅。叶广倒卵形，或卵状椭圆形，羽状侧脉，重锯齿。早春开花，花两性簇生，几无柄。果实周围有翅，广倒卵形，种子接近翅的缺口。产于我国北方。

榔榆树皮呈不规则鳞片状脱落。小枝细。叶窄椭圆形，羽状脉，单锯齿，秋季开花，翅果椭圆状卵形。产于我国黄河流域。耐干旱瘠薄，生长慢。

72　枌 (fén 坟)

《诗经·陈风·东门之枌》："东门之枌。"《毛传》云："枌，白榆也。"

《说文》云："枌，枌榆也。"段玉裁注云："枌榆者，榆之一种。汉初有枌榆社是也。"《汉书·郊祀志上》："高祖祷丰枌榆社。"丰，邑也；枌榆，乡名，汉高祖的故乡。后人因称家乡为"枌榆。"张衡《西京赋》："岂伊不怀归于枌榆。"

《尔雅》云："榆，白枌。"郭注云："枌榆先生叶，却著荚，皮色白。"郝懿行《尔雅义疏》云："榆有赤白二种。赤榆先著荚，后生叶；白榆先生叶，后著荚。以此为异。白榆皮白，剥其粗皲，中更滑白。今人磨为屑，以和香也。"

《礼记·内则》云："堇、苣、枌、榆。"郑注："榆白者，枌。谓用调和饮食也。"《诗·正义》引孙炎曰："榆白者名枌。"《博物志》云："食枌榆则眠不欲觉。"

《本草图经》云："白榆先生叶，却著荚，皮白色，剥之，剥去上粗皲，中极滑白。即《尔雅》所谓'榆，白枌也'。"

枌是榆科植物榆，亦称"白榆""家榆"。落叶乔木，高可达 25 米，小枝细，灰色或灰白色。叶椭圆状卵形，基部歪斜，多具单锯齿。早春先叶开花，翅果不久成熟。产于我国北方平原地区，耐干冷。嫩叶、嫩果可食。老叶煎汁可杀虫。根皮可制糊料。

73 枢 (shū 书)

《诗经·唐风·山有枢》："山有枢。"

《尔雅》云："枢，荎。"郭注云："今之刺榆，《诗·唐风》云，山有枢，是也。"

陆玑云："枢，其针刺如柘，其叶如榆，瀹为茹美，滑于白榆。榆之类有十种，叶皆相似，皮及木理异尔。"

《广雅》云："柘榆，梗榆也。"王念孙疏云："针刺如柘，故有柘榆之称。梗亦刺也。《方言》云：'凡草木刺人者，自关而东，或谓之梗。'郭注云：'梗，今之梗榆也。'"《说文》云："梗，山枌榆，有刺。荚可为芜荑也。"

陈藏器《本草拾遗》云："江东有刺榆，无大榆。皮入用不滑。刺榆秋实。"

郑樵《通志略》云："一种刺榆，有针刺如柘，其叶如榆，瀹（煮）而为蔬则滑美，胜于白榆。《尔雅》云：'枢、荎。'《唐风》云：'山有枢。'即刺榆也。"

《证类本草·卷十二》榆皮条，掌禹锡云："按《尔雅》云，榆之类有十种，叶皆相似，皮及木理异尔。而刺榆有针刺如柘，其叶如榆，瀹为蔬，美滑于白榆。诗云'山有枢'是也。"

《本草图经》曰："刺榆有针刺如柘，则古人所茹者，云美于白榆。《尔雅》所谓枢荎。《诗·唐风》云'山有枢'是也。"

按"山有枢"的"枢"，即《神农本草经》榆类中的刺榆。榆科落叶小乔木，或成灌丛，小枝先端成刺。叶椭圆形至长椭圆形，羽状侧脉，单锯齿。春季花和叶同开放，杂性株，1～4朵簇生。果实半边生刺，翅歪斜。产于我国东北部、北部至中部。木材坚韧、致密。

74　棤（yí 夷）

《诗经·小雅·四月》："山有蕨薇，湿有杞棤。"《毛传》曰："棤，赤棣（sù 速）也。"

《说文》："棤，赤棣也。诗曰：'隰有杞棤。'"
《尔雅·释木》："棤，赤棣。白者棣。"郭璞注："赤棣树，叶细而岐锐，皮理错戾，好丛生山中，中为车辋。白棣叶圆而岐为大木。"
陆玑《诗疏》云："棣，叶如柞，皮薄而白，其木理赤者为赤棣，一名棤；白者为棣，其木皆坚韧，今人以为车毂。"

75　杞（qǐ 起）

《诗经·小雅·南山有台》："南山有杞，北山有李。"
《诗经·秦风·终南》："终南何有，有杞有堂。"

《诗释文》引《诗义疏》云："杞，其树如樗，一名枸骨。"
《证类本草·卷十二》女贞实条引陈藏器云："女贞似枸骨。按枸骨树如杜仲，皮堪浸酒补腰脚令健。枝叶烧灰淋取汁涂白癜风，亦可作稠煎傅之。木肌白似骨故云枸骨。《诗义疏》云：'木杞，其树似栗，一名枸骨，理白滑。'"
按陈藏器所引《诗义疏》的内容，"南山有杞"的"杞"，即枸骨。

但是《诗经·小雅·南山有台》中另两句"南山有枸，北山有楰"，此诗句中的"枸"，《本草图经》亦释为枸骨。《证类本草·卷十二》女贞实条引《本草图经》云："女贞实，其叶似枸骨。《诗经·小雅》云：'南山有枸。'陆玑云：'山木，其状如栌，一名枸骨，理白可为函版者。'是此也。皮亦堪浸酒补腰膝。烧其枝叶为灰淋汁，涂白癜风，亦可作煎傅之。"

　　比较陈藏器和《本草图经》所云，其内容几乎全同。而陈藏器释"杞"为枸骨，《本草图经》释"枸"为枸骨。

　　孙星衍等辑《神农本草经·卷一》女贞实条，是以"杞"释为枸骨。孙氏注云："《毛诗》云：'南山有杞。'陆玑云：'木杞，其树如樗（陈藏器作栗），一名枸骨，理白滑。'"

　　枸骨，亦称"鸟不宿""猫儿刺"。冬青科常绿灌木或小乔木。叶革质，长椭圆状四方形，有三或四个硬刺齿。初夏开花，花小型，白色，簇生叶腋，果实球形，鲜红色或黄色。产于我国中部及东部。其叶名"功劳叶"，能治虚虚劳热咳嗽、腰膝酸痛等症。木材可做牛鼻栓。

76　杞 (qǐ 起)

《诗经·小雅·杕杜》："陟彼南山，言采其杞。"

《诗经·小雅·北山》："陟彼北山，言采其杞。"

《诗经·小雅·湛露》："湛湛露斯，在彼杞棘。"

《诗经·小雅·四牡》："翩翩者雏，载飞载止，集于苞杞。"

《说文解字系传·通释》："杞，枸杞也。锴按枸杞多生荒域坂岸上。"

《山海经·西山经》："小华之山，其木多杞。"郭璞注："杞，枸杞也。子赤。"

《尔雅》："杞，枸檵。"郭注："今枸杞也。"

《广雅》："地筋，枸杞也。"又云："枸乳，苦杞也。根名地骨。"

陆玑疏："杞，其树如樗，一名苦杞，一名地骨。春生作羹茹，微苦。其茎似莓，子秋熟正赤。茎叶及子服之，轻身益气。"

《神农本草经》云："枸杞，一名杞根，一名枸忌，一名地辅。"《名医别录》云："枸杞，一名却老，一名仙人杖，一名西王母杖。"《吴普本草》云："枸杞，一名羊乳。"

《本草图经》云："枸杞，春生苗，叶如石榴叶而软薄，堪食，俗呼为甜菜。其茎干高三五尺作丛。六月、七月生小红紫花，随结红实，形微长如枣核。其根名地骨。"

按"言采其杞"的"杞"，即枸杞。茄科落叶小灌木，茎丛生，有短刺。叶卵状披针形。夏秋开淡紫色花。浆果卵圆形，红色，中药名枸杞子，能明目补肝肾。嫩茎和叶可作蔬菜食。其根皮名地骨皮，能凉血，清虚热。产于陕西、河北一带。产于宁夏名宁枸杞，果实大，品质佳，为滋补强壮良药。

77　杞 (qǐ 起)

《诗经·小雅·四月》："山有蕨薇，湿有杞桋。"
《诗经·郑风·将仲子》："无折我树杞。"

《证类本草·卷十四》桵华条引《本草图经》云："杞柳，《郑诗》云：'无伐我树杞。'陆玑云：'杞，柳属也。生水傍，树如柳，叶粗而白色。木理微赤。其木，人以为东毂。洪山淇水傍、鲁国汶水滂，纯生杞柳也。'"

《孟子》："告子曰：以人性为仁义，犹以杞柳为杯棬。"赵岐注云："杞柳，柜（jǔ）柳也。"柜柳又为枫杨的异名。亦称榉柳。

苏颂《本草图经》云："杞柳，今人取其细条，火逼令柔韧，屈作箱箧。河朔尤多。"

按"无折我树杞"的"杞"，应释为《本草图经》的杞柳。

杞柳，一名紫柳、红皮柳。杨柳科落叶丛生灌木。枝黄绿色或带紫色。叶通常对生，或近对生，倒披针形，有细锯齿。早春先叶开花，雌雄异株，柔荑花序几无柄，常弯曲。蒴果小，无柄，有毛。种子小，有长毛。产于我国黄河流域平原。耐温、耐碱。枝条韧，供编柳条箱、筐等用。

另外赵岐注《孟子·告子》云："杞柳，柜柳也。"今日的柜柳，即胡桃科枫杨。一名榉柳、麻柳、枰柳。落叶乔木。羽状复叶，互生，叶轴有翅，小叶长椭圆形，有细锯齿。春末开花，雌雄异株，柔荑花序下垂，无花被。坚果两侧具长椭圆形斜长的翅。常生溪边及河谷低地。不耐干旱瘠薄。

78　杨 (liǔ)

《诗经·小雅·小弁篇》："菀彼杨斯。"

《诗经·小雅·菀杨篇》："有菀者杨。"

《诗经·齐风·东方未明篇》："折杨樊圃，狂夫瞿瞿。"

《说文》云："杨，小杨也。杨之细茎小叶者曰杨。"《尔雅》云："旄，泽杨。"郭注："生泽中者。"

《神农本草经》云："杨华，一名杨絮。"陶隐居注云："杨即今水杨柳也。花熟随风，状如飞雪。"《唐本草》注："杨与水杨全不相似。

水杨叶圆阔而赤，枝条短硬。柳叶狭长青绿，枝条长软。"陈藏器《本草拾遗》云："柳，江东人通名杨柳，北人都不言杨。杨树枝叶短，柳树枝叶长。"苏颂《本草图经》云："柳，俗所谓杨柳者也。"

《本草纲目·卷三十五》柳条，李时珍曰："杨柳，纵横倒顺插之皆生。春初生柔荑，即开黄蕊花。至春晚叶长成后，花中结细黑子，蕊落而絮出，如白绒，因风而飞。"

柳是杨柳科柳属植物的泛称。常见有垂柳、旱柳。垂柳为落叶乔木，枝细长下垂，叶狭长，春天开花，黄绿色。种子上有白色毛状物，成熟后随风飞散，名柳絮。另有一种旱柳，枝不下垂，或直展，或斜上伸长，小枝淡黄或绿色。叶披针形，有锯齿。早春先叶开花，雌雄异株，柔荑花序。种子同垂柳。

《神农本草经》云："柳华，味苦、寒。主风水黄疸，面热黑。一名柳絮。叶：主马疥痂疮。实：主溃痈逐脓血。"

《名医别录》云："柳华，无毒。主痂疥恶疮金疮，叶：取煎煮以洗马疥立愈。又疗心腹内血，止痛。子汁：疗渴。"

《本草图经》云："柳枝、皮及根亦入药用。葛洪治痈疽肿毒妒乳等多用之。韦宙独行方主丁疮及反花疮，并煎柳枝叶作膏涂之。今人作浴汤膏药齿牙药，亦用其枝为最要药。"

79　蒲 (pú 匍)

《诗经·王风·扬之水》："扬之水，不流束蒲。"郑笺云："蒲，蒲柳也。"

《尔雅》云："杨，蒲柳。"郭注："可以为箭。《左传》所谓董泽之蒲。"邢昺《尔雅疏》云："杨，一名蒲柳，生泽中，可为箭笴。"

郑樵《通志略》云："蒲栁，其条可为箭簳，故《左传》云：董泽之蒲。"《古今注》云："水杨即蒲栁，生水边，叶似青杨，茎可作矢。一名蒲杨。"

陆玑《诗疏》云："蒲栁有两种：皮正青者，曰小杨；其一种皮红正白者，曰大杨。其叶皆长广，似栁叶，皆可以为箭榦，故春秋传曰，董泽之蒲，可胜既乎。今人又以为箕、罐之杨也。"（罐：以栁编为汲水器）

《证类本草·卷十四》栁华条引《本草图经》曰："《说文》：'杨，蒲栁也。栁，小杨也。'其类非一。蒲栁，其枝劲韧，可为箭笴。《左传》所谓董泽之蒲。又谓之蒮符，即上条水杨是也。今河北沙地多生此。"又白杨条引《本草图经》曰："此下又有水杨条。《经》云：叶圆阔而赤，枝条短梗，多生水岸旁，其形如杨栁相似，以生水岸，故名水杨。"《唐本草》云："水杨叶嫩枝，味苦，平，无毒。主久痢赤白。捣和水绞取汁，服一升，日二，大效。"

按陆玑《诗疏》《古今注》《本草图经》所云，诗句"不流束蒲"的"蒲"，即是《唐本草》的水杨。或称蒲栁。陆游《出游》诗云："羊牛点点日将夕，蒲栁萧萧天正秋。"

水杨是杨柳科杨属植物。落叶乔木，叶常宽阔。多生于水源附近。

又：《诗经·小雅·鱼藻》："鱼在在藻，依于其蒲。"《诗经·陈风·泽陂》："彼泽之陂，有蒲与荷。"此二诗句中的"蒲"，指"香蒲"，详草部蒲条。

又：《诗经·大雅·韩奕》："其蔌为何？维笋及蒲。"此诗句中的"蒲"，指幼嫩的蒲。

80　杨（yáng 羊）

《诗经·秦风·车邻》："隰有杨。"
《诗经·小雅·南山有台》："北山有杨。"

《尔雅》云："杨，蒲柳。"郭注云："可以为箭。《左传》所谓'董泽之蒲'。"《说文》云："杨，蒲柳也。"段玉裁注云："《尔雅·释木》：'杨，蒲柳。'《古今注》曰：蒲柳生水边。又曰水杨，蒲柳也。枝劲细，任矢用。《左传》云：董泽之蒲是也。"

《尔雅》《说文》皆云"杨是蒲柳。"《古今注》谓蒲柳生水边，又名水杨。则"隰有杨"的"杨"，应释为水杨。因为"隰"，是低湿的地，低湿地有杨，当是水杨。

但是《诗经·南山有台》："北山有杨"，此杨生在山上，当然不好释为水杨，似可释为白杨。因为《唐本草》有水杨和白杨两条。《本草图经》云："白杨，北土尤多，人种于墟墓间，株大叶圆如梨，皮白，木似杨，故名白杨。水杨叶圆阔而赤，枝条短梗，多生水岸旁，其形如杨柳相似，以生水岸，故名水杨。水杨即蒲柳也，枝茎劲韧作矢用。"

按《本草图经》注，白杨种于墟墓间，水杨生于水岸边。则"隰有杨"的"杨"，应释为水杨。"北山有杨"的"杨"，应释为白杨。

单讲"杨"，是杨柳科杨属植物的泛称。落叶乔木。叶常宽阔。花雌雄异株，柔荑花序，苞片边缘常有剪碎状裂片，无花被，有杯状花盘，雄蕊常多数，种子具毛。有多种，常见如毛白杨、银杨、响叶杨、山杨等。

81　松 (sōng)

《诗经·郑风·山有扶苏》："山有桥松。"（桥通乔。高竦意。）

《诗经·鲁颂·闷宫》："徂来之松。"（徂来，山名，在山东太安县东南。）

《诗经·小雅·頍弁》："施于松上。"

《诗经·商颂·殷武》："松桷有梴。"（梴，木长意。）

《诗经·大雅·皇矣》："松柏斯兑。"（兑，直立意。）

《说文》："松，松木也。"《论语》云："岁寒，然后知松柏之后凋也。"《庄子》云："霜雪既降，吾是以知松柏之茂也。"《山海经·西山经》："钱来之山，其上多松。"

"山有桥松"的"桥松"，是高大的松。《诗·周南·汉广》云："南有乔木，不可休思。"《毛传》："南方之木美，乔，上竦也。"所以《淮南子·原道训》云："乔木上竦，少阴之木。"所以说桥松是高大上竦的松。

《本草纲目·卷三十四》松条，李时珍曰："松树磥砢修耸多节，其皮粗厚有鳞形，其叶后凋。二三月抽蕤生花，长四五寸，采其花蕊为松黄。结实状如猪心，叠成鳞砌，秋老则子长鳞裂。然叶有二针、三针，五针之别。三针者为栝子松，五针者为松子松。"

《神农本草经》云："松脂，味苦、温。主疽恶疮，头疡、白秃，疥瘙风气，安五藏，除热。"

《名医别录》云："松脂，味甘，无毒。主胃中伏热，咽干，消渴，及风痹死肌。炼之令白。其赤者，主恶痹。松实：主风痹寒气，虚羸少气，补不足。松叶：主风湿疮，生毛发，安五藏，守中，不饥延年。

松节：温，主百节久风，风虚脚痹疼痛。"

《唐本草》注云："松花名松黄，拂取似蒲黄正尔，酒服轻身。松取枝，烧其上，下承取汁名渚，主牛马疮疥佳。树皮绿衣名艾蒳香。"

松是松科植物泛称。常绿或落叶乔木，很少为灌木，常有树脂。叶扁平线形或针形，螺旋状互生，或在短枝上成簇生状。常雌雄同株。球果卵形至圆柱形，鳞片木质，各有二种子，种子上端具一膜质翅。我国有十属，84种，各地均产。其中用材树种有马尾松、黑松、油松……。从松木可采松脂、松油、焦油。种子可榨油。松针可制人造丝，提取挥发油、维生素。铁杉等树皮含优质鞣质。雪松、白皮松、金钱松可供园林绿化树。银杉为我国特产的稀有树种。

82　柏（bǎi 百）

《诗·鲁颂·閟宫》："新甫之柏。"（新甫一名梁父，在泰山旁。）
《诗经·大雅·皇矣》："松柏斯兑。"（兑，直立意。）

《说文》："柏，鞠也。"《尔雅》："柏，椈。"郭注："《礼记》曰：鬯臼以椈。"《尚书·禹贡》："荆州贡杶、干、栝、柏。"《山海经·西山经》："白于之山，其上多柏。"《论语》："岁寒，然后知松柏之后凋也。"

《神农本草经》有柏实。《名医别录》有柏叶、柏白皮。

《群芳谱》："柏树耸直，皮薄，肌腻，三月开细琐花，结实成球状，如小铃多瓣。九月熟，霜后瓣裂，中有子，大如麦。"

柏是柏科植物通称，常绿乔木或灌木。叶小，常鳞形，密贴枝上，交互对生。雌雄同株或异株。球果当年或翌年成熟，卵形或圆球形，鳞片木质，呈扁平或盾形。种子具翅或无翅。种类很多，我国有8属，

42种。最著名的有柏、侧柏、台湾扁柏、福建柏、桧（圆柏）、刺柏等，为优良用材或园林绿化树种。

其中侧柏嫩枝与叶微寒，味苦涩，有凉血、止血之功，主治各种出血。如吐血、衄血、尿血、便血、崩带等症；亦治老年慢性支气管炎。种仁味甘、辛，能养心、安神、润燥，主治惊悸、不寐、便闭等症。

83 桧（guì 桂）

《诗经·卫风·竹竿》："桧楫松舟。"

《说文》云："桧，柏叶松身。"段玉裁注："释木。《卫风·毛传》曰：桧，柏叶松身。《禹贡》作栝。"

《尔雅》："桧，柏叶松身。"郭注："诗曰：桧楫松舟。"

《禹贡》："杶榦栝柏。"《史记集解》引郑注云："柏叶松身曰栝。"《广雅》云："栝，柏也。"王念孙疏云："栝与桧同。《尔雅》云：桧，柏叶松身。是栝即柏之别种。"

《艺文类聚》引《礼应记》曰："孔子庙列七碑无象，桧柏犹茂。"《尔雅翼》云："桧，今人谓之圆柏。"

按桧是柏科植物，亦名桧柏、圆柏，常绿乔木，高达二十米，树冠圆锥形。叶有鳞形及刺形两种。果实为毬果。但插条繁殖生长快。木材淡黄褐色至红褐色，质坚，耐腐。供一切制造，以制铅笔杆尤佳。

84 竹 (zhú 烛)

《诗经·小雅·斯干》："如竹苞矣。"

《说文》："竹，冬生草也。"段玉裁注："云冬生者，谓竹胎（筍）生于冬，且枝叶不凋也。云草者，《尔雅》竹在释草。《山海药》有云'其草多竹'，故谓之冬生草。"

《尔雅》："筍，竹萌。"郭注："初生者。"

《尔雅》又云："簜，竹。"郭注："竹别名。《仪礼》曰：簜在建鼓之间，谓箫、管之属。"

陆玑《诗疏》云："筍，竹萌也，皆四月生。唯巴竹筍八月九月生，始出地，长数寸，煮以苦酒（醋）、豉汁浸之，可以就酒及食也。"

《广雅》："竺，竹也。"《初学记》引晋·武昌戴凯之《竹谱》云："竹之别类有六十一焉。"宋·僧赞宁《竹谱》载竹六十余种。

《证类本草·卷十三》将竹列在木部。《神农本草经》有竹叶、竹根。《名医别录》有篁竹、淡竹、竹沥、竹筎、苦竹、竹笋。

《本草图经》云："篁竹、淡竹、苦竹。竹类甚多，而入药惟此三种。篁竹，坚而促节，体圆而质劲，皮白如霜，大者宜刺船，细者可为笛；苦竹有白有紫；甘竹似篁而茂，即淡竹也。"

竹是多年生禾本科植物，有木质化地下茎，秆木质化，有节，中空。主秆上的叶与普通叶有显著差别，通称竹箨，箨叶缩小而无明显的主脉；普通叶片具短柄，且与叶鞘相连处成一关节，容易从叶鞘脱落。不常开花。我国有竹150余种。幼芽名笋，为鲜美的蔬菜。常见有淡竹、紫竹、箬竹、苦竹、慈竹、刚竹、毛竹。其中箬竹叶宽而长，用以衬垫茶叶篓或作防雨用品，亦可裹粽。其中苦竹能制伞柄，但苦竹的笋味苦，不能食用。

85　檀 (tán 谈)

《诗经·小雅·鹤鸣》："爰有树檀。"

《诗经·郑风·将仲子》："无踰我园，无折我树檀。"《毛传》云："檀，疆韧之木也。"

《诗经·小雅·杕杜》："檀车幝幝。"（檀木坚，供制车轮，名檀车，古作兵车用。幝幝是车破旧状。）

《诗经·大雅·大明》："檀车煌煌。"

《山海经·西山经》："鸟危之山，其阴多檀。"郭璞注："檀中车材。"

《淮南子》："十月，官司马，其树檀。"《论衡》云："树檀以五月生叶。"

陆玑云："檀木，皮正青滑泽，与系迷相似，又似驳马。驳马，梓榆。其树皮青白驳荦，遥视似马，故谓之驳马。故里语曰：斫檀不谛得系迷，系迷尚可得驳马。系迷一名絜榆。故齐人谚曰：上山斫檀，絜榆先殚。下章云，山有枹棣，隰有树檖，皆山隰木相配，不宜谓兽。"

《说文》云："檀，檀木也。"

《尔雅》云："魄，榽橀。"郭注云："魄，大木细叶似檀。今河东多有之。齐人谚曰：上山斫檀，榽橀先殚。"

马瑞辰《毛诗传笺通释》云："古者桑种于墙，檀树于园。《孟子》'树墙下以桑'，《鹤鸣》诗'乐彼之园，爰有树檀'是也。"又《将仲子》诗"无踰我园，无折我树檀"，此皆说明诗经时代墙边种桑，园中种檀。

陈藏器《本草拾遗》云："檀，似秦皮。其叶堪为饮。树体细，堪作斧柯，号为水檀。又有一种叶如檀，高五六尺，生高原，四月开花正紫，亦名檀树，根如葛。极主疮疥杀虫。"

《本草纲目·卷三十五》檀条，李时珍曰："檀有黄、白二种，叶皆如槐，皮青而泽，肌细而腻，体重而坚。"

今日豆科黄檀亦称檀。落叶乔木。奇数羽状复叶，小叶互生，倒卵形或长椭圆形，先端微凹。夏季开花，蝶形花冠，黄色，圆锥花序。荚果长椭圆形，扁薄，有1～3种子。产于我国中部。木材坚韧，可制车辆和用具等。《诗经·大雅》有"檀车煌煌"，说明《诗经》时代，人们已用檀树制车辆了。

86　條 (tiáo 条)

《诗经·秦风·终南》："终南何有，有條有梅。"《毛传》云："條，槄也。"

（一）條释为楸

王船山《诗经稗疏》云："條有二种：一则《毛传》所云槄也。《尔雅》：'槄，山榎 (jiǎ 檟)。'榎，今谓之山楸，似梓，至秋垂条如线，故谓之条；一则《尔雅》所云：'柚，条。'郭璞注谓似橙，实酢，生江南者。"

按《毛传》所云，"條，槄也。"则"條有梅"的"条"，应释为"槄"。

陆玑《诗疏》云："有条有梅。条，槄也。今山中楸也。亦如下田楸耳，皮白色，叶亦白，材理好，宜为车板，能（耐）湿，又可为棺木。宜阳、共北多有之。"

陈藏器《本草拾遗》云："楸木皮，味苦，小寒，无毒。叶捣傅疮肿，亦煮汤洗脓血。范汪方诸肿痛溃及内有刺不出者，取楸叶十重贴之。生山谷间，亦植园林以为材用。与梓树本同末异，若柏叶之有松身。"

《本草纲目·卷三十五》楸条，李时珍曰："楸，一名榎。楸叶大而早脱，故谓之楸；榎叶小而早秀，故谓之榎。"又云："楸有行列，茎干直耸可爱。至秋垂条如线，故谓之条，其木湿时脆，燥则坚，故谓之良材。"

楸是紫葳科落叶乔木，高达15米左右，树干端直。叶三枚轮生，三角状卵形，全缘或3～5裂，无毛。夏季开花，花冠两唇形，白色，内有紫斑，总状花序顶生。蒴果细长。产于我国黄河流域及长江流域。生长快，木材细致，耐温。叶可肥猪又可治猪疮。种子能治热毒及各种疮疥。

（二）条释为柚

《尔雅》云："柚，条。"郭璞注："似橙，实酢，生江南。"《禹贡》扬州云："厥苞橘柚。"孔安国注云："小曰橘，大曰柚。"《吕氏春秋》云："果之美者，有云梦之柚。"《埤雅》云："柚似橙，而大于橘，一名条。"

《列子》："吴楚之国，有大木焉，其名为櫾，食其皮汁，已愤厥之疾，渡淮而北，化为枳焉，故曰橘柚凋于北徙，若榴郁于东移也。"

郑樵《通志略》云："《尔雅》曰柚，条。今谓之柚，似橘而大，皮瓤稍厚，然皆不可口。"

上述两种解释，以第一种较可信。《诗经》所讲的条，应是楸，而不是柚。郭璞注《尔雅》谓"柚生江南"。《诗经》时代，人们活动主要在黄河流域，不在江南。所以《诗经》中的条，应释为楸。

87 椒（jiāo 焦）

《诗经·陈风·东门之枌》："贻我握椒。"

《诗经·周颂·载芟（shān 删）》："有椒其馨。"《毛传》："椒，芳香也。"

《诗经·唐风·椒聊》："椒聊之实，蕃衍盈升。"毛传："椒聊，椒也。"

《尔雅》："檓，大椒。"郭注："今椒树丛生，实大者名檓。"

椒，《说文》作茮。云："茮，茮莍也。"《说文解字系传·通释》："《说文》无椒字，豆萁字但作尗。则此茮为椒字也。椒性丛生如蔷薇之属作木也。"

《山海经·中山经》："琴鼓之山，其木多椒。"郭注："椒为树小而丛生，下有草木则蠹死。"

《离骚》："杂申椒与菌桂兮。"五臣注："椒、菌桂，皆香木也。"

陆玑《诗疏》云："椒聊。聊，语助也。椒树似茱萸，有针刺，叶坚而滑泽。蜀人作茶，吴人作茗，皆合煮其叶以为香。今成皋诸山间有椒，谓之竹叶椒，其树亦如蜀椒，少毒热，不中合药也。可著饮食中，又用蒸鸡豚最佳香。东海诸岛上亦有椒树，枝叶皆相似，子长而不圆，甚香，其味似橘皮。岛上麐鹿食此椒叶，其内自然作椒橘香也。"

《证类本草·卷十四》蜀椒条，掌禹锡引陆玑《诗疏》，解释《诗经·唐风》"椒聊之实"为蜀椒。但是《证类本草·卷十三》秦椒条，苏颂《本草图经》又引陆玑《诗疏》来解释秦椒。

根据陆玑《诗疏》，"椒聊之实"的"椒"，应释为《神农本草经》的蜀椒。蜀椒即花椒。果实红色，种子黑色名椒目，有利尿作用。

由于椒有芳香气。汉代后妃住的宫殿，用椒和泥涂壁，取其温暖有香气，名椒房。

椒是芸香科花椒一类植物的通称。本草书上有秦椒、蜀椒、崖椒等植物，释名不一。《本草纲目》谓秦椒即花椒，崖椒即野椒。《本草图经》谓"蜀椒，今归峡及蜀川陕洛间，人家多作围圃种之。"吴其濬《植物名实图考》所图"秦椒""蜀椒""崖椒"，实为一物，即竹叶椒。

竹叶椒是常绿多刺灌木。奇数羽状复叶，小叶常 3～9 片，长椭圆形或披针形，有透明腺点，叶柄及叶轴具翅。夏季开小型花，短总状花序，雌雄异株。果实似花椒，性热，味辛，能温中止痛、杀虫，主治脘腹冷痛、吐泻及蛔虫等症；亦可作花椒代用品，但气味较劣。

花椒是小乔木或灌木，有刺。奇数羽状复叶，小叶 5～11 片。卵圆形或长椭圆状卵形，边缘有圆齿和透明腺点。夏季开小型花，伞房花序或短圆锥花序。果实带红色，密生粗大突出的腺点。种子黑色名椒目，有利水功用。果实含挥发性油，用作调味料。亦能温中止痛杀蛔虫。主治脘腹冷痛、吐泻及蛔虫病。

88 茑 (niǎo 鸟)

《诗经·小雅·頍弁》："茑与女萝，施于松柏。"《毛传》云："茑，寄生也。"

茑释为桑寄生

《山海经·中山经》云："若山多寓木。"又云："楮山多寓木。"

《尔雅》云："寓木，宛童。"郭注云："寄生树，一名茑。"

郑笺云："寓木，树寄生木也。有二种：一种叶圆名茑，一种似麻黄名女萝。"

《广雅·释木》云："宛童，寄生茑（杨）也。"

《说文》云："茑，寄生草也。诗曰：茑与女萝。"段玉裁注云："小雅传曰：茑，寄生也。陆玑曰：茑一名寄生。叶似当卢，子如覆盆子。"

《神农本草经》曰："桑上寄生，一名寓木，一名宛童，一名寄屑。"

《名医别录》云："桑上寄生，一名茑。"陶弘景注云："桑寄生，生树枝间，寄根在皮节之内，叶圆青赤，厚泽，易折，傍生枝节，冬夏生，四月花白，五月实赤，大如小豆。桑上者名桑上寄生尔。诗人云：施于松上。"

苏颂《本草图经》云："桑上寄生，出弘农山谷桑上。云是乌鸟食物，子落枝间节，感气而生。叶似橘而厚软，茎似槐枝而肥脆。三四月生花，黄白色。六七月结实，黄色如小豆大。凡槲、榉、柳、水杨、枫等上，皆有寄生。《尔雅》寓木宛童。郭璞云：寄生一名茑。《诗经·小雅·颊弁》云：茑与女萝，施于松上，是也。"

按《名医别录》、陶弘景注、苏颂注，诗句"茑与女萝"的"茑"，应释为《神农本草经》的桑寄生。

桑寄生是桑寄生科常绿灌木。常寄生于山茶科和山毛榉科等树上。枝、叶无毛，花被褐色毛。叶革质，卵形至长椭圆状卵形。夏秋开花，花腋生，花被狭管状，紫红色，浅四裂。浆果椭球形。产于我国中部。其茎、叶能除风湿、强筋骨、补肝肾，主治腰酸背痛、风湿痛、胎动不安等症。亦可用于高血压。

89　女萝（nǚ luó）

《诗经·小雅·颊弁》："茑与女萝，施于松柏。"

女萝有两种解释：一释为菟丝，一释为松萝。

（一）释为菟丝

毛苌诗注云："女萝，菟丝也。"《尔雅》云："唐蒙，女萝。女萝，菟丝。"郭注云："别四名。诗云：爰采唐矣。"《诗正义》引舍人曰："唐蒙名女萝。女萝又名菟丝。"郝懿行义疏云："菟丝虽多依草，亦或附木。故颒弁释文：'在草曰菟丝，在木曰松萝。'按郝氏所云，女萝生在草中名菟丝，生在木中名松萝。则女萝、菟丝、松萝，皆是同物异名。"

《楚辞·九歌·山鬼》云："若有人兮山之阿，被薜荔兮带女萝。"王逸注云："女萝，菟丝也。无根，缘物而生。"又：高诱注《吕氏春秋》《淮南子》云："菟丝，一名女萝。"

按毛苌诗注、《尔雅》释草、郝懿行，皆认为女萝是菟丝。

《神农本草经》云："菟丝子，味辛，平。主续绝伤，补不足，益气力，肥健，汁去面黚。一名菟芦。"

《名医别录》云："菟丝子，养肌，强阴，坚筋骨。主茎中寒，精自出，溺有余沥，口苦，燥渴，寒血为积。一名菟缕，一名蓎蒙，一名玉女，一名赤网。"

菟丝子是旋花科一年生缠绕寄生草木。茎细柔，呈丝状，橙黄色，随处生，有吸盘附着寄主（如豆科、菊科、藜科等植物）。叶退化或无。夏季开花，花细小，白色，常簇生于茎侧。蒴果扁球形。种子细小，黑色。是一种危害大豆等作物的寄生植物。种子可提取脂肪油，并可作药用，治肾虚，遗精，小便频数，腰膝酸痛，视力减退等症。

（二）释为松萝

《神农本草经》云："松萝，一名女萝。"陶隐居注云："松萝，东山甚多，以松上者为真。《毛诗》云：'茑与女萝，施于松上。'是也。"

《神农本草经》云："桑上寄生……中品有松萝条，即女萝也。诗所谓'茑与女萝，施于松上'是也。"

陆佃《埤雅》曰："茑是松、柏上寄生，女萝是松上浮蔓。"郑樵《通志略》云："寄生有二种：大曰茑，小曰女萝。"

陆玑《诗疏》云："今菟丝蔓连草上生，黄赤如金，今合药菟丝子是也。非松萝。松萝自蔓松上，枝正青。与菟丝黄赤如金殊异。"

　　《尔雅翼》女萝条云："女萝色青而细长，无杂蔓。故《楚辞·九歌·山鬼》云：'被薜荔兮带女萝'，谓青长如带也。菟丝黄赤不相类。然二者皆附木而生，有时相结。"

　　按女萝色青，松萝亦色青，而菟丝色黄赤。则女萝应释为松萝，不应释为菟丝。

　　《神农本草经》云："松萝，味苦、平。主瞋怒邪气，止虚汗，头风，女子阴寒肿痛，一名女萝。"

　　《名医别录》云："松萝，疗痰热温疟，可为吐汤，利水道。"

　　松萝属地衣门松萝科。植物体呈树枝状，直立或悬垂，长的可达一米以上，灰白或灰绿色。藻体分布在枝条形菌体的周边；子实体盘状，生于分枝的末端。常大片悬挂于高山针叶林枝干间。种类很多，最常见的有松萝、破茎松萝。松萝含有松萝酸，能消溃疡炎肿，治头疮，退寒热，并能祛痰。

90　蕣 （shùn 顺）

《诗经·郑风》云："颜如蕣华。"《传》云："蕣，木槿也。"

　　《说文》云："蕣，木堇。朝华暮落者。诗曰：颜如蕣华。"段玉裁注云："《月令》季夏木堇荣。郑君曰：木堇，王蒸也。《庄子》：'朝菌不知晦朔。'潘尼云：'朝菌，木堇也。'陆玑疏入木类，而《尔雅》《说文》皆入草类。樊光曰：其树如李，其花朝生暮落。与草同气，故入草中。"郭璞《游仙诗》："蕣荣不终朝。"

　　《尔雅》云："椴，木槿。"又云："榇，木槿。"郭注云："别二名。

似李树，花朝生夕陨，可食。或呼日及，一曰王蒸。"

陆玑《诗疏》云："蕣，一名木槿，一名榇，一名曰椵。齐鲁之间谓之王蒸，今朝生暮落者是也。五月始花，故月令仲夏木堇荣。"

《埤雅》："华如葵，朝生夕陨，一名蕣。"

《通志略》云："木槿：曰蕣，曰椵，曰榇，曰日及，齐鲁名王蒸。其植如李，五月始花。唐人诗云：世事方看木槿荣。言可爱易凋也。"

陈藏器《本草拾遗》云："木槿：止肠风泻血；花作汤代茶吃。"

《本草衍义》云："木槿如小葵花，淡红色，五叶成一花，朝开暮敛。花与枝两用。湖南北人家多种植为篱障。"

《本草纲目·卷三十六》木槿条，李时珍曰："槿：其木如李，其叶末尖而有桠齿。其花小而艳。五月始开。结实轻虚，大如指头，秋深自裂，其中子如榆荚、泡桐、马兜铃之仁。嫩叶可茹，作饮代茶。又如花朝开暮落，故名日及。曰槿、曰蕣，犹仅荣一瞬之义也。"

根据上述资料："颜如蕣华"的"蕣"，即陈藏器《本草拾遗》的木槿。是锦葵科落叶灌木。叶卵形，有三大脉，往往三裂。夏秋开花，花单生叶腋，花冠紫红或白色。栽培供观赏，兼作藩篱。其皮及花入药，功能活血润燥；树皮名木槿皮，治赤白带下，肿痛及疥癣；花亦能止痢疾。

91　苕 (tiáo 条)

《诗经·小雅·苕之华》："苕之华，芸其黄矣。"

苕释为紫葳

陶弘景注《神农本草经》"紫葳"，引《诗经》云："有苕之华。"

《尔雅》云："苕，陵苕。"郭璞注云："一名陵时，本草云。"但今

《本草》无"一名陵时。"

《名医别录》云："紫葳，一名陵苕，一名茇华。"

苏颂《本草图经》云："紫葳，凌霄花也。初作藤蔓生，依大木，岁久延至巅而有花，其花黄赤，夏中乃盛。陶隐居云：'诗有苕华。'郭云：'陵霄'。"

陆玑《诗疏》云："苕，苕饶也，幽州人谓之翘饶，蔓生。茎如劳豆而细，叶似蒺藜而青，其茎叶绿色。可生食，如小豆藿也。"

《神农本草经》云："紫葳，味酸，微寒。主妇人产乳余疾，崩中，癥瘕，血闭，寒热羸瘦，养胎。"

《唐本草》注云："紫葳即凌霄花也，及茎叶俱用。按《尔雅·释草》云：'苕，一名陵苕。黄花蔈，白华茇。'郭云：'一名陵时，又名凌霄。'"

在这里要说明的，即"苕之华"的"苕"，有两种解释。陆玑解释："苕，一名陵时，一名鼠尾。"陶弘景解释："苕，一名陵苕（紫葳别名）。"《尔雅》亦云："苕，陵苕。"但是郭璞注《尔雅》又作"苕，一名陵时，本草云。"检《证类本草》鼠尾条及紫葳条俱无"一名陵时"之文。

《本草纲目·卷十八》紫葳条，李时珍曰："凌霄野生，蔓才数尺，得木而上，即高数丈，年久者藤大如杯。春初生枝，一枝数叶，尖长有齿，深青色，自夏至秋开花，一枝十余朵，大如牵牛花，而头开五瓣，赭黄色，有细点，秋深更赤。"按紫葳花赭黄色，此与"苕之华，芸其黄矣"义合。则"苕之华"的"苕"，应释为紫葳。

按紫葳是紫葳科的凌霄。落叶木质藤本，茎上有攀援的气生根。叶对生，奇数羽状复叶。夏秋开花，花冠钟状，大而鲜艳，橙红色，上端展开5枚略歪斜的裂片。蒴果狭长，草质，成熟时开裂。种子有翅。花能活血化瘀。

92 榖 (gǔ 古)

《诗经·小雅·鹤鸣》："其下为榖。"《毛传》云："恶木也。"
《诗经·小雅·黄鸟》："无集于榖。"

《广雅》云："榖，楮也。"《埤雅》："榖，恶木也。而取名于榖者，榖善也。恶木谓之榖，则甘草谓之大苦之类也。"

陆玑《诗疏》云："榖，幽州人谓之榖桑，或曰楮桑。荆、杨、交广谓之榖，中州人谓之楮。殷中宗时，桑、榖苦生是也。今江南人绩其皮以为布，又捣以为纸，谓之榖皮纸，长数丈，洁白光辉。其裹甚好，其叶初生，可以为茹。"《山海经》："中山经，霍山，其木多榖。"

《证类本草·卷十二》楮实条，陶隐居注云："楮即今榖树也。南人呼榖纸亦为楮纸，武陵人作榖皮衣，又甚坚好尔。"

《药性论》云："榖木皮能治水肿气满。叶干炒末搜麵作怀饦，食之，主水痢。"

《本草图经》云："楮实，俗谓之榖。《诗经·小雅》云：爰有树檀，其下为榖。"

按"其下为榖"的"榖"，应释为"榖树。"一名"楮""构"。桑科落叶乔木，高达十数米。有乳汁。一年生枝密被灰色粗毛。叶卵形，全缘或缺裂，上面暗绿色，被硬毛，下面灰绿色，密被长柔毛。初夏开淡绿色小花，花单性，雌雄异株，雄柔荑花序下垂，雌花序球形，橘红色。主产于黄河流域。叶可喂猪，又可为农药；皮作桑皮纸原料。其树乳汁可涂擦皮肤癣。

又"榖"字在不同诗句中，其意义也不同。

《诗经·豳风·七月》："其始播百榖。"此句中"榖"字，是粮食的总称。

《诗经·小雅·甫田》："以穀我士女。"此句中"穀"字，作"养活"解。

《诗经·王风·大车》："穀则异室，死则同穴。"此句中的"穀"字。指活着而言。

《诗经·陈风·东门之枌》："穀旦于差。"此句中的"穀"字和"旦"字组成"穀旦"，其意为良辰吉日。"差"，是选择的意思。

又"穀"字，现代简化为"谷"。此"谷"在《诗经》中，仅作"山谷"讲，即两谷之间的水道或夹道。《诗经·大雅·桑柔》："进退维谷。"进或退都在山谷夹道内。比喻人处在困境中。

93　柽 (chēng 称)

《诗经·大雅·皇矣》云："其柽其椐。"《毛传》曰："柽，河柳也。"《诗正义》云："河柳，河傍赤茎小杨也。"

《说文》："柽，河柳也。"段玉裁注云："生水傍，皮正赤如绛，叶细如丝。天将雨，柽先起气迎之，故一名雨师。柽之言颎也。赤茎故曰柽。"

《尔雅》云："柽，河柳。"郭注云："今河傍赤茎小杨。"

陆玑《诗疏》云："柽，河柳，生河傍。皮正赤如绛，一名雨师，枝叶似松。"

《尔雅翼》云："柽，叶细如丝，婀娜可爱，天之将雨，柽先起气以应之，故一名雨师。"《汉书·西域传》云："鄯善国多葭苇柽柳。"

段成式《酉阳杂俎·木篇》："赤白柽，出凉州，大者为炭，入以灰汁，可以煮铜为银。"

《开宝本草》云："赤柽木，其木中脂一名柽乳。生河西沙地，皮赤色，叶细。"

苏颂《本草图经》云："赤柽木，生河西沙地，皮赤，叶细，即是今所谓柽柳者，又名春杨，陆玑《诗疏》云：皮正赤如绛，一名雨师，枝叶似松是也。"

《本草衍义》云："赤柽木又谓之三春柳，以其一年三秀也。花肉红色，成细穗。河西者，戎人取滑枝为鞭。"

按："其柽其椐"的"柽"，即《开宝本草》的赤柽木，一名"柽柳""西河柳""三春柳""山川柳"柽柳科。落叶小乔木，枝条纤弱，多下垂。叶小，鳞片状。夏季开花，花小型，淡红色，由细瘦总状花序合成圆锥花序。蒴果。产于黄河流域及长江流域，为盐土地区重要造林树种。枝条可编筐篮。其嫩枝叶辛平，能透发痧疹。

94　椐 (jū 居)

《诗经·大雅·皇矣》："其柽其椐。"《毛传》云："椐，樻也。"
《说文》："椐，樻也。"《尔雅》云："椐，樻。"郭注云："肿节可以为杖。"

陆玑《诗疏》云："椐，樻。节中肿，似扶老，即今灵寿是也。今人以为马鞭及杖。宏农共北山皆有之。"

《山海经·北山经》："虢山，其下多椐。"郭注云："椐，樻，木肿节，中杖。据音祛。"《山海经·海内经》："灵寿实华。"郭璞注："灵寿木名也，似竹有枝节。"

汉李尤《灵寿杖铭》："亭亭奇幹，实曰灵寿。"王粲颂云："奇干坚正，不待矫揉。"

《说文解字注》椐字下引常璩云："朐忍县有灵寿木。"又引刘逵云："灵寿木出涪陵。"

《说文解字系传·通释》云："栵、椴、椐木也。锴按《尔雅》椴，柜栵。注曰未详，或曰似栵，皮可煮饮。"《水经注》："巴乡村侧有豀，豀中多灵寿木。"

《广韵》："椐，灵寿木名。"《汉书·孙光传》云："光称疾辞位，太后诏赐灵寿杖。"孟康注："扶老杖也。"颜师古注："木似竹，有枝节，长不过八九尺，围三四寸，自然有合杖之制，不须削治也。"

陈藏器《本草拾遗》云："灵寿木根皮，味苦，平。止水。作杖，令人延年益寿。生剑南（今成都境地）山谷。圆长皮紫。"

按："其柽其椐"的"椐"，即陈藏器《本草拾遗》的灵寿木。

《说文解字注》椐字条，段玉裁注："按杖以木者曰灵寿，似竹者曰扶老。"《山海经·中山经》："其山多扶竹。"郭璞注云："邛竹也，高节，实中，中杖，名之扶老竹。"

95　杻 (niǔ 纽)

《诗经·唐风·山有枢》："山有栲，隰有杻。"《毛传》："杻，檍也。"

《说文》无"杻"字，檍作㯯，云："㯯，梓属，大者可为棺椁，小者可为弓材。"

《说文解字系传·通释》："檍，梓属。《尔雅》：杻，檍。何晏《景福殿赋》曰：'或以嘉名取宠，或以美材见珍，结实商秋，敷华素春，蔼蔼萋萋，馥馥芬芬。'齐谢朓直中书省诗云：'风动万年枝'是也。《周礼·考工记·弓人职》：取干之道，柘为上，檍次之。"

《尔雅》云："杻、檍。"郭注云："似棣，细叶，叶新生可饲牛，材中车辋，关西呼杻子一名土橿。"

《山海经·西山经》："英山，其木多杻。"郭注："杻，似棣而细叶，一名土橿。"

张衡《南都赋》云："其木则柽松楔枞，椶柏杻橿。"

陆玑《诗疏》云："杻，檍也。叶似杏而尖白色，皮正赤，为木多曲少直，枝叶茂好可爱。二月中叶疏。华如棣而细，蕊正白，子似杏，盖此树，今官园种之。正名曰万岁，既取名于亿万，其叶又好，故种之共汲山下人，或谓之牛筋，或谓之檍材，可为弓弩幹也。"

清王元綎《野蚕录》云："杻蚕生杻条上。杻，科生类荆，叶似棣，四月开白花成穗。其条可为筐筥。无论老幹新枝，皮皆楮散，俗名肘条，即杻字之讹。"

96　棫 _(yù 域)

《诗经·大雅·縣》："柞棫拔矣。"

《诗经·大雅·皇矣》："柞棫斯拔。"

《诗经·大雅·旱麓》："瑟彼柞棫。"

《诗经·大雅·棫朴》："芃芃棫朴。"

《毛传》云："棫，白桵。朴，枹木也。"郑玄笺："棫，白桵也。"《说文》云："棫，白桵也。"又云："桵，白桵，棫也。"

棫有三种解释：一指柞的一种，二指柞，三指蕤核。

（一）棫释为柞的一种

《本草纲目·卷三十》橡实条，李时珍曰："栎有二种：一种不结实者，其名曰棫，其木心赤，诗云'瑟彼柞棫'是也。"

（二）棫释为柞

《孔颖达疏》引陆玑《诗疏》云："《三苍》说：棫即柞也。其叶繁茂，其木坚韧有刺。今人以为梳，亦可以为车轴。其材理全白无赤心者为白桵，直理易破，可为犊车轴，又可为矛戟矜；今人谓之白捄，或曰白柘。"

（三）棫释为蕤核

《尔雅·释木》："棫，白桵。"郭璞注："桵，小木丛生有刺，实如耳珰，紫赤可啖。"郝懿行《尔雅义疏》云："《尔雅》云：'棫，白桵。'桵通作蕤。薛综《西京赋》注：'棫，白蕤也。'本草蕤核。"

《蜀本图经》云："树生叶细，似枸杞而狭长，花白，子附茎生，紫赤色，大如五味子，茎多细刺。"此与郭璞所注："桵：小木丛生有刺，实如耳档，紫赤可啖。"其义相合，然则此树高不过数尺，故诗以柞棫，斯拨为言矣。

《本草纲目·卷三十六》蕤核条，李时珍曰："《尔雅》：'棫，白桵'即此也。其花实蕤蕤下垂，故谓之桵，后人作蕤。柞木亦名棫而物异。"

上述（一）（二）（三）三种解释，以第三种可信。"柞棫拨矣""瑟彼柞棫"的"棫"，应释为《神农本草经》的蕤核。

《神农本草经》云："蕤核，味甘温。主心腹邪结气，明目，目赤痛伤泪出。"

《名医别录》云："蕤核微寒，无毒。主目肿眥烂，齆鼻，破心下结痰痞气。"

97　朴（pò 破）

《诗经·大雅·棫朴》："芃（péng 蓬）芃棫朴。"《毛传》："朴，枹木也。"（芃芃，木盛兒。棫、朴二木名。）

《尔雅·释木》："朴,枹者。"郭璞注："朴属,丛生者为枹。诗所谓'栗、朴、枹、栎。'"

《说文》："朴,木皮也。"《系传通释》："朴,木皮也,锴曰:今药有厚朴,一名厚皮。"

司马相如《上林赋》："亭柰厚朴。"颜师古注："朴,木皮也。此药以皮为用而皮厚,故曰厚朴。"

《急就篇》："芎䓖厚朴桂栝楼。"颜师古注："凡木皮皆谓之朴。此树皮厚,故以厚朴为名。"

《范子计然》："厚朴出洪农。"

《本草图经》："厚朴,以梓州、龙州者为上,木高三、四丈,经一、二尺,春生叶如槲叶,四季不凋,红花而青实,皮极皱而厚紫色多润者佳,薄而白者不堪。三月九月十月采皮阴干。"

《神农本草经》："厚朴,味苦、温。主中风伤寒头痛寒热,惊悸,气血痹死肌,去三虫。"

《名医别录》："厚朴,大温,无毒。温中益气,消痰下气,疗霍乱及腹痛胀满,胃中冷逆,胸中呕不止,泄痢淋露,除惊,去留热心烦满,厚肠胃。一名厚皮,一名赤朴。"

又:今日的"朴",是榆科朴属植物的泛称。落叶乔木。叶有基出三大脉,两侧不等。早春开花于新枝上,杂性同株。核果卵形或球形。我国有十多种。它与药用植物厚朴不同。药用的厚朴为木兰科植物。

98　朴樕 (pò sù)

《诗经·召南·野有死麕》："林有朴樕。"《毛传》："朴樕,小木也。"

朴樕有三种解释：一释为小木，二释为心木，三释为斛。

　　（一）释为小木

　　《说文》云：“朴樕，小木也。”段玉裁注云：“《诗·召南》‘林有朴樕’，毛曰：‘朴樕，小木也。’”后用以比喻凡庸之材。杜牧《贺平党项表》：“臣僻左小郡，朴樕散材。”

　　（二）释为心木

　　《尔雅》云：“樕朴，心。”段玉裁注《说文》樕字条：“《尔雅·释木》云：‘樕朴，心。’樕朴即诗之朴樕。俗书立心多同小，又草书心似小。《毛传》《说文》当本作心木，伪为小木。孙炎曰：朴樕一名心。”邢昺疏：“孙炎曰：‘朴樕亦名心。’有心，能湿。江河间以作柱。”朱熹《古意》诗：“菟丝附朴樕，佳木生高冈。”

　　（三）释为斛

　　郭璞注《尔雅》云：“朴樕，槲樕别名。”《说文解字系传·通释》云：“槲，别名樕。”

　　《本草图经》云：“槲，处处山林有之。木高丈余，与栎相类。亦有斗，但小不中用耳。其皮、叶入药。”

　　《本草纲目·卷三十》槲实条，李时珍曰：“槲实，一名槲樕，一名朴樕。朴樕者，婆娑、蓬然之貌。其树偃蹇，其叶芃芃。俗称衣物不整者为朴樕。”

　　槲是山毛榉科落叶乔木，高达 20 余米。小枝粗。叶倒卵形，叶长四、五寸，本狭末广，周有锯齿如波状，叶背多褐毛，春夏之交，开花成穗，结实有壳斗，可以救荒。此树类栎，俗呼大叶栎。

　　按《本草纲目》所云，朴樕即是槲实。槲实作药用，始见于《唐本草》，《唐本草》称之为槲若。若即“叶”的意思。《本草衍义》云：“槲，虽坚而不堪充材，止宜作柴，为炭不及栎木。”此与朴樕即小木意合。在诗经时代，人们结婚时，砍朴樕（小木柴）当作烛燃烧，因为朴樕（槲）质坚硬耐烧。

99 柞（zuò 作）

《诗经·小雅·车牵》："析其柞薪。"

《诗经·小雅·采菽》："维柞之枝。"

《诗经·大雅·皇矣》："帝省其山，柞棫斯拔。"

《说文》："柞，柞木也。"段氏注："诗有单言柞者，如维柞之枝，析其柞薪。有柞棫连言者，如柞棫斯拔，柞棫拔矣、瑟彼柞棫。陆玑引《三苍》：棫即柞也。"《山海经·西山经》："申山，其上多柞。"

柞有两种解释：

（一）释为大风子科植物柞木

柞木又名凿刺树、蒙子树。常绿灌木或小乔木，生棘刺。生长慢。木材坚硬，供制家具等用。此外，山毛榉科的麻栎，亦称柞木。叶可饲柞蚕。

陈藏器《本草拾遗》云："柞木生南方，细叶，今之作梳者是也。其皮烧末服方寸匕，治黄疸。"

《本草纲目·卷三十六》柞木条，李时珍曰："柞木坚韧，可为凿柄，故俗名凿子木。山中有之，高者丈余，叶小而有细齿，光滑而韧。其木及叶丫皆有针刺，经冬不凋。五月开碎白花，不结子。其木心理皆白色。其木皮：苦，平，无毒。治鼠瘘难产，催生利窍。"

《本事方·卷六》："干柞木叶治诸般痈肿发背。"

（二）释为毛山榉科植物麻栎。

麻栎亦称柞木。麻栎与凿子木均名柞木，所以柞木有同名异物现象。

又：《诗经·周颂·载芟》："载芟载柞。"此"柞"读作"zé 责"

音，意为砍伐树木。

100　桑（sāng 丧）

《诗经·魏风·汾沮洳》："彼汾一方，言采其桑。"
《诗经·豳风·七月》："爰采柔桑。"

在诗经时代，葛、麻、丝都是纺织原料。所以养蚕种桑、采桑，是生活中不可少的工作。因此《诗经》对种桑、采桑、养蚕等记载很多。如：《诗经·郑风》"无折我树桑"；《诗经·魏风》："十亩之间兮，桑者闲闲兮。"都是讲种桑。"树桑"，即种植桑。《诗经·豳风》："猗彼女桑、爰采柔桑。"是讲养蚕要采桑。

《说文》："桑，蚕所食叶木。"《尔雅》云："女桑，桋桑。"郭注："今俗呼桑树小而条长者为女桑树。"

《神农本草经》有桑根白皮、桑叶、桑耳作药用。

《本草纲目·卷三十六》桑条，李时珍曰："桑有数种：有白桑，叶大如掌而厚；鸡桑，叶花而薄；子桑，先椹而后叶；山桑，叶尖而长。"

桑是桑科落叶乔木。叶卵圆形，分裂或不分裂，边缘有锯齿。花一般为单性，淡黄色，雌雄同株或异株。果实为聚花果，名"桑椹"，成熟时紫黑色或红色，味甜。种类颇多，主要有华桑、鸡桑、白桑。再生分枝力强。耐剪伐。嫩叶饲蚕，老叶能解表润燥。树皮可造纸。果可食用、酿酒，及制桑椹膏补血润肠。桑枝条可以编筐及治风湿痛。

101 檿 （yǎn 掩）

《诗经·大雅·皇矣》：“其檿其柘。”《毛传》：“檿，山桑也，与柘皆美材，可为弓幹，又可蚕也。”

《说文》：“檿，山桑也。诗曰：其檿其柘。”《尔雅》：“檿桑，山桑。”郭注：“似桑材中作弓及车辕。”

《山海经·中山经》：“阳帝之山，其木多檿。”郭注：“檿，山桑也。”《礼记·考工记》：“弓人取幹之道凡七，柘为上，檿桑次之。”

《尚书·禹贡》：“厥贡檿丝。”孔颖达疏云：“檿丝是蚕檿桑所得丝，韧，中琴瑟弦也。”

朱骏声《说文通训定声》：“檿，山桑，叶小于桑，而多缺刻。出今山东登、莱间。蚕丝坚韧，谓之山茧。”

《登州府志》：“檿丝出栖霞县、文登、招远等县。其茧生山桑，不浴不饲，居民取之，织为绸，久而不敝。”

按《说文》所云，檿即山桑。是桑科中植物。

102 柘 （zhè 蔗）

《诗经·大雅·皇矣》：“其檿其柘。”

《说文》：“柘，柘桑也。”段玉裁注云：“山桑、柘桑皆桑之属。古书并言二者则曰桑柘，单言一则曰桑、曰柘，柘亦曰柘桑。如淮南注乌號云：柘桑，其木坚劲，鸟峙其上是也。”

《山海经·北山经》："灌题之山，其上多柘。"郭注云："柘中弓材。"《礼记·考工记》云："弓人取材，以柘为上。"

《广雅》："杆，柘也。"杆与幹同。《尚书·禹贡》云："荆州厥贡杶幹。"郑注云："幹，柘幹也。"

《齐民要术》云："柘叶饲蚕，丝可作琴瑟等弦，清鸣响彻，胜于凡丝。"

按《说文》所云，柘即柘桑。又名黄桑。

陈藏器《本草拾遗》云："柘木，味甘、温，无毒。主补虚损。取白皮及东行根白皮，煮汁酿酒，主风虚耳聋劳损。无刺者良。木主妇人崩中血结及主疟疾，兼堪染黄。"

《本草衍义》云："柘木理有纹，可旋为器。叶饲蚕曰柘蚕。"

柘，亦名"奴柘""黄桑。"桑科落叶灌木至小乔木，常有刺。叶卵形或倒卵形，革质，全缘，或前端浅三裂。夏季开花，花雌雄异株，头状花序，腋生。复花果红色，近球形，直径约 25 毫米。叶可饲蚕；茎皮可造纸；果实可食用、酿酒；根皮能凉血清热，通络；木染黄赤色，称"柘黄"。

103　榛 (zhēn 真)

《诗经·邶风·简兮》："山有榛。"《毛传》曰："榛，木也。"

《诗经·小雅·青蝇》："营营青蝇，止于榛。"《毛传》曰："榛所以为藩也。"

《诗经·曹风·鸤鸠》："鸤鸠在桑，其子在榛。"

《诗经·鄘风·定之方中》："树之榛栗。"

《诗经·大雅·旱麓》："榛楛济济。"

《广雅》云："木藂生曰榛。"《说文》云："榛，榛木也。一曰丛木也。"

《淮南子·原道训》："隐于榛薄之中。"高诱注云："藂木曰榛，深草曰薄。"

《山海经·西山经》："上申之山多榛。"郭璞注："榛子似栗而小，味美。"

《太平御览》引陆玑《诗义疏》云："榛，栗属。有两种：其一种大小皮叶皆如栗，其子小，形如杼子，味亦如栗，所谓'树之榛栗'者也；其一种枝茎如木蓼，生高丈余，作胡桃味，辽、代、上党皆饶。"《尔雅翼》云："榛，枝茎如木蓼，叶如牛李色，高丈余，子如小栗。"

朱熹对"树之榛栗"诗句注云："榛，栗二木，其实榛小栗大，皆可供笾实。"郑注《礼记》："榛似栗而小，关中鄜坊甚多。"

《证类本草·卷二十三》榛子条，《开宝本草》云："榛子，生辽东山谷，树高丈许，子如小栗，军行食之当粮。中土亦有。"

《本草纲目》云："榛树低小如荆，丛生。冬末早春开花如栎花，成条下垂，长二、三寸。二月生叶，如初生樱桃叶。实如栎，下壮上锐，生青熟褐，其壳厚而坚，其仁白而圆，大如杏仁。"

按《诗经·邶风》："山有榛"的"榛"，即《开宝本草》的榛子。桦木科榛属植物。落叶灌木或小乔木，幼枝及叶密生腺毛。叶圆形至倒卵形，顶端稍平截，有长尖头，边缘有不规则锯齿和小裂片。早春先叶开花，雌雄同株，雄花排列成柔荑花序，雌花包于花芽内，仅露红色花柱。小坚果成球形，托有种状总苞。总苞比坚果长。具6～9个三角形裂片。产于我国北部和东北部。耐寒，耐旱。坚果种仁可食用，并可榨油。所以榛是北方山区木本油料之一。榛叶嫩时晒干贮藏可为冬季饲料。果壳、总苞和叶片均含单宁，可提制栲胶。材质致密，不易折断，可作手杖、伞柄。据考古记载，榛子在石器时代已被采食，在陕西半坡村遗址已发现大量榛子果壳，说明榛子利用已有五六千年历史。

104　楛 (hù ㄏㄨˋ)

《诗经·大雅·旱麓》："瞻彼旱麓，榛楛济济。"

《说文》："楛，楛木也。诗曰：榛楛济济。"

《书·禹贡》："荆州贡楛。"又云："帷箘、簵、楛。"孔安国传："楛，中矢干（幹），出云梦之泽。"

《尔雅翼》云："楛，堪为矢，其茎似荆而赤，其叶如蓍。"

陆玑《诗疏》云："楛，其形似荆而赤，叶似蓍。上党人篾织以为斗、筥、箱器，又揉（屈）以为钗。故上党人调问妇人，欲买赭否？曰，灶下自有黄土。问买钗否？曰山中自有楛。"

孔颖达引陆玑《诗疏》云："楛，其形似荆而赤茎似蓍。上党人织以为斗、筥、箱器，又屈以为钗。"

《本草纲目·卷三十六》牡荆条，李时珍曰："牡荆有青、赤二种：青者为荆，赤者为楛。嫩条皆可为筥囤。"

根据《尔雅翼》"楛茎似荆而赤。"李时珍云："牡荆赤者为楛。"则楛当是《名医别录》牡荆中的赤色荆。

牡荆是马鞭草科落叶灌木，小枝方形。叶对生，掌状复叶，小叶3～5片，两面绿色，边缘具粗齿。圆锥花序顶生。花冠淡紫色。果实名"黄荆子"，供药用，又可提取芳香油。

105　椅 (yī 医)

《诗经·鄘风·定之方中》："椅桐梓漆。"

《诗经·小雅·湛露》："其桐其椅。"

《说文》云："椅，梓也。"段玉裁注："释木曰：'椅，梓。'浑言之也。《卫风·传》曰：'椅，梓属。'析言之也。椅与梓有别。故诗言'椅桐梓漆'，其分别甚微也。"

《尔雅》云："椅，梓。"郭注："即楸。"《说文》云："楸，梓也。"段氏注："《左传》《史》汉以萩为楸。如秦周伐雍门之萩。淮北、常山、巴南、河、济之间千树楸是也。"

陆玑《诗疏》云："楸之疏理白色而生子者为梓，子实桐皮曰椅。则大类同而小别也。"

按疏玑所云，梓与椅均属楸。梓木理是白色。椅是桐皮梓实。

楸是紫葳科，落叶乔木，高达15米以上，树干端直。叶三枚轮生，三角状卵形，全缘或3～5裂，无毛。夏季开花，花冠两唇形，白色，内有紫斑，总状花序顶生。蒴果细长。产于我国黄河流域及长江流域。木材细致，耐湿。叶可肥猪，又可治猪疮。种子可供药用，主治热毒及各种疮疥。

106　桐 (tóng 同)

《诗经·鄘风·定之方中》："椅桐梓漆。"

《诗经·小雅·湛露》:"其桐其椅。"《诗大雅》:"梧桐生矣,于彼朝阳。"

桐的种类很多,名称亦很复杂,往往同一种桐有若干种不同的名称。又同一个名称,往往包含好几种的桐。《本草纲目·卷三十五》收载桐、梧桐、罂子桐、海桐四种。

第一种桐,又名白桐、黄桐、荣桐、椅桐、泡桐。(白桐花白,其花紫名冈桐)。

第二种梧桐,又名榇。(梧桐无实为青桐。)

第三种罂子桐,又名虎子桐、荏桐、油桐。

第四种海桐,又名刺桐。

《本草图经》云:"桐,其类有四种:旧注云:青桐枝叶俱青,而无子;梧桐白皮,叶青而有子,子肥美可食;白桐有华与子,其华二月舒,黄紫色,一名椅桐,又名黄桐,则药中所用华者是也;冈同似白桐,惟无子,即是作琴瑟者。"

陆玑《诗疏》云:"白桐宜为琴瑟。云南牂牁人织以为布,似毛布是。"

《嘉祐本草》掌禹锡注:"按《尔雅》云,櫬一名梧。郭云今梧桐。《诗经·大雅》云:梧桐生矣,于彼朝阳是也。"

《诗经·鄘风》"椅桐梓漆",陆玑疏云:"桐有青桐、白桐、赤桐。白桐宜为琴瑟。"朱熹注云:"桐,梧桐也。四木皆琴瑟之材也。"

按陆玑、朱熹所云,诗句中的"桐",泛指多种桐。亦即《本草纲目》所收载的第一种桐(白桐、泡桐)和第二种梧桐。

《神农本草经》云:"桐叶,味苦、寒。主恶蚀疮著阴。桐皮:主五痔,杀三虫。花:主傅猪疮,饲猪肥大三倍。"《名医别录》云:"桐叶,疗贲独气病。"

梧桐一名青桐。梧桐科落叶乔木。幼树皮绿色,平滑。叶掌状3～7裂。夏季开小花,淡黄绿色,雌雄同株,圆锥花序。果实分为5

个分果，分果成熟前裂开呈小艇状，种子生其边缘。喜深厚湿润土壤。树皮可造纸、制绳索；种子炒熟可食，亦可榨油，供制皂及润滑油。叶入药或作农药。

泡桐，一名白桐。玄参科落叶乔木，小枝粗壮。单叶对生，长卵形或卵形，全缘，下面有密生细毛。秦季先叶开花，圆锥花序顶生，花大，白色，唇形。蒴果椭圆形无毛。种多数，小，周围有薄翅。产于黄河流域平原地区。木材轻软，供制箱匣、乐器、木屐、救生器械。

107　梓（zǐ 子）

《诗经·鄘风·定之方中》："椅桐梓漆。"

《说文》云："梓，楸也。"又云："楸，梓也。"

陆玑《诗疏》云："楸之疏理白色而生子者为梓。"《孟子》云："拱把之桐梓。"

《证类本草·卷十四》梓白皮条，陶隐居注云："此即梓树之皮。梓亦有三种，当用朴素不腐者。"掌禹锡云："按《尔雅》云：'椅，梓。'释曰：'别二名也。'郭云即楸。《诗·鄘风》云：'椅桐梓漆。'陆玑云：'梓者，楸之疏理白色而生子者为梓'。"肖炳云："树似桐而叶小花紫。"

《神农本草经》云："梓白皮，味苦、寒。主热，去三虫。叶：捣傅猪疮，饲猪肥大三倍。"《名医别录》云："梓白皮，疗目中疾。"

梓是紫葳科落叶乔木。叶三枚轮生或对生，宽卵形成圆卵形，叶面宽大，全缘或3～5浅裂，无毛或微有毛。初夏开花，花冠两唇形，淡黄色，圆锥花序顶生。蒴果细长。种子多数，扁平，两端有长毛，产于我国北部东北。木材轻柔，耐朽；嫩叶可食；皮名梓白皮，能解热、洗疮疥。

108　楰 (yú 鱼)

《诗经·小雅·南山有台》："北山有楰。"《毛传》云："楰，鼠梓。"

　　楰有两种解释：一释为楸属，二释为鼠梓。

　　（一）释为楸属

　　《尔雅》："楰，鼠梓。"郭璞注云："楰，楸属也。今江东有虎梓。"郝懿行义疏云："今一种楸，大叶如桐叶而黑，山中人谓之楥楸，即郭所云虎梓。"

　　陆玑《诗疏》云："楰，楸属，其枝叶木理如楸，山楸之异者。今人谓之苦楸。湿时脆，燥时坚。今永昌又谓鼠梓，汉人谓之楰。"

　　（二）楰释为鼠梓

　　《诗经·小雅》毛传云："楰，鼠梓。"《说文》云："楰，鼠梓木。"《尔雅》云："楰，鼠梓。"

　　郑樵《通志略》云："鼠李，曰鼠梓、曰楰、曰牛李、曰山李、曰椑、曰苦楸，即乌巢子也。"今从《毛传》为正，释楰为鼠梓。即《名医别录》鼠李。

　　《名医别录》云："鼠李，一名鼠梓，一名牛李，一名椑。"

　　《唐本草》云："鼠李，一名赵李，一名皂李，一名乌槎。"

　　《本草图经》云："鼠李，即乌巢子也。故叶如李子。实若五味子，色瑿黑，其汁紫色。味甘苦。"

　　《本草衍义》云："鼠李即牛李子也。木高七八尺。叶如李，但狭而不泽。子于条上四边生，生时青，熟则紫黑色。至秋叶落，子尚在枝。"

　　鼠李一名冻绿。鼠李科。落叶乔木。叶互生，椭圆状长椭圆形，有细锯齿。春季开小型黄绿色花，生于叶腋，成伞形。果实黑色球形。产于我国中部。叶煮汁作绿色染料。木材作薪炭。

109　漆 (qī 七)

　　《诗经·唐风·山有枢》："山有漆。"
　　《诗经·秦风·车邻》："阪有漆，隰有栗。"
　　《诗经·鄘风·定之方中》："椅桐梓漆。"朱熹注云："漆，木之液粘黑，可饰器物，四木皆琴瑟之材也。"

　　《说文》云："漆，木作桼。木汁。可以䰍物。"《左传》："卫文公徙居楚邱，树榛、栗、椅、桐、梓、漆。"《周礼·夏官》："豫州，其利林、漆、丝、枲。"《庄子》："漆可用，故割之。"《淮南子》："蟹见漆而不干。"
　　《魏志·华佗传》："佗授以漆叶青粘散，云服之去三虫。"
　　《神农本草经》云："干漆主绝伤。生漆主长虫。"
　　《名医别录》云："干漆生汉中川谷，夏至后采干。"陶隐居注云："畏漆人乃致死。外气亦能使身肉疮肿。仙方用蟹消之为水。"
　　《神农本草经》云："漆，木高三二丈，皮白，叶似椿，花似槐，子若牛李，木心黄。六月七月以竹筒钉入木中取之。"
　　漆是漆树科的漆树。落叶乔木，高达三十米。有乳汁。小枝粗壮。奇数羽状复叶，小叶7～13个，椭圆形或卵状披针形，全缘，下面微有毛。初夏开黄绿色小花，杂性或雌雄异株，圆锥花序腋生。核果扁球形，黄色。产于我国山东至甘肃一带。生长8～40年间可割漆。中果皮含有油脂（漆蜡），种仁含有油。木材黄色，细致，可作细木工用。

110 栲（kǎo 考）

《诗经·小雅·南山有台》云："南山有栲。"《毛传》云："栲，山樗。"

《尔雅》云："栲，山樗。"郭注云："栲似樗，色小白，生山中，因名云。亦类漆树。"

陆玑《诗疏》云："山樗与下田樗无异，叶似差狭耳。方俗无名此为栲者。今所云栲者，叶如栎木，皮厚数寸，可为车轴，或谓之栲。郭云栲似樗，色小白，生山中，因名云，亦类漆树。俗语：櫄、樗、栲、漆，相似如一。"

郝懿行《尔雅义疏》云："《说文》杻，山樗也。杻通栲。《诗经·山有栲》，南山有栲。正义引舍人曰：栲名山樗。《尔雅》释文引方志云：櫄、樗、栲、漆，相似如一。櫄，《说文》作杶，即今之椿，其叶类樗而香，可啖。山樗叶似樗而多锯齿。"

栲是山毛榉科栲属植物的总称。常绿高大乔木。叶长椭圆状披针形或披针形，常全缘，下面密被褐色鳞状毛，叶柄长 9 毫米左右。春季开花，雌雄同株。果穗长达二十厘米，总苞球形，密生展开而有分枝的刺，全包果实，隔年成熟。耐荫。大材坚硬致密，可作支柱、轮轴、船橹等；树皮含鞣质，可提栲胶或染鱼网；种子含淀粉，可供食用。

111　樗（chū 初）

《诗经·豳风·七月》："采荼薪樗。"

《诗经·小雅·我行其野》："蔽芾其樗。"《毛传》曰："樗，恶木也。"

《说文》云："樗，樗木也。"段玉裁注云："豳风、《小雅》《毛传》皆曰：'樗，恶木也。'惟其恶木，故豳人只以为薪。小雅以俪恶菜，今之臭椿树是也。所在有之。有一种叶香者可食。"

《尔雅》云："雗由樗茧。"郭注云："食樗叶。"郝懿行疏云："雗由者，樗茧，棘茧之总名也。樗即臭椿。"

《庄子·逍遥游》云："吾有大树，人谓之樗，其大本拥肿而不中绳墨，其小枝曲拳而不中规矩。立于途，匠者不顾。"

陆玑《诗疏》云："樗树及皮皆似漆，青色耳，其叶臭。"

《唐本草》将樗木并在椿木叶条下。《药性论》称之为樗白皮。肖炳称之为樗皮。

《本草图经》云："椿木、樗木形干大抵相类，但椿木实而叶香，可噉，樗木疏而气臭，膳夫亦能熬去其气。北人呼樗为山椿，江东人呼为鬼目，叶脱处有痕如樗蒲子，又如眼目，故得此名。"

按"采荼薪樗"的"樗"，即《唐本草》的樗木。樗木是臭椿，椿木是香椿，二者功用相同。《唐本草》将樗木并在椿木条下。其实二者是不同科属植物。

樗是苦木科植物臭椿。落叶乔木，高约二十公尺，树皮灰色，不裂。小枝粗壮。羽状复叶。夏季开白绿色花。小翅果椭圆状矩圆形，中部一种子。抗旱性强，耐烟尘，萌芽性强，生长快。木材粗硬，不耐水湿，供制胶合板、建筑、造纸等用。叶可养樗蚕。种子可榨油。叶煮汁洗疥疮风疽，根止痢。

112　栩 (xǔ 许)

《诗经·小雅·黄鸟》："黄鸟黄鸟，无集于栩。"

《诗经·唐风·鸨风》："肃肃鸨羽，集于苞栩。"《毛传》："栩，柞栎也。"

《说文》："栩，柔也。其皂一曰样。"又云："柔，栩也。样，栩实也。"段氏注："《说文》皆栩、柔、样为一木。样、橡正俗字。《尔雅》旧注：柔实为橡子，以橡壳为柔斗。"

《尔雅》云："栩，杼。"又云："栎，其实梂。"郭璞注："栩，柞树。"

陆玑《诗疏》云："栩，今柞栎也，徐州人谓栎为杼，或谓之为栩。其子为皂，或言皂斗。其壳为汁，可以染皂。今京洛及河内多言杼斗，或云橡斗，谓栎为杼，五方通语也。"

郑樵《通志略》云："栩，柞木。"《风土记》云："吴越之间，名柞为栎。"《古今注》云："杼实为橡。"

《证类本草·卷十四》橡实条，掌禹锡云："按《尔雅》云：栩，杼。释曰：栩一名杼。郭云柞树。《诗·唐风》云：'集于苞栩。'"又苏颂《本草图经》云："柞、栎、杼、栩，皆橡实之通名。"

栎的种类极多。他们的果实为坚果，都有总苞（即壳斗）。壳斗可以染皂。其种子脱去涩味后可食。他们的名称在古书上所见的有：栎、柞、柞栎、械、杼、栩、橡、槲、栲、槠（苦槠）、椆（甜槠）、朴枹、槲橛、采、枥等。每个名称所指具体植物，各书都不一致。有时同一个名字指几个不同的植物，有时同一个植物又有几个不同的名称。因此，《诗·唐风》"集于苞栩"的"栩"，只能说是栎的一种。所指具体植物很难肯定。

113　栎 (lì 历)

《诗经·秦风·晨风》："山有苞栎。"郑《诗笺》云："柞，栎也。"

《尔雅》云："栎，其实梂。"郭云："有梂彚自裹。"

陆玑《诗疏》云："苞栎，秦人谓柞栎为栎，河内人谓木蓼为栎。椒樧之属也，其子房生为梂，木蓼子亦房生。"

按木蓼：《唐本草》有木天蓼。苏颂《本草图经》云："木高二三丈，三四月开花，似柘花，五月采子，子作毬。"

《山海经·西山经》："白于之山，其下多栎。"又《中山经》云："勾栎之山，其木多栎。"郭璞注云："栎即柞。"

《淮南子·时则训》云："十二月其树栎。"高诱注云："栎，可以为车毂，木不出火，惟栎为然。"《尔雅·释文》引舍人云："栎实名梂也。"孙云："栎实，橡也，有梂彚自裹。"

《唐本草》云："橡实，一名杼斗，槲、栎皆有，以栎为胜。"

《本草图经》："橡实，栎木子也。木高二、三丈，三、四月开黄花，八、九月结实，其实为皂。《诗经·秦风》云：'山有苞栎。'"

根据上述资料，"山有苞栎"的"栎"，即《唐本草》的橡实。《本草图经》谓橡实为栎木种子。

《本草纲目·卷三十》橡实条，李时珍曰："栎有二种：一种不结实者，其名曰棫，其木心赤，诗云'瑟彼柞棫'是也；一种结实者，其名曰栩，其实为橡。"

按今日的"栎"，是山毛榉科植物泛称。如麻栎、青冈栎、白栎、高山栎等，在古书上均称之为栎。

114　檴 (huò 惑)

《诗经·小雅·大东》："无浸檴薪""薪是檴薪"。

檴字有两种解释：一释为砍木，一释为檴木。

（一）释为砍木

檴薪，即砍下的木柴。

（二）释为檴 (huà 化) 木

《说文》云："檴，檴木也。"段玉裁注云："《释木》：'檴，落。'郭云：'可以为杯器素。'按《小雅》'薪是檴薪'。笺云：'檴，落，木名也。'陆云：'依郑则字宜木傍。'檴、檴古今字也。司马相如《上林赋》字作华。师古曰：'华即今之桦，皮贴弓者。'《庄子》'华冠'，亦谓桦皮为冠也。"

《尔雅》云："檴，落。"郭注云："可以为杯器素。"郝懿行疏云："《说文》：'檴木也。'以其皮裹松脂，读若华，或作檴。《系传》云：'此即今人书桦字。'今人以其皮卷之，燃以为烛。裹松脂，亦所以为烛也。《诗经》'无浸檴薪'，郑笺：'檴落，木名也。'陆玑疏云：今椰榆也。其叶如榆，其皮坚韧，剥之长数尺，可为绲索，又可为甄带。其材可为杯器。"

按：檴、檴同指桦 (huà 化) 木而言。

《证类本草·卷十四》有桦木，其皮味苦、平，无毒。主诸黄疸，浓煮汁饮之，堪为烛。

《本草衍义》云："桦木，取皮上有紫黑花匀者，裹鞍、弓、鞳。"此与颜师古注《上林赋》，谓樺即桦，皮贴弓者。其义相合。

但是毛晋《陆疏广要》云："按大东篇，樺字从禾，与八月其穑的穑字同，故《毛传》及吕严诸家俱云刘也。今《尔雅》、陆疏俱释木名，确与本章无涉。"

按：桦木亦名白桦，是桦木科落叶乔木。高可达二十五米。树干端直。树皮白色，纸状，分层脱落。先叶开花，花单性，雌雄同株，柔荑花序。果序单生，下垂，圆柱形。坚果小，两侧具宽翅。喜光，耐寒，为绿化造林优良树种。木材供制胶合板、矿柱用。树皮可提白桦油，供制化妆品香料用。古代用桦皮卷蜡而成的烛名桦烛。唐代白居易诗云："宿雨沙堤润，秋风桦烛香。"宋代苏轼诗云："小院檀槽闹，空庭桦烛烟。"说明桦烛在唐、宋时为人们喜用。

115　栵 (lì 例)

《诗经·大雅·皇矣》："其灌其栵。"

栵有两种解释：一释为小木丛生，二释为茅栗的一种。

（一）释为小木丛生，或树木成行列。

《说文》云："栵，栭也。"段玉裁注云："栵，栭也。《大雅》'其灌其栵'。《毛传》曰：'栵，栭也。'栭与灌为类，非木名，谓小木丛生者。"或云：栵，树木成行列。

（二）释为栭栗

《尔雅》云："栵，栭。"郭注云："树似槲檖而卑小，子如细栗，可食。今江东亦呼为栭栗。"郝懿行疏云："《诗经》'其灌其栵'。陆玑云：'叶如榆，木理坚韧而赤，可为车辕，今人谓之芝檽也。'郭云似榔橄者，今榔树似栎亦似栗而实小细栗，即今茅栗也。江淮之间呼小栗为栭栗。《广韵》云：楚呼为茅栗也。"

茅栗是山毛榉科栗属植物。小乔木或灌木，高达十米；幼枝被短柔毛。叶片长椭圆形至长圆披针状，先端渐尖，基部圆形，有的是亚心形或宽楔形，边缘有粗锯齿，下面绿色并有鳞片状腺点。总苞直径3～4厘米，有稀疏毛刺。坚果3～7个，直径1厘米左右。

116　梅（méi）

《诗经·秦风·终南》："终南何有，有條有梅。"《毛传》云："梅，柟也。"（柟，nán 楠）

梅有三种解释：一释为梅实，二释为梅花树，三释为柟（即楠木）。《诗经·秦风·终南》诗句中的"梅"，按毛传所注，应释为楠木。

按"柟（nán 南）"字，古作"梅。"《尔雅》云："梅，柟。"郭注云："似杏实，酢。"《说文》云："柟，梅也；梅，柟也，可食。梅，或作楳。"《尔雅》、郭璞、《说文》皆以"梅、柟"为可食之酸梅。

后来梅与柟分释为二物。陆玑疏云："梅树皮叶似豫樟。豫樟叶大如牛耳，一头尖，赤心，华赤黄，子青不可食。柟叶大，可三四叶一蔟，木理细致于豫樟，子赤者材坚，子白者材脆。"

陈藏器《本草拾遗》云："柟木枝叶，味苦、温、无毒。主霍乱，煎汁服之。木高大，叶如桑，出南方山中。"郭注《尔雅》云："柟，大木，叶如桑也。"

王船山《诗经稗疏》云："有條有梅。梅亦有二：一则今之所谓梅，冬开白花，结实酸者。一则《毛传》所谓'柟'，今四川所出大木，大数十围者。"

按柟与楠字同。南方之木，字从南。又名楠材。

《名医别录》云："楠材，微温。主霍乱吐下不止。"

《本草纲目·卷三十四》楠条，李时珍曰："楠木生南方，而黔、蜀诸山尤多。其树直上，童童若幢盖之状，枝叶不相碍。叶似豫樟，而大如牛耳，一头尖，经岁不凋，新陈相换。其花赤黄色。实似丁香，色青，不可食。干甚端伟，高者十余丈，巨者数十围，气甚芬芳。色赤者坚，白者脆。"

《本草衍义》云："楠材，今江南等路造船坊皆用此木也。缘木性坚而善居水。久则多中空，为白蚁所穴。"

楠是樟科植物各种楠的泛称。常绿乔木，叶广披针形或倒卵形，革质，下面有毛。花小，圆锥花序。核果小球形，基部有宿存的萼片。产于四川、湖北等地。品种很多，如紫楠、大叶楠、红楠、宜昌楠等。木材富于香气。

117　楚（chǔ）

《诗经·秦风·黄鸟》："交交黄鸟，止于楚。"

《诗经·唐风·葛生》："葛生蒙楚。"

《诗经·唐风·绸缪》："绸缪束楚。"

《诗经·王风·扬之水》："不流束楚。"

《诗经·周南·汉广》："言刈其楚。"

《说文》："楚，丛木。一名荆也。"段玉裁注："丛木，泛词。竹部荆下曰：楚木也。荆、楚是异名同实。"

《本草纲目·卷三十六》牡荆条下云："牡荆一名楚。"李时珍曰："古者刑杖以荆，故字从刑。其生成丛而疏爽，故又谓之楚。荆楚之地，因多产此而名也。"

按李时珍所云，楚即牡荆。《唐本草》注云："牡荆茎劲作树，不为蔓生，故称之为牡，非无实之谓也。"

牡荆同名异物有三：

（一）释为《名医别录》的牡荆。

《名医别录》云："牡荆实，味苦、温，无毒。主除骨间寒热。通利胃气，止咳逆下气。荆叶：味苦、平，无毒。主久痢，霍乱转筋，血淋，下部疮，湿薤薄脚，主脚气肿满。"

《本草图经》云："牡荆即作棰杖者，俗名黄荆是也。枝茎坚劲，作科，不为蔓生，故称牡。叶如蓖麻，更疏瘦，花红作穗。实细而黄，如麻子大。或云即小荆也。"

《本草纲目》云："牡荆，樵采为薪。年久不樵者，其树大如碗也。其木心方。其枝对生，一枝五叶或七叶。叶如榆叶，长而尖，有锯齿。五月杪间开花成穗，红紫色。其子大如胡荽子，而有白膜皮裹之。有青、赤二种：青者为荆，赤者为楛。嫩条皆可为筥囤。"

牡荆是马鞭草科落叶灌木，小枝方形。叶对生，掌状复叶，小叶3～5片，两面绿色，边缘具粗齿。圆锥花序顶生。花冠淡紫色。果实名"黄荆子"，可提取芳香油。

（二）牡荆亦是溲疏的异名

《证类本草·卷十二》牡荆实条下，陶隐居注云："李当之《药录》乃注溲疏下云：'溲疏一名阳栌，一名牡荆，一名空疏。皮白中空，时有节，子似枸杞子，赤色，味甘、苦。冬月熟'。"又苏颂《本草图经》引陶隐居《登真诀》云："《六甲阴符》说：牡荆，一名羊栌，一名空疏。理白而中虚，断植即生。"

（三）《本草衍义》指牡荆为栾荆

栾荆是《唐本草》新收的药。《唐本草》注云："按其茎叶都似石南，干亦反卷，经冬不死，叶上有细黑博者真也。今雍州所用者是。而洛州乃用石荆当之，非也。"

《本草衍义·卷十三》蔓荆实条云："蔓荆、牡荆，纷纠不一。后条有栾荆，此（指栾荆）即是牡荆也。子青色，如茱萸，不合更立栾荆条。注（指《唐本草》注）中妄称石荆当之，其说转见穿凿。"又同书卷十五栾荆条云："栾荆即前所谓牡荆也，不合更立此条。"此为寇氏指牡荆为栾荆。

　　以上三种解释，以第一种为可信。第二种释溲疏和第三种释为栾荆，皆不可信。《本草纲目·卷三十六》栾荆条云："按许慎《说文》云：'栾，似木兰。'木兰叶似桂，与苏恭（即苏敬）所说叶似石南者相近。苏颂所图者即今牡荆，与《唐本草》者不合。栾荆是苏恭收入本草，不应自误。盖后人不识栾荆，遂以牡荆充之，寇氏亦指栾荆为牡荆耳。"

《诗经》药物考辨兽类卷三

118　发 (fà)

《诗经·鄘风·君子偕老》:"鬒发如云,不屑髢也。"(鬒,zhěn 音诊,发黑而密。髢 dì 音第,假发制的髻。)

《诗经·小雅·都人士》:"绸直如发","卷发如虿。"(虿,chài,蝎子。蝎子行走时尾部向上翘,用它比喻女子两鬓旁边向上卷曲的短发。)

《诗经·小雅·采绿》:"予发曲局。"

《诗经·鲁颂·閟宫》:"黄发台背,黄发儿齿。"

《说文》:"发,头上毛也。"《素问》:"肾之华在发。"王冰注:"肾主髓,脑者髓之海,发者脑之华,脑减则发素。"滑寿注:"肾华在发,发者血之余。"叶世杰《草木子》:"精之荣以须,气之荣以眉,血之荣以发。"李时珍引昆斋吴玉《白发辨》:"言发之白,虽有迟早老少,皆不系寿之修短,由祖传及随事感应而已。"

《素问·上古天真论》:"女子七岁肾气盛,齿更发长;……四七筋骨坚,发长极;五七阳明脉衰,发始堕;六七三阳脉衰于上,面皆焦,发始白。……丈夫八岁肾气实,发长齿更;……五八肾气衰,发堕齿槁;六八阳气衰竭于上,面焦,发鬓颁白;……八八则齿发去。"

《神农本草经》有发髲(音被)及《名医别录》有乱发皆作药用。

《神农本草经》:"发髲,味苦、温。主五癃关格不通,利小便水道。小儿痫,大人痓。"

《名医别录》云:"乱发,微温,主咳嗽五淋,大小便不通,小儿惊痫,止血鼻衄,烧之吹内立已。"

按头发烧炭名血余炭,至今仍作止血药用。

119　齿 （chǐ）

《诗经·鲁颂·閟宫》："黄发儿齿。"

　　《说文》："齿，口龂骨也。"又云："龂，齿本（根）肉也。"又云："男八月生齿（乳齿），八岁而龀（换成齿）。女七月生齿，七岁而龀。"郑注《周礼》曰："人生齿而体备，男八月、女七月而生齿。"

　　《素问·上古天真论》："女子七岁肾气盛，齿更发长；……三七肾气平均，故真牙生而长极。……丈夫八岁肾气实，发长齿更；……三八肾气平均，故真牙生而长极；……五八肾气衰，发堕齿槁；……八八则齿发去。"

　　《名医别录》云："人牙齿，平，除劳，治疟，蛊毒气。入药烧用。"

120　猱 （náo）

《诗经·小雅·角弓》："毋教猱升木。"《传》云："猱，猨属。"笺云："猱之性善登木。"

　　《说文》云："猱作夒，云母猴似人。"又云："猴，夒也，为母猴也。"《初学记》引孙炎曰："猱，母猴也。"

　　《尔雅》云："猱蝯，善援。"郭注："便攀援。"《广雅》云："猱狙，猕猴也。"

陆玑《诗疏》云:"猱,猕猴也。楚人谓之沐(母)猴,老者为玃,长臂为猨,猨之白腰者为狦胡。狦胡、猨骏捷于猕猴,其鸣嗷嗷而悲。"《楚辞·招隐士》:"猕猴兮熊罴,慕类兮以悲。"

《类篇》:"猱,兽名,如猕猴,健捕鼠。"

邢昺《尔雅疏》:"猱,一名蝯,善攀援树枝。"

《诗经》云:"毋教猱升木。"其义为猱上树用不着教,自然会爬树的。说明猱亦生活在树木上。《埤雅》云:"狖一名猱,轻捷善缘木,大小类猿,尾作金色,今俗谓之金线绒,生川峡深山中。人以药矢射之,取其尾为卧褥鞍被坐毯。"

或云猱是猿类,体矮小,形似松鼠,被黄色丝状软毛,头圆,吻短,鼻孔侧向,无颊嗛及臀庀,耳上有白色长丛毛,指有钩爪,独后肢拇指为扁爪,尾长,生密毛,栖树上。

121　马 (mǎ)

《诗经·鄘风·干旄》:"良马四之。"

《诗经·鲁颂·泮水》:"其马跷跷。"

《诗经·小雅·角弓》:"老马反为驹。"

《诗经》中歌颂马的诗句很多。随着马的年龄、性别、颜色的不同,而赋予的名称亦很多。在诗经时代,对养马十分重视。马不仅在生产、运输上有重要用途,而且在国防上也有十分重要的作用。古代的国防力量,主要靠兵车,驾一辆兵车要四匹良马。《诗经·鄘风·定之方中》有"骍牝三千",指出养了许多好马(马七尺以上为骍)。

马以西北产为胜。《名医别录》云:"马出云中。"云中即山西大同地区。

《神农本草经》云："白马茎，味咸、平。主伤中脉绝，阴不起，强志益气，长肌肉，肥健，生子。"

马是哺乳纲马科动物。耳小，直立，面长，颈上缘及尾有长毛。四肢强健，内侧有附蝉，仅有第三趾很发达，趾端为蹄，其余各趾退化。毛色复杂，有骝、栗、青、黑、白等色。性温驯而敏捷。3～4岁能生殖，娠期11个月，每胎生一仔。寿命约30年，可作乘、挽、驮及拉磨用。肉、乳可供食用。

马被人驯化很早。龙山文化各遗址出土物，有家畜和野兽骨骼，以狗骨、猪骨为最多，马骨、牛骨、鹿骨等次之。

122　牛 (niú)

《诗经·小雅·无羊》："谁谓尔无牛。九十其犉。"

《诗经·周颂·良耜》："杀其犉牡。"

《诗经·周颂·我将》："维羊维牛。"

《诗经·周颂·丝衣》："自羊徂牛。"

《诗经·王风·君子于役》："羊牛下来。"

《说文》："牛，事也，理也。凡牛之属，皆从牛。"段玉裁注云："事也者，谓能事其事也，牛任耕。理也者，谓其文理可分析也。庖丁解牛，依乎天理。"《说文》又云："犉，黄牛黑唇也。诗曰：九十其犉。"《尔雅·释畜》云："黑唇，犉。"《毛传》云："黄牛黑唇曰犉。"

《本草纲目》："牛齿有下无上，察其齿而知其年，三岁二齿，四岁四齿，五岁六齿，六岁以后，每年接脊骨一节也。牛角胎曰鰓，嚼草复出曰齝。"

《神农本草经》云："牛角鰓，下闭血瘀血疼痛，女人带下血。髓补中填骨髓。胆可丸药。"

《诗经》记载牛的诗句很多。随着牛的年龄、性别、颜色、角的有无及地区的不同，有各种不同的名称。陈藏器《本草拾遗》云："牛有数种，《神农本草经》不言黄牛、乌牛、水牛，但言牛尔。南人以水牛为牛，北人以黄牛、乌牛为牛。"

牛是哺乳纲牛科动物。反刍家畜。种类很多，有黄牛、水牛各种。黄牛产于我国北方。毛呈黄色或红棕色或黑色。成熟较早，一岁半可生殖。妊娠期约 9 个月，寿命约 25 年。水牛产于我国南方，体粗壮，毛稀疏，多灰黑色。角粗大而扁，向右方弯曲。皮厚，汗腺不发达，热时喜浸水散热。腿短蹄大，适于水田耕作。成熟迟于黄牛，2.5～3岁生殖。妊娠 325 日左右。怕冷。为我国南方水稻地区重要役力。

《诗经》所讲的牛当是黄牛。因《诗经》是古代黄河流域作品，而黄牛产于北方。所以《诗经》中的牛，指的是黄牛。

而《神农本草经》所讲的牛，包括有水牛。《神农本草经》中有牛角䚡作药用。水牛有角，黄牛角不明显。所以《神农本草经》中牛角䚡来源似指水牛。《名医别录》云："水牛角疗时气寒热头痛。"这是一个有力的佐证。

牛被人驯化很早。龙山文化各遗址出土物，有家畜和野兽的骨骼，以狗骨、猪骨为最多，马骨、牛骨、鹿骨等次之。

123 羊 (yáng)

《诗经·周颂·丝衣》："自羊徂牛。"
《诗经·周颂·我将》："维羊维牛。"
《诗经·小雅·无羊》："谁谓无羊。"
《诗经·小雅·苕之华》："牂羊坟首。"

《诗经·小雅·伐木》："既有肥羜。"
《诗经·召南·羔羊》："羔羊之皮。"
《诗经·郑风·羔裘》："羔裘如濡。"
《诗经·桧风·羔裘》："羔裘逍遥。"

《诗经》记载羊的诗句很多，随羊的年龄、性别、体重、颜色、产地的不同，其名称各异。

《说文》："羊，祥也。象四足尾之形。孔子曰：牛羊之字，以形举之。"又云："羔，羊子也。"又出生五个月的小羊名羜（zhù 苎）。

《名医别录》云："羖羊生河西。"孟诜云："河西羊最佳，河东羊亦好。"《本草纲目》云："生河南者为吴羊。生秦晋者为夏羊。土人二岁而剪其毛，以为毡物，谓之绵羊。"

《神农本草经》："羖羊角，味咸，温。主青盲，明目，杀疥虫，止寒泄。"又云："羚羊角，味咸，寒。主明目，益气，起阴，去恶血注下。"

苏颂曰："羊肉多入汤剂。胡洽方有大羊肉汤，治妇人产后大虚，心腹绞痛。"张仲景治寒疝，有当归生姜羊肉汤。李杲曰："羊肉有形之物，能补有形肌肉之气。故曰补可去弱，人参、羊肉之属。"

羊属哺乳纲牛科。是反刍动物中一个类群的泛称，种类很多。如：绵羊、山羊、岩羊、青羊及各种羚羊（原羚、膨喉羚、藏羚、蒙古羚）。它们的体型大小、个体长短、轻重、毛色的花样、毛质好坏粗细长短疏密、生殖期、妊娠期、寿命等各不相同。其毛可作纺织品，裘皮、羔皮可制皮衣，肉和乳可供食用，羚羊角可作药用，能清热平肝息风。

124 兕 (sì 寺)

《诗经·小雅·何草不黄》:"匪兕匪虎。"

《诗经·小雅·桑扈》:"兕觥其觩。"

《诗经·豳风·七月》:"称彼兕觥。"

《诗经·周南·卷耳》:"我姑酌兕觥。"诗疏:"《礼图》云:'觥大七升,以兕角为之。'"

《尔雅·释兽》:"兕,似牛。"郭注:"一角,青色,重千斤。"

《说文》云:"兕,如野牛,青色,其皮坚厚可制铠。"郑玄注《周礼·司甲》云:"甲今时铠也。"疏曰:"古用皮谓之甲,今用金谓之铠。"段玉裁注云:"野牛,即今水牛,与黄牛别,古谓之野牛。《尔雅》云似牛者,似此也。"郭注《山海经》曰:"犀似水牛猪头痹脚。兕亦似水牛,青色一角,重三千斤。"

刘恂《岭表录异》云:"犀有二角:一角在额上兕犀;一角在鼻上为胡帽犀。"

《国语·楚语》云:"巴浦之犀、犛、兕、象。"《说文》云:"犀,徼外牛,一角在鼻,一角在顶,似豕。犛,西南夷长髦牛也。"

《尔雅翼》云:"兕与牸字音相近,犹羖音近牯,以其为羭之牯,熊音近雄,以其为罴之雄。"李时珍曰:"牸一名兕,亦曰沙犀。大抵犀、兕一物,古人多言兕,后人多言犀。北音多言兕,南音多言犀。"

《本草纲目》以兕为犀的释名。其意为兕即犀的别名。

按李时珍所云,兕为犀的一种。兕一名沙犀。

《神农本草经》:"犀角,其味苦,寒。主百毒、蛊疰、邪鬼瘴气,杀钩吻、鸩羽、蛇毒,除邪,不迷惑魇寐。"

《名医别录》云："犀角酸，咸，微寒，无毒。疗伤寒瘟疫头痛，寒热诸毒气。"

犀牛是哺乳纲犀科动物。种类很多。体粗大，吻上有一或二角。前肢三或四趾，后肢三趾。门齿不发达，无上犬齿。毛极稀少，皮肤厚而韧，多皱襞，色微黑。以植物为食。肉可食，皮可制鞭、盾，角能清热解毒。

按犀产于南方，而《诗经》中有犀。说明在《诗经》时代黄河流域有犀存在。《孟子·滕文公下》云："周公相武王，……驱虎、豹、犀、象而远之。"可见在周朝时，黄河流域大地上有虎、豹、犀、象等野兽存在。近年陕西地区出土文物中有象骨，说明古代黄河流域确有犀、象等动物存在的。

125　象（xiàng）

《诗经·鲁颂·泮水》："来献其琛，元龟象齿。"
《诗经·鄘风·君子偕老》："象之掃也。"
《诗经·小雅·采薇》："象弭鱼服。"

《说文》："象，象耳、牙、四足之形。"

《本草图经》："《尔雅》云：南方之美者，有梁山之犀、象焉。今多出交趾，潮、循州亦有之。彼人捕得，争食其肉。世传荆蛮山中，亦有野象。盖左氏传所谓楚师燧象，以奔吴军，是其事也。"

《肘后方》："治箭并金折在肉中，细刮象牙屑，以水和，傅上即出。"

《本草衍义》："象牙，取口两边各出一牙下垂夹鼻者，非口内食齿，齿别入药。今为象笏者，是牙也。"

最初将象牙录于本草的是陈藏器《本草拾遗》。到《开宝本草》正式收为正品药。

象属哺乳纲象科。为陆地上最大的动物。体高约 3 米，皮厚毛稀，肢粗如柱。鼻与上唇愈合成圆筒状长鼻，鼻端有指状突起一至两个。上颌门齿大而长名象牙，是上等手工艺原料，亦可作药用。其皮和胆也入药。

按象出在南方。《诗经》所讲的"象"，似乎在《诗经》时代，黄河流域也有"象"的存在。《孟子·滕文公下》云："周公相武，……驱虎、豹、犀、象而远之。"可见在周朝时，黄河流域有虎、豹、犀、象等野兽存在。

1973 年在我国甘肃合水县发现剑齿象化石，体长约 8 米，高约 4 米，门齿长 3.03 米，是目前世界上已发掘的个体最大、保存最完整的剑齿象化石，名黄河剑齿象，一种黄河古象。由此可见黄河古代确有象生活。

126　鹿 (lù)

《诗经·小雅·鹿鸣》："呦呦鹿鸣。"

《诗经·小雅·小弁》："鹿斯之奔。"

《诗经·豳风·东山》："町疃鹿场。"

《诗经·召南·野有死麕》："野有死鹿。"

《诗经·大雅·桑桑》："瞻彼中林，甡甡其鹿。"

《诗经·小雅·吉日》："麀鹿麌麌。"《传》曰："鹿牝曰麀。"

《说文》："鹿，鹿兽也。象头角四足之形。"

《本草纲目》："鹿，头侧而长，高脚而行速。牡者有角，夏至则解，俗称马鹿。牝者无角，俗称麀鹿，孕六月而生子。"《说文》："麀，牝鹿也。"《尔雅》："鹿，牝麀。"

《神农本草经》："鹿茸，味甘温。主漏下恶血，寒热惊痫，益气强志，生齿不老。"又云："鹿角，主恶疮痈肿，逐邪恶气留血在阴中。"

从"瞻彼中林，牲牲其鹿""鹿斯之奔"等诗句看，有众多的鹿在树林中奔驰。说明当时有很多地方未被开发，所谓"草木畅茂，禽兽繁殖。"

《春秋·庄公十七年》："冬多麋。"杜预注："麋多，则害五稼（庄稼），故以灾书。"（山东半岛上鲁国）

鹿被人类很早用作食物。龙山文化各遗址出土物，就有鹿骨。

鹿是哺乳纲鹿科动物中一个类群的泛称。种类很多。有梅花鹿、毛冠鹿、白唇鹿、黑鹿（水鹿）、赤鹿（马鹿）……其中梅花鹿体长约1.5米；毛色夏季栗红色，有许多白斑，状似梅花；冬季烟褐色，白斑不显著，颈部有鬣毛。雄性第二年起生角，角每年增加一叉，五岁后共分四叉而止。栖于森林的丘陵地区。每胎一仔，偶或二仔。肉可食，皮可制革，鹿茸、鹿胎、鹿脯、鹿鞭、鹿尾、鹿肾、鹿骨都能助阳温肾，现已进行人工驯养、繁殖。

127　麟 (lín)

《诗经·周南·麟之趾》："麟之角，振振公族。"

《说文》："麟，大牡鹿也。"《玉篇》："麟，大麚也。"《公羊传》："麟者，仁兽也。"《毛诗传》："麟仪而应礼。"

陆玑《诗疏》云："麟，麕身，牛尾，马足，黄色，圆蹄，一角，角端有肉，音中钟吕，行中规矩，游必择地，详而后处，不履生虫，不践生草，不群君，不侣行，不入陷阱，不罹罗纲，王者至仁则出，今并州界有麟，大小如鹿，非瑞麟也。”

按麟是大雄鹿。古代传说称为麒麟，被描写为鹿角、牛尾、马蹄、头上一角的动物。古人认为是仁兽。所谓“仁兽”，即严粲《诗缉》所说：“有足者宜踶（踢），唯麟之足，可以踶而不踶。有额者宜抵，唯麟之额可以抵而不抵。有角者宜触，唯麟之角，可以触而不触。”

麟很像麋鹿，属哺乳纲鹿科。体长二余米，肩高一米余。毛色淡褐，背部较浓，腹部较浅。雄的有角，多回二叉分枝，形状比较整齐。尾长，尾端下垂到脚踝。过去一般认为它的角似鹿非鹿，头似马非马，身似驴非驴，蹄似牛非牛，故名“四不像”。性温驯，以植物为食。是我国特产动物，野生种已不少见。现在北京动物园等处有饲养。

128　麇（jūn 军）

《诗经·召南·野有死麇》：“野有死麇。”

麇，《说文》云：“麇，獐也。”《尔雅》：“麇，牡麇。”郭注：“《诗经》曰：麀鹿麌麌。郑康成解即谓此也。但重言耳。”郝懿行疏云：“獐似麇而黄黑色，比鹿为小也。麇或作麏。《诗经》：野有死麇。释文引《草木疏》云：麏，獐也。青州人谓之麏獐。郑注《考工记》云：齐人谓麇为獐。按古人言獐头鼠目，其性多疑善顾。”

《本草纲目》：“獐，秋冬居山，春夏居泽。似鹿而小，无角，黄黑色，大者不过二三十斤。雄者有牙出口外，俗称牙獐。其皮细软，胜于鹿皮。”崔豹《古今注》：“獐有牙而不能噬，鹿有角而不能触。”

《名医别录》：“獐骨：微温，主虚损泄精。肉：补益五脏。髓：益气力，悦泽人面。”

麋即獐，一名河麂、牙獐。属哺乳纲鹿科。体长近一米。雌雄都无角。雄獐犬齿发达，形成獠牙，故名牙獐。毛粗长，黄褐色。行动敏捷，善跳跃，能游泳。每胎产3～6仔。产于长江中下游及东南沿海芦滩。肉可食，皮可制革。

129　兔 (tù)

《诗经·王风·兔爰》："有兔爰爰。"
《诗经·小雅·瓠叶》："有兔斯首，炮之燔之。"
《诗经·小雅·小弁》："相彼投兔。"
《诗经·小雅·巧言》："躍躍毚兔，遇犬获之。"
《诗经·周南·兔罝》："肃肃兔罝。"

《说文》："兔，兽也。象兔踞，后其尾形。"《尔雅》："兔子，嬎。"郝懿行疏云："嬎，训疾。兔生子极易，恒疾而速。故兔的血和脑，主胎产也。《论衡·奇怪篇》：'兔舐毫而孕，及其生子从口而出也'。"《风俗通》云："食兔髌多，令人面生髌骨。"陶弘景云："妊娠不可食，令子缺唇。"

《名医别录》："兔头骨，平，无毒。主头眩痛癫疾。骨：主热中消渴。脑：主冻疮。肝：主目暗。肉：主补中益气。"

兔是哺乳纲兔科动物。品种很多，有山兔、草兔、家兔。草兔体长约50厘米，体背面黄褐至赤褐色，腹面白色，耳尖端黑色，尾上面黑色，两侧及下面白色。通常清晨或夜间出穴活动，活动范围常离窝不远。繁殖快。年产3～4窝，每窝约3仔。幼兔产下有毛并已睁眼。产于我国北部，止于长江北岸。肉可食，毛可制毛笔。

长江以南产山兔，耳和尾都短，毛较粗，耳尖不黑，尾上面毛色和体背相似。

130　豕 (shǐ 矢)

《诗经·小雅·渐渐之石》："有豕白蹄。"
《诗经·大雅·公刘》："执豕于牢。"

《说文》："豕，彘也。竭其尾，故谓之豕。"《尔雅》："豕子，猪。"郭注："今亦曰彘，江东呼豨，皆通名。"《说文》云："猪，豕而三毛丛尻者。"

《方言》："猪，北燕朝鲜之间谓之豭，关东西或谓之彘，南楚谓之豨。其子或谓之豚，或谓之貕，吴扬之间谓之猪子。"

《神农本草经》："豚卵，味甘、温。主惊痫癫疾，鬼注蛊毒，除寒热，奔豚，五癃，邪气，挛缩。"

又《诗经·召南·驺虞》："彼茁者葭，壹发五豝。彼茁者蓬，壹发五豵。"豝是母猪。　《说文》云："豝，牝豕也。一曰二岁。"豵(zōng 宗)，小猪。《广雅》："兽一岁为豵，二岁为豝。"

又：《诗经·豳风·七月》："言私其豵，献豜(音坚)于公。"打猎得到豵(小猪)私有，得到豜(三岁大猪)上缴于公。

猪是哺乳纲猪科动物。我国在五六千年前已由野猪驯化而成。体躯肥满，四肢短小。鼻面短凹或平直，耳大下垂或竖立，被毛较粗，有黑、白、或黑白花等色。汗腺不发达，热时喜浸水散热。性温驯，体健壮，适应力强，生长快，成熟早，繁殖力强。半岁至 1 岁能生殖，每胎产仔 6～15 头，寿命 20 年。猪的全身皆可利用。肉和脂肪可供食用，皮、鬃、骨为工业原料，尿、粪可作肥料。

131　犬（quǎn）

《诗经·小雅·巧言》："躍躍毚兔，遇犬获之。"
《诗经·召南·野有死麕》："无使尨也吠。"
《诗经·秦风·驷骥》："载猃歇骄。"

猃，长嘴狗，歇骄，《说文》作猲獢，短喙犬也，即短嘴狗。张衡《西京赋》："属车之篷，载猃猲獢。"张铣注："猃、猲，皆狗也。载之以车也。"

《说文》："犬，狗之有悬蹄者也。孔子曰：视犬之字，如画狗也。"又云："孔子曰：狗，叩也（吠声有节，如叩物也）。叩气吠以守。"又云："尨，犬之多毛者。诗曰：无使尨也吠。"又云："猃，长喙犬也。一曰黑犬黄头。"

《神农本草经》："牡狗阴茎，味咸，平。主伤中，阴痿不起，令强热，大生子，除女子带下十二疾。"

犬即狗。哺乳纲犬科。为人类较早驯化的家畜。耳短直立或长大下垂，听觉、嗅觉灵敏，犬齿锐利，舌长而薄，有散热功能。前肢五趾，后肢四趾，有钩爪。尾上卷或下垂，体表无汗腺。性机警，易受训练。年产两胎。每胎 2～8 仔，寿命 15～20 年。品种很多，其个体大小、长短、高矮、轻重、毛色花样因品种不同而各异。

132　豺 （chái 柴）

《诗经·小雅·巷伯》："投畀豺虎。"

《说文》："豺，狼属，狗声。"《尔雅》："豺，狗足。"郭注："脚似狗。"《埤雅》："豺，柴也。"又曰："瘦如豺"是也。《一切经音义》引《仓颉解诂》："豺似狗，白色，爪牙迅利，善搏噬也。"

《本草纲目》："豺，狼属也。俗名豺狗，其形似狗，前矮后高而长尾，其体细瘦而健猛，其牙如锥而噬物，群行虎亦畏之，又喜食羊。其身如犬，其气臊臭。"

《唐本草》："豺皮，性热，主冷痹脚气。熟之以缠病上即差。"

豺属哺乳纲犬科。体小于狼，毛通常呈棕红色，尾末端黑色，腹部及喉白色，有时略杂有红色。性凶猛，喜群君，袭击小兽，有时甚至能伤害水牛。毛皮可作褥垫。

133　狼 （láng）

《诗经·豳风·狼跋》："狼跋其胡，狼疐其尾。"《毛传》曰："狼，兽名。"

《说文》："狼，似犬，锐头白颊，高前广后。"《尔雅》："狼，牡貛，牝狼，其子獥。"《诗经》云："并驱从两狼兮。"陆玑《诗疏》云："其鸣能小能大，善为小儿啼声，以诱人去。数十步止，其猛捷者，人不能制。"

《孟子》曰："养其一指，而失其肩背，则为狼疾。"《楚语》云："令尹问蓄积，实如饿豺狼然。"《淮南子》云："鸱视而狼顾。"

《本草拾遗》："狼，大如狗，苍色，鸣声诸孔皆涕"（涕，《酉阳杂俎》引作"沸"）。

《毛传》："老狼有胡（朱熹《诗集传》：胡，颔下悬肉也），进则蹶（踬）其胡，退则跲（疐）其尾。进退有难，然而不失其猛。"

《酉阳杂俎》："狼狈是两物，狈前足绝短，每行常驾两狼，失狼则不能动，故世言事乘者称狼狈。"

《外台秘要》："治瘰疬，狼屎灰傅上。"

《子母秘要》："小儿夜啼，狼屎中骨烧作末，服如黍米许即定。"

《圣惠方》："治噎病，用狼喉结曝干，杵末，入半钱于饭内食之，妙。"

以上三方，《证类本草·卷十八》列在豺皮条下，《证类本草》未列"狼"条为正品。

狼是哺乳纲犬科动物。足长，体瘦，尾垂于后肢之间。吻较狗为尖，口较阔，而口裂略深于犬。眼斜，耳竖直不曲垂。毛色随产地而异，通常上部黄灰色，略混黑色，下部带白色。栖息山地和森林间。性凶猛，平时单独或雌雄同栖，冬季往往集合成群，袭击各种野生和家养禽、畜，是畜牧业上主要的害兽。毛皮可制皮衣、褥垫。

134 狐 (hú)

《诗经·卫风·有狐》："有狐绥绥。"

《诗经·邶风·北风》："黄赤匪狐。"

《诗经·小雅·何草不黄》："有芃者狐。"

《诗经·小雅·都人士》："彼都人士，狐裘黄黄。"

《诗经·桧风·羔裘》："狐裘以朝。"

《诗经·邶曲·旄丘》："狐裘蒙戎。"

《说文》："狐，祆兽也，鬼所乘之。有三德：其色中和，小前大后，死则丘首。"《埤雅》："狐，孤也。狐性疑，疑则不可以合类。"

陶弘景云："江东无狐，皆出北方及益州间。形似狸而黄，亦善能为魅。"

《名医别录》："狐阴茎：味甘，有毒。主女子绝产，阴痒，小儿阴颓卵肿。五脏及肠：味苦，微寒有毒。主蛊毒，寒热，小儿惊痫。"

狐是狐类的通称。哺乳纲犬科。品种很多。通常单言"狐"，即指草狐，一名红狐、赤狐。体长约70厘米，尾长约45厘米。毛色差异很大，一般呈黄色、赤褐、灰褐色，耳背黑色或黑褐色，尾尖白色。尾基部有小孔，能分泌恶臭。栖息森林、草原、半沙漠、丘陵地带，居树洞或土穴中，傍晚出外觅食，天明始归。杂食虫类、两栖类、爬行类、小鸟、老鼠和野果等。生殖期结成小群，其他时期单独生活。产于我国北部名北狐，产于南方名南狐，毛皮可做皮衣和皮褥，是兽皮中珍贵的毛皮。在《诗经》时代，狐裘都是贵族享乐的。所谓"彼都人士，狐裘黄黄""狐裘以朝"。

135　貆（huán 桓）

《诗经·魏风·伐檀》："不狩不猎，胡瞻尔庭有悬貆兮。"郑笺云："貉子曰貆。"

貆有两种解释：

（一）释为幼小的貉（hé 河）

《本草衍义》云："貉形如小狐，毛黄褐色。李时珍曰：貉状如狸，头锐鼻尖，斑色。其毛深厚温滑，可为裘服。与獾同穴而异处。其性嗜睡，日伏夜出，捕食虫物。出则獾随之。"

《礼记·考工记》："貉逾汶则死，地气使然也。"

《本草图经》云："貉主元脏虚劣及女子虚惫。"

《说文》以貆为貈。云："貈似狐善睡兽也。"《尔雅》云："貈子，貆。"郭注云："其雌者名豾，今江东呼貉为狭狭。"

按郑笺"貉子曰貆"，则貆即幼小的貉，今日的貉一名狗獾。《本草纲目·卷五一》獾条云："獾又作貆。"

《本草图经》云："獾肉，主小儿疳瘦，杀蛔虫，宜啖之。"

汪颖《食物本草》云："狗獾，处处山野有之，穴土而居。形如家狗，而脚短，食果实。有数种相似。其肉味甚甘美，补中益气，宜人。皮可为裘。"

獾有狗獾、猪獾。单言"獾"指狗獾。猪獾名貒，又名獾狍。

狗獾是哺乳纲犬科动物，一名貉，外形如狐，体较胖，尾较短。尾毛蓬松，吻尖，耳短圆，而颊有长毛。体棕灰色，四肢和胸腹近黑色，眼部各有一片黑褐色斑纹。穴居河谷、山边和田野间。杂食鼠、蛙、鱼、虾和野果、杂草等。产于我国。毛皮可制皮衣、帽等。尾毛可制毛笔。

（二）释貆为貆（huán 环），即豪猪

《山海经·北山经》："谁明之山有兽焉，其状如貆而赤豪。"郭璞注："貆，豪猪也。"

豪猪一名箭猪、刺猪。哺乳纲豪猪科动物。体长约 65 厘米。全身褐色或黑色，有的杂有灰白短毛。肩部至尾，密生长刺，尾短也有刺，刺的末端形成囊状构造。穴居在山脚或山坡中，夜间活动。以植物为食，亦盗食农作物。遇敌时刺竖起，并转身以臀部相向，倒退撞敌。产于我国长江流域。肉可食，刺可作饰物。

136　貔（pí 皮）

《诗经·大雅·韩奕》："献其貔皮。"《毛传》："貔，猛兽也。"孔颖达疏："陆玑疏：'貔似虎，或曰似熊；一名执夷，一名白狐，辽东人谓之白罴。"

《说文》："貔，豹属，出貉国。诗曰：献其貔皮。《周书》曰：如虎如貔。貔，猛兽。"

《尔雅》："貔，白狐，其子豰。"郭注："一名执夷，虚豹之属。"郝懿行疏云："貔出北国，故韩奕云：献其皮也。释文引《诗·草木疏》云：似虎，或曰似罴，一名执夷，一名白狐。其子为豰，辽东人谓之白罴。"

《方言》曰："貔，陈楚江淮之间谓之䝙。北燕朝鲜之间谓之貊。关西谓之狸。"

段玉裁注《说文》貔字云："《方言》所说狸，非貔也。《尔雅》所说白狐，盖亦狸类，非貔也。而皆得貔名者，俗呼之相混也。《说文》《毛传》《尚书传》则皆貔之本义也。"

貔是古籍中的一种猛兽。《史记·五帝纪》："教熊罴貔貅䝙虎，以与炎帝战于阪泉（今河北涿州东）之野。"注云："《尔雅》云：'貔，白狐。'《礼》曰：'前有挚兽，则载貔貅'是也。"

137 熊 (xióng)

《诗经·小雅·斯干》："维熊维罴。"

《诗经·大雅·韩奕》："有熊有罴。"

陆玑《诗疏》云："熊，能攀缘上高树，见人则颠倒自投地而下，冬多入穴而蛰，始春而出，脂谓之熊白。"

《尔雅》云："熊虎醜，其子狗，绝有力，麙。"郭注云："律曰捕虎一购三千，其狗半之。"邢昺《尔雅疏》云："醜，类也，熊虎之类，其子名狗，绝有力名麙。"

祖冲之《述异记》云："东土呼熊为子路。"《庄子》云："熊颈鸟伸。"《孟子》云："熊掌亦我所欲也。"《楚辞·招隐士》云："猕猴兮熊罴，慕类兮以悲。"

《本草图经》："熊形类大豕，而性轻捷，好攀缘上高木，见人则颠倒自投地而下。冬多入穴而藏蛰，始春而出。熊恶盐，食之则死。"

《本草纲目》："熊，春夏膘肥时，皮厚筋弩，每升木引气，或堕地自快，俗呼跌膘，即庄子所谓熊经鸟申也。冬月蛰时不食，饥则舐其掌，故其美在掌，谓之熊蹯。"

《神农本草经》："熊脂，味甘，微寒。主风痹不仁，筋急，五藏腹中积聚寒热羸瘦，头疡白秃，面皯皰。"

熊是熊类的通称。哺乳纲，分熊科和浣熊科。种类很多。熊科的熊有白熊、黑熊（狗熊）、棕熊（及其亚种马熊）、马来熊。浣熊科的熊有浣熊、小熊猫（小猫熊）、大熊猫（猫熊、大猫熊）。我国通常所讲的熊，多指狗熊。体形肥大，最长近两米，尾甚短，长约 7～8 厘米。毛黑色，胸部有一半月形白纹。颈和肩部毛较长。多栖息树林中，

《诗经》药物考辨

杂食，性孤独，不成群。熊能游泳，也能爬树和直立行走。有冬眠现象。熊脂、脂胆、熊肉可制药，毛皮可制褥垫。

138 罴（pí 皮）

《诗经·小雅·斯干》："维熊维罴。"

《诗经·大雅·韩奕》："有熊有罴，赤豹黄罴。"

《说文》："罴，如熊，黄白文"（按罴，繁体作"羆"）。《尔雅》："罴，如熊，黄白文。"郭注："似熊而长头高脚，猛憨多力，能拔树木。关西呼曰貑罴。"

《诗经·斯干》疏引舍人曰："罴如熊，色黄白也。"陆玑疏云："罴，有黄罴，有赤罴，大于熊，其脂如熊白而粗理，不如熊白美也。"

《庄子》云："丰狐文罴，搏于山林，伏于岩穴，夜行昼居，求食江河之上。"

《埤雅》云："罴似熊而大，为兽亦坚中长首高脚，从目，能缘能立。"

《淮南子》云："熊罴之动以攫搏，兕牛之动以觗触。其白生于心之下，盲之上，亦如熊白而粗，秋冬则有，春夏则亡，猛憨多力，能拔大木。"

《尔雅翼》云："罴乃熊类，古文熊者，率与罴连言之。"《山海经》云："嶓冢之山，其兽多罴。"《楚辞·招隐士》云："猕猴兮熊罴，慕类兮以悲。"

《本草纲目·卷五十一》熊条集解云："熊、罴皆壮毅之物，属阳，故书比喻不二心之臣，而诗以为男子之祥也。"

按熊、罴一类二种，罴大于熊，而力尤猛。

黑很像今日的马熊，哺乳纲熊科。体大，长约 2 米。毛褐色；耳有褐黑色长毛；胸部有一宽白纹，延伸至肩部前面；前、后肢黑色。生活在山林地区，杂食性，主食植物幼嫩部分和果实，也吃昆虫。夏季交配，初春生殖，每胎产 1～2 仔。它是棕熊的一个亚种。

139　鼠（shǔ）

《诗经·召南·行露》："谁谓鼠无牙，何以穿我墉。"

《诗经·魏风·硕鼠》："硕鼠硕鼠，无食我黍。"

《诗经·鄘风·相鼠》："相鼠有皮，人而无仪。"

《诗经·豳风·七月》："穹室熏鼠。"

《说文》："鼠，穴虫之总名也。"段氏注："其类不同，而皆谓之鼠。"

陆玑《诗疏》云："樊光谓即《尔雅》鼫鼠也，许慎云鼫鼠五技鼠也。今河东有大鼠，能人立，交前两脚于颈上跳舞，善鸣，食人禾苗，其形大，故序云大鼠也，魏今河东河北县也，诗言其方物宜谓此鼠非今大鼠，又不食禾苗，本草又谓蝼蛄为石鼠亦五技，古今方土名虫鸟，物异名同故异也。"

《尔雅》："鼫鼠。"郭注："形大如鼠，头似兔尾，有毛，青黄色，好在田中食粟豆，关西呼为鼩鼠。"孙炎曰："五技鼠。"许慎云："鼫鼠五技，能飞不能上屋，能游不能渡谷，能缘不能穷木，能走不能免人，能穴不能覆身，此之谓五技。"《荀子》曰："梧鼠五技而穷，能飞不能上屋，能缘不能穷木，能游不能渡谷，能穴不能掩身，能走不能免人，虽多技能，皆有穷极也。"蔡邕《劝学篇》云："硕鼠五能不成一技术。"

《名医别录》："牡鼠，微温，无毒。疗踒折，续筋骨，捣傅之，三日一易。四足及尾：主妇人堕胎易出。肉：热，无毒。主小儿哺露大腹，炙食之。"

　　鼠是哺乳纲啮齿目中一类动物的泛称，它有很多科，各科中又有很多种。它们无犬齿，门齿与臼齿间有空隙。门齿很发达，无齿根，终生继续生长，常借啮物以磨短。上下门齿各一对。大多数种类繁殖极快。主食植物，少数为杂食性。树生或穴居，也有水陆两栖。包括田鼠、家鼠、竹鼠、松鼠、跳鼠、豚鼠等。有的是农林业害兽，如田鼠、仓鼠、沙鼠、鼢鼠、姬鼠等。有的是疾病传播者，如黑线姬鼠、家鼠、田鼠、沙鼠、松鼠等。能传布鼠疫、流行性出血热、钩端螺旋体等病原。

140　狸 (lí 离)

《诗经·豳风·七月》："取彼狐狸。"

　　《说文》："狸，伏兽，似貙。"段氏注云："狸、貙，言二物相似，即俗所谓野猫。"

　　《名医别录》："狸骨，味甘，温，无毒。主风疰、尸疰、鬼疰毒气在皮中，淜躍如针刺者，心腹痛走无常处，及鼠瘘恶疮，头骨尤良。"陶隐居注云："狸类甚多，今此用虎狸，无用猫狸。"

　　《本草图经》云："华佗方有狸骨散，治尸疰。"

　　《千金翼方·卷二十四》治瘘方："狸骨、乌头、黄蘗为散，先食，酒服一钱匕，日三。"

　　《证类本草·卷十七》狸骨条引《淮南子》："狸头治鼠瘘，鼠啮人疮，狸愈之。"

狸属哺乳纲灵猫科。大小像家猫，但较细长，四肢较短。体背灰棕色，从鼻端到头后以及眼上下各有一条白纹，形成花面，故名花面狸，又名白额灵猫，腹面淡黄或灰色。栖息山林中，善攀援，夜间活动，嗜食谷物、果实和小鸟、昆虫等。产于我国长江流域和以南地区。肉可食，味鲜美，毛皮可制裘。

另有山猫亦称狸子，是哺乳纲，猫科。体大如猫。全体浅棕色，有许多褐色斑点，从头顶到肩部有四条棕褐色纵纹，两眼内缘向上各有一白纹。栖息森林、草丛间，常出没于城市近郊。以鸟类为食，常盗食家禽，也吃鼠、蛙、昆虫、果食。毛皮可制裘。由于山猫形态有点似狸，故亦称狸子。

141　猫 (māo)

《诗经·大雅·韩奕》："有猫有虎。"

《说文·新附》："猫，狸属。"《礼记·郊特牲》："迎猫。"为其食田鼠也。陆佃云："鼠善害苗，猫能捕鼠，故字从苗。"段玉裁注《说文》貓字云："貓，虎窃毛谓之貓苗。苗，今之猫字，许书以苗为猫也。苗亦曰毛。《诗经》言有猫有虎。《记》言迎猫迎虎。"

《本草纲目》："猫捕鼠，小兽也。狸身虎面，柔毛而利齿，以尾长腰短，目如金银，及上腭多棱者为良。"又云："猫肉：主劳疰鼠蛊毒。脑：主瘰疬鼠瘘溃烂，同莽草为末，纳孔中。"

《证类本草·卷十七》狸骨条引《肘后方》云："治鼠瘘肿核痛，若已有疮口脓血出者，取猫一物，理作羹如食法，空心进之。"

猫是哺乳纲猫科动物。趾底有脂肪质肉垫，因而行走无声。性驯良。喜捕食鼠类，有时亦食蛇、鱼、蛙等。品种很多。如家猫、山猫

（豹猫、钱猫、狸猫）。

　　家猫性驯良，面圆，齿锐，四肢较短，趾底表有柔肉，行走无声。瞳孔旦暮正圆，白天光线最强时，缩为线形；耳壳能转动，以测音之方向；听觉、视觉均较敏锐，舌面粗糙，密生逆钩，适于舐食附骨之肉；善跳跃及攀援。人多畜之以捕鼠。

142　虎 (hǔ)

　　《诗经·小雅·巷伯》："投畀豺虎。"
　　《诗经·小雅·何草不黄》："匪兕匪虎。"
　　《诗经·大雅·韩奕》："有猫有虎。"《毛传》云："猫似虎而浅毛者也。"

　　《说文》："虎，山兽之君。窃毛谓之虦苗。窃，浅也。"《尔雅》："虎，窃毛谓之虦猫。"郭注："窃，浅也。诗曰：有猫有虎。"
　　《方言》："虎，陈魏宋楚之间或谓季父。江淮南楚之间，谓之李耳，或谓之于菟。自关东西或谓之伯都。"
　　《名医别录》："虎骨，主除邪恶气，杀鬼疰毒，止惊悸，主恶疮，鼠瘘。头骨尤良。"
　　虎是哺乳纲猫科动物。头大而圆，体长近两米，尾长一米左右。体呈淡黄色或褐色，有黑色横纹，尾部有黑色环纹。背部色浓，唇、颌、腹侧和四肢内侧白色，前额有似"王"字形斑纹。夜行性，能游泳。捕食野猪、鹿、獐、羚羊等动物；有时也伤害人类。每胎产 2～4 仔。东北虎体大毛色淡，华南虎体小毛色深浓。肉可食，骨治风湿痛，毛皮可作褥垫。

143　豹 (bào)

《诗经·郑风·羔裘》："羔裘豹饰。"
《诗经·唐风·羔裘》："羔裘豹袪。"
《诗经·大雅·韩奕》："赤豹黄罴。"

《说文》："豹似虎，圆文。"又云："豸兽长脊，行豸豸然，欲有所司杀形。"

《梦溪笔谈》："余至延，州人至今谓虎、豹为程，盖言虫也。"

陆玑《诗疏》云："豹，赤豹，毛赤而文黑，谓之赤豹，毛白而文黑，谓之白豹。"

《本草图经》："谨按豹有数种：有赤豹，《诗经》云：赤豹黄罴。陆玑疏云：尾赤而文黑，谓之赤豹。有玄豹，《山海经》云：幽都之山，有玄虎、玄豹。有白豹，《尔雅》云：貘，白豹，郭璞注：似熊小头庳脚，黑白驳。能舐食铜铁及竹。骨节强直，中实少髓，皮辟温。"

《名医别录》："豹肉，味酸，平，无毒。主安五脏，补绝伤，轻身益气。久服利人。"

豹是豹类的通称。哺乳纲猫科动物。体较虎小，大小视种类而异。体一般有黑色斑纹。一般喜栖息在平原多树的地方，善奔走。品种甚多，如金钱豹、云豹、雪豹。我国长江以北至东北有北豹，体色较淡，金钱斑较显著。长江以南有南豹，金钱斑不显著，体色较深。豹子会爬树，喜隐伏在大树上，主食中小型的草食兽，也捕食鸟类。毛皮可制大衣、褥子，骨能治筋骨痛。

144　驺虞（zōu yú 邹余）

《诗经·召南[①]·驺虞》："于嗟乎驺虞。"《毛传》曰："驺虞，义兽也。白虎黑文，不食生物，有至信之德则应之。"

《说文》："虞，驺虞也。白虎黑文，尾长于身，仁兽也。食自死之肉。《诗》曰：于嗟乎驺虞。"

陆玑《诗疏》云："驺虞，即白虎也，黑文，尾长于躯，不食生物，不覆生草，君王有德则见，应德而至者也。"

《山海经》云："林氏国有珍兽，大若虎，五采毕具，尾长于身，名曰驺吾，乘之日行千里。"《封禅书》云："囿驺虞之珍。"《淮南子》曰："屈商拘文于羑里，散宜生乃以千金求天下之珍怪，得驺虞、鸡斯之乘，以献于纣。"

驺虞另一种解释为古代掌管田猎的官。

贾谊《新书·卷六》："驺者，天子之囿也；虞者，囿之司兽者也。"

许慎《五经异义》（《汉魏遗书钞》辑录）："今韩鲁说驺虞，天子掌鸟兽官。"

《诗经·召南·驺虞》："彼茁者葭，壹发五豝，于嗟乎驺虞。"又云："彼茁者蓬，壹发五豵，于嗟乎驺虞。"诗句中驺虞释为掌管田猎的官。而"于嗟乎驺虞"是赞叹狩猎技术很高明、箭一发，能射中野母猪（豝）及野小猪（豵）。

【注】

① 孙作云《从读史的方面谈谈〈诗经〉的时代和地域性》云："《召南》的北限在终南，南限似达到蜀地"（见《历史教学》1957年3月，第44页）。

《诗经》药物考辨禽类卷四

145　鹤（hè）

《诗经·小雅·鹤鸣》："鹤鸣于九皋。"
《诗经·小雅·白华》："有鹤在林。"

《太平御览·卷九百一十六》鹤条引《淮南八公相鹤经》："鹤乃羽族之宗，仙人之骥。行必依洲渚，止不集林木。"

《淮南子》云："鹤寿千岁，以极其游。"又云："鸡知将旦，鹤知夜半。"《春秋繁露》云："鹤知夜半，鹤水鸟也。"《禽经》云："鹤老则声下而不能高。"

陆玑《诗疏》云："鹤形状大如鹅，长三尺，脚青黑，高三尺余，赤顶赤目，喙长四寸余，多纯白，亦有苍色，苍色者人谓之赤颊，常夜半鸣。"又云："鹤鸣高亮，闻八九里，雌者声差下，今吴人园囿中及士大夫家皆养之，鸡鸣时亦鸣。"

《本草纲目》："鹤大于鹄，长三尺，高三尺，喙长四寸，丹顶赤目，赤颊青脚，修颈凋尾，粗膝纤指。白羽黑翎。尝以夜半鸣，声唳云霄。亦啖蛇虺，闻降真香烟则降，其粪能化石。"

《嘉祐本草》："白鹤：味咸，平，无毒。血主益气力，补劳乏，去风，益肺。肫中砂石子：磨服治蛊毒邪。"

鹤是鸟纲鹤科各种禽类的泛称。大型涉禽，外形像鹭和鹳。喙长而直，色绿。翼和跗蹠亦很长，但足趾其短，且后趾着生部位很高，与前三趾不在同一平面上。常活动于平原水际或沼泽地带，食各种小动物和植物。在我国有灰鹤、丹顶鹤、蓑羽鹤。鹤是珍贵的禽，受到国家保护，禁止捕杀。

平常单言鹤，即指丹顶鹤，头顶赤色，全身纯白，间有灰色苍白者，其下颈之背面及翼之一部与尾端多黑色，脚长，胫骨被鳞片，色青绿，高三四尺，形貌萧洒，繁殖于黑龙江等处，夏季南飞，冬复北去，食小鱼、昆虫及甲壳类。

146 鹳 (guàn)

《诗经·豳风·东山》："鹳鸣于垤。"

《韩诗章句》云："鹳，水鸟。巢居知风，穴处知雨，天将雨，而蚁出壅土，鹳鸟见之，长鸣而喜。"

《说文》："鹳，鹳专，畐蹂，如鹊短尾。射之，衔矢射人。"

陆玑《诗疏》云："鹳，鹳雀也，似鸿而大，长颈赤喙白身黑尾翅，树上作巢，大如车轮，卵如三升栖，望见人按其子令伏径舍去，一名负釜，一名黑尻，一名背灶，一名皂裙，又泥其巢一傍为池，含水满之，取鱼置池中，稍稍以食其维。若杀其子，则一邨（村）致旱灾。"

《禽经》云："鹳仰鸣则晴，俯鸣则阴。"《广雅》云："背灶，皂帔，鹳雀也。"

《名医别录》："鹳骨，味甘，无毒。主鬼蛊诸疰毒，五尸心腹疾。"

《本草拾遗》云："鹳脚骨及嘴主喉痹飞尸蛇虺咬及小儿闪癖，大腹痞满。"

《本草纲目》云："鹳似鹤而顶不丹，长颈赤喙，色灰白，翅尾俱黑。多巢于高木。其飞也，奋于层霄，旋绕如阵，仰天号鸣。"

鹳是鸟纲鹳科各种禽类的通称。大型涉禽。形似鹤，亦似鹭；嘴长而直，黑色，全部为角质。眼缘色赤。脚长而赤，爪甚小，翼长大而尾圆短，飞翔轻快。常活动于溪流近旁，夜宿高树。主食鱼、蛙、蛇和甲壳类。在我国分布较广的种类如黑鹳，体长约 1 米，上体从头至尾、两翼及胸部均黑色，泛紫绿光泽，下体其余部分纯白。另有白鹳，较前种为大，头颈和背均白色。都在我国北方繁殖，至长江流域以南地区越冬。

147　鹙　(qiū 秋)

《诗经·小雅·白华》："有鹙在梁。"

汪颖《食物本草》云："鹈鹙，肉主治中虫、鱼毒。喙主鱼骨哽。"
《饮膳正要》云："鹈鹙，补中益气，甚益人，炙食尤美。作脯馐食，强气力，令人走及奔马。髓：补精髓。"
《本草纲目》："鹈鹙，水鸟之大者也。出南方有大湖泊处。其状如鹤而大，青苍色，张翼广五六尺，举头高六七尺，长颈赤目，头项皆无毛。其顶皮方二寸许，红色如鹤顶。其喙深黄色而扁直，长尺余，其嗉下赤有胡袋，如鹈鹕状。其足爪如鸡，黑色。性极贪恶，能与人斗，好啖鱼、蛇及鸟雏。诗云：'有鹙在梁'，即此。"
崔豹《古今注》作秃秋，一名扶老。《采兰杂志》："山中老人以秃鹙刻杖上，谓之扶老，以此鸟辟蛇也。"

148　鹈　(tí 啼)

《诗经·曹风·候人》："维鹈在梁。"《毛传》："鹈，污泽鸟也。"

《说文》："鹈胡，污泽也。"（鹈或作鴺）。《尔雅》云："鹈，鴮鸅。"郭注云："今之鹈鹕也，好群飞，沉水食鱼，故名洿泽，俗呼之为淘河。"

陆玑《诗疏》云："鹈，水鸟，形如鹗而极大，喙长尺余，直而广，口中正赤，颔下胡大如数升囊，好群飞。若小泽中有鱼，便群共抒水，满其胡而弃之，令水竭尽，鱼在陆地，乃共食之，故曰淘河。"

《禽经》云："淘河在岸，则鱼没；沸河在岸，则鱼出。"《山海经》云："宪，期之山，多鸳鹕。"《淮南子》云："鹈胡饮水数斗，而不足鳣鲔入口。"

《嘉祐本草》云："鹈胡觜，味咸，平，无毒。主赤白久痢成疳者，烧为黑末，服一方寸匕。乌大如苍鹅，颐下有皮袋，容二升物，展缩由袋，中盛水以养鱼。一名逃河。《诗经》云：维鹈在梁，不濡其咮（宙音）。郑云：鹈胡咮，喙也，言爱其觜。"

鹈鹕亦单名鹈，一名塘鹅、海河鸟，日本名伽蓝鸟。鸟纲鹈鹕科大型鸟类，体长达二米。羽多白色，翼大而阔长。嘴长尺余，端尖曲。下颌底部有一大的皮囊，称喉囊，能伸缩，可用以兜食鱼类。兜鱼之法，以嘴淘水取鱼，贮入喉囊中，随即闭口，并收缩喉囊，挤出其水而吞食之。其四趾间有全蹼相连。体白色，略带赤。群栖温热带浅海湖沼、河川地带。在河北一带为夏候鸟，在江苏、浙江、福建及更南地区为冬候鸟。其品种有斑嘴鹈鹕及亚种转羽鹈鹕，其头顶及颈部羽毛卷曲，可资识别。

149　雁（yàn 验）

《诗经·郑风·女曰鸡鸣》："弋凫与雁。"
《诗经·邶风·匏有苦叶》："嗈嗈鸣雁。"

《说文》："雁，雁鸟也。"又云："鴈，鹅也。"段氏注："今字雁、鴈不分久矣。李巡云：野曰鴈，家曰鹅。"

《尔雅》："舒鴈，鹅。"郭注云："《礼记》曰：出于舒鴈。今江东呼鴚音加。"

《周礼》云："雁宜麦。"《山海经》"雁门山，雁出其间。"《庄子》云："士成绮雁行避影而问老子，一名朱鸟。"《法言》云："能来能往者，朱鸟之谓欤。"《古今注》云："雁自河北渡江，瘦瘠能高飞，不畏缯缴；江南饶沃，每至还河北体肥，不能高飞，尝衔芦长数寸以防护。"

《禽经》云："雁，一名翁鸡，一名鸿鹐，一名鷹。"又云："鸧以水言，自北而南；鴈以山言，自南而北。"张华注云："鸧音雁，随阳鸟也，冬适南方，集于江干之上，故字从干；鴈亦音雁，中春寒尽，雁始北响，燕代尚寒，犹集于山陆岸谷之间，故字从斥。"

《神农本草经》云："鴈肪，味甘，平。主风挛拘急、偏枯、气不通利。"陶隐居注："诗云：大曰鸿，小曰鴈。今鴈类亦有大小，皆同一形。又别有野鹅，大于鴈，犹似家苍鹅，谓之驾鹅。"又云："夫鴈乃住江湖，夏应产伏，皆往北，恐鴈门北人不食此鸟故也。"

《本草纲目》："鴈状似鹅，有苍、白二色。今人以白而小为雁，大者为鸿，苍者为野鹅，亦曰鴚鹅。"

雁是鸟纲鸭科雁亚种各种类的通称。大型水鸟，外形大小一般似家鹅，或较小。嘴宽而厚，末端所具嘴甲也较宽阔。啮缘具较钝的栉状突起。雌雄羽色相似，多数种类以淡灰褐色为主，并布有斑纹。主食植物的嫩叶、细根、种子，间亦啄食农田谷物。肉可食，羽毛制绒。我国常见的有鸿雁、豆雁、白额雁等。鸿雁为家鹅的原祖。体长82厘米，雌的较小。嘴黑色，较长于头。雄鸟嘴基有膨大的瘤，雌鸟瘤较小，体为棕灰色，由头顶达颈后有一红棕色长纹，腹部有黑色条状横纹。栖息于河川沼泽地带。在我国东北部和内蒙古一带繁殖，在长江下游及稍南地区越冬。

150　鸿 (hóng)

《诗经·豳风·九罭》："鸿飞遵渚。"笺云："鸿，大鸟也。"
《诗经·小雅·鸿雁》："鸿雁于飞。"

《说文》："鸿，鹄也。"师旷《禽经》云："鹄鸣哠哠。"段玉裁、朱骏声谓鹄即黄鹄。

陆玑《诗疏》云："鸿鹄，羽毛光泽纯白，似鹤而大长颈，肉美如雁，又有小鸿，大小如凫，色亦白，今人直谓鸿也。"

《博物志》云："鸿毛为囊，可以渡江不漏。"《物类相感》云："大曰鸿，小曰雁，夜宿洲中，鸿在内，雁在外，遂更惊避狐与人之捕。"

《本草纲目》云："鹄大于雁，羽毛白泽，其翔极高而善步，所谓鹄不浴而白，一举千里，是也。"又云："鹄，出《食物本草》，又名天鹅。其肉：腌炙食之，益人气力，利脏腑。油：涂痈肿，治小儿疳耳。"

一般以雁之最大者曰鸿，鸟纲鸭科。翼长一尺八寸，头项及背面暗黄褐色，翼黑褐，尾灰褐色，末端白色，嘴尖端黑，脚黄，或称鸿雁。

151　鸨 (bǎo 饱)

《诗经·唐风·鸨羽》："肃肃鸨行，集于苞桑。"

《说文》："鸨，鸨鸟也。肉出尺胾。"

陆玑《诗疏》云："鸨鸟似雁而虎文连蹄，性不树止，树止则为苦，故以喻君子从征役为危苦也。"

按鸨似雁而大，脚上没有后趾，所以不能在树上稳定栖息。所以陆玑说鸨连蹄，性不树止。

罗愿《尔雅翼》："鸨者，今之独豹也。以鸨为豹声之讹耳。鸨亦水鸟，似雁而无后趾。"

陆佃《埤雅》云："鸨性群居，如雁有行列，故字从乛（音保）。乛，相次也。《诗》云：'鸨行'是矣。"按鸨行，即鸨鸟飞的行列。马瑞辰《毛诗传笺通释》："鸨行，犹雁行也。雁之飞有行列，而鸨似之。"

段成式《酉阳杂俎》云："鸨遇鸷鸟，能激粪御行。粪着毛，其毛悉脱。"

鸨又名鸿豹。《易林》云："文山鸿豹，肥腯多脂。"丁晏释文引陆佃《埤雅》："鸨似雁无后趾，毛有豹文，一名独豹。《易林》：'文山鸿豹'，盖言此也。"

杨慎《丹铅录》云："鸨名鸿豹，以鸨食鸿，为鸿之豹，犹言鱼鹰也。"

鸨是鸟纲鸨科动物。体比雁大，长达一米，形亦近似。头扁，羽色主要颈部为淡灰色，背部有黄褐和黑色斑纹，腹面近白色。常群栖草原地带，足强健而善奔驰。翼较小，飞力颇弱。常见的有大鸨，亦名地鵏。产于我国东北西部及蒙古，冬迁我国华北。

152 凫 (fú 符)

《诗经·郑风·女曰鸡鸣》："弋凫与雁。"
《诗经·大雅·凫鹥》："凫鹥在泾。"

《尔雅》:"凫雁醜,其足蹼,其踵企。"郭注云:"脚趾间有幕蹼属相著,飞即伸其脚踵(跟)企直。"郝懿行疏云:"凫雁膳鸟也。诗云:弋凫与雁。"李巡云:"凫,野鸭名;鹜,家鸭名。"

陆玑《诗疏》:"凫,大小如鸭,青色,卑脚,短喙,水鸟之谨愿者也。"

《禽经》云:"凫鹜之杂?"张华注:"凫鹜,鸭属,色不纯正,故曰杂矣。"《食疗本草》:"凫,补中益气,平胃消食,除十二种虫。身上有诸小热疮,年久不愈者,但多食之,即差。"

《本草纲目》:"凫,数百为群,常以晨飞,飞声如风雨,所至稻粱一空。状似鸭而小,杂青白色,背上有文,短喙长尾,卑脚红掌,肥而耐寒。性好沉没。故《尔雅》谓之鸰,沉凫也。"

凫即野鸭,鸟纲鸭科。狭义的指绿头鸭,广义的包括鸭科多种鸟类。体型差异颇大,通常比家鸭小。嘴扁,脚短,趾间有蹼,翼长,能飞翔,雄的灰白色,有黑点;颈部绿色有光泽,雌体多淡黑色。常群游湖沼中,杂食或主食植物。肉可食,羽可制绒。分布我国境内的大多为冬候鸟。

153　鸳鸯 (yuān yāng)

《诗经·小雅·白华》:"鸳鸯在梁。"
《诗经·小雅·鸳鸯》:"鸳鸯于飞。"

《说文》:"鸳,鸳鸯也。"段氏注:"《小雅传》曰:鸳鸯,匹鸟也。"《古今注》:曰"雌雄未尝相离。人获其一,则一相思而死,故谓之匹鸟。"

《食疗本草》:"鸳鸯肉,主瘘疮,以清酒炙食之。食之则令人美丽。又主夫妇不和，作羹臛私与食之，即立相怜爱也。"

《食医心镜》："鸳鸯主五痔瘘疮。"

《嘉祐本草》："鸳鸯，味咸，平，小毒。肉：主诸瘘疥癣病。以酒浸炙令热傅疮上，冷更易。"

《本草纲目》："鸳鸯，凫类也。南方湖溪中有之。终日并游，栖于土穴中，大如小鸭，其质杏黄色，有文采，红头翠鬣，黑翅黑尾，红掌，头有白长毛垂之至尾，交颈而卧。"

鸳鸯，古称匹鸟。鸟纲鸭科。似凫而小。雄鸟体长约43厘米。头后有长冠毛，铜赤色，背部黄褐，腹白，翼之上部有黄褐饰羽，形似银杏叶。羽色绚丽，最内两枚三级飞羽扩大成扇形而竖立。眼棕色，外围有黄白色环。嘴扁呈红棕色。颈长，趾有蹼，足黄色。雌鸟略小，背部苍褐色，胸腹部间有白色浓斑。翼色绀青，嘴灰黑，足灰黄。栖息内陆湖泊和溪流中。飞行力很强。在我国内蒙古和东北北部繁殖。巢营于水边的树洞内，产卵约8枚。越冬时迁移长江以南直到华南一带。为我国著名特产。其形大而色紫者名㶉鶒。

154 鹥 (yī 医)

《诗经·大雅·凫鹥》："凫鹥在渚。"《毛传》："鹥，凫属。"

《说文》："鹥，凫属也。"段玉裁注："《仓颉解诂》曰：鹥，鸥也，一名水鸟。"

《本草纲目》云："鹥，即鸥，一名水鸮。鸥生南方江海湖溪间。形色如白鸽及小白鸡，长喙长脚，群飞耀日，三月生卵。在海者名海鸥，在江者名江鸥。"

鸥是鸟纲，鸥科各种类的通称，有时专指鸥属各种。概为水鸟，体型大小不一，翼尖长，喜飞翔。嘴端曲，体上面苍灰，下面白色，眼缘赤色，脚绿色。前三趾间有蹼，能游水。体羽多灰白色，幼鸟或更缀有灰、褐等色斑点，有的种类羽毛还带黑色部分。大多有冬羽和夏羽的区别。主食鱼类，常飞翔水上，视力敏锐，捕食鱼时，常从高处急转，突入水中捕鱼。也食其他水生动物及昆虫。种类很多。我国常见有海鸥、银鸥和燕鸥。

155　鹭 (lù 路)

《诗经·陈风·宛丘》："值其鹭羽。"《毛传》："鹭鸟之羽，可以为翳。"笺云："翳，舞者所持之指麾。"

《诗经·周颂·振鹭》："振鹭于飞。"

《诗经·鲁颂·有骃》："振振鹭，鹭于飞。"《传》曰："鹭，白鸟也。"

《说文》："鹭，白鹭也。"段氏注云："周颂、鲁颂传曰：鹭，白鸟也。按大雅，白鸟翯翯。陆氏疏云：好而洁白，故谓之白鸟。此白鹭当作白鸟。"

《尔雅》："鹭，舂锄。"郭注："白鹭也。头翅背上皆有长翰毛，今江东人取以为睫橌，名之曰白鹭缞。"段玉裁注云："舂锄者，谓其状俯仰如舂如锄。"《广韵》云："接离（睫橌），白帽也。"

陆玑《诗疏》云："鹭，水鸟也，好而洁白，故汶阳谓之白鸟，齐鲁之间谓之舂锄，辽东乐浪吴扬人皆谓之白鹭。大小如鸥，青脚，高尺七八寸，尾如鹰尾，喙长三寸许，头上有毛十数枚，长尺余，毸毸然与众毛异，甚好，将欲取鱼时则弭之。今吴人亦养焉，好众飞鸣。楚威王时有朱鹭合沓飞翔而来舞，则复有赤者，旧鼓吹朱鹭曲是也。

然则鸟名白鹭，赤者少耳，此舞所持，持其白羽也。"

郑樵《通志略》云："鹭，白鹭也。亦曰鹭鹚。"

《禽经》："宷寮雏雏，鸿仪鹭序。"注："鹭，白鹭也，大不踰小，飞有次序，百官缙绅之象。"

汪颖《食物本草》："鹭肉，咸，平，无毒。主治虚瘦，益脾补气，炙熟食之。"

《本草纲目》："鹭，水鸟也。林栖水食，群飞成序。洁白如雪，颈细而长，脚青善翘，高尺许，解指短尾，喙长三寸，顶有长毛小数茎，毵毵然如丝。欲取鱼则弭之。"

鹭是鸟纲，鹭科部分种类的通称。体型一般高大而瘦削，颈和足亦长，趾具半蹼，适于涉水觅食。常活动于河湖岸边或水田、泽地。主食鱼、蛙、贝类、甲壳类及水生昆虫。常见的有苍鹭、池鹭、白鹭、牛背鹭等。

通常所讲的鹭多指白鹭，一名鹭鸶。体长约54厘米，羽毛白色，嘴长而尖，颈细长，头部后端白色长羽毛数根，背、胸部有簑毛的饰羽，脚黑，趾四，先端有钩爪，黄绿色。春夏多活动于湖沼岸边或水田中。好群栖，主食小鱼等水生动物。在我国中部地区为夏候鸟，在南方大多为留鸟。其蓑羽可供饰帽用。

苍鹭体型大于白鹭。南方称之为青庄，北方称之为老等。

156　雉 (zhì 至)

《诗经·邶风·雄雉》："雄雉于飞。"

《诗经·邶风·匏有苦叶》："雉鸣求其牡。"

《诗经·王风·兔爰》："雉离于罿（捕鱼网）。"

《诗经·小雅·小弁》："雉之朝雊。"

《说文》："雉有十四种。卢诸雉、鷸雉、卜雉、鷩雉、秩秩海雉、翟山雉、韩雉、卓雉……。"《尔雅》："鹞雉。"郭注："青质五彩。"

《名医别录》："雉肉：味酸，微寒，无毒。主补中益气力，止泄痢，除蚁瘘。"

《孟诜》："山鸡主五脏气喘不得息，食之发五痔。"

《日华子诸家本草》云："雉鸡，有痼疾人不宜食。"

《本草衍义》云："雉，其飞若矢，一往而堕。汉吕太后名雉，高祖字之曰野鸡。"

雉亦称野鸡。鸟纲，雉科。在我国最常见为环颈雉。雄鸡体长近0.9米。羽毛华丽，颈下有一显著白色环纹。足后具距。雌鸡体型稍小，尾也较短，无距，全体砂褐色，具斑、喜栖于蔓生草莽的丘陵中。冬时迁至山脚草原及田野间。以浆果、种子、谷类和昆虫为食。善走而不能久飞。繁殖时营巢于地面。肉味美，尾羽可作饰羽用。

157　鸡 (jī)

《诗经·王风·君子于役》："鸡棲于桀。"（桀，木桩）

《诗经·郑风·女曰鸡鸣》："女曰鸡鸣。"

《诗经·郑风·风雨》："鸡鸣喈喈。"

《诗经·齐风·鸡鸣》："鸡既鸣矣。"

《说文》："鸡，知时畜也。"

《神农本草经》："丹雄鸡，主女人崩中漏下，赤白沃，补虚，温中止血。肠：主遗溺。肶胵里黄皮，主泄痢。翮羽：主下血闭。鸡子：主除热火疮痫痉。"

《吴普本草》："丹雄鸡，一名载丹。"《名医别录》："鸡能愈久伤乏疮不瘥者。"

《本草纲目》："鸡，一名烛夜。徐铉云：鸡者稽也。能稽时也。《广志》云：大者曰蜀，小者曰荆。"

鸡是鸟纲，雉科。喙短锐，有冠与肉髯，翼不发达，但脚健壮。公鸡善啼，羽毛美丽，蹠后有距，喜斗。半年开始产卵，年产近达百枚至二三百枚不等。产卵量逐年递减。孵化期20～22日。寿命约20年。品种很多。九斤黄、萧山鸡、狼山鸡、寿光鸡等都是我国鸡的优良品种。

158　鹪 (jiāo 骄)

《诗经·小雅·车牵》："有集维鹪。"

《诗经·郑风·清人》："二矛重鹪。"（以鹪羽饰矛）《毛传》曰："鹪，鹪雉也。"

《说文》："鹪，长尾雉，走且鸣。"《尔雅》："鹪雉。"郭注："即鹪鸡也，长尾，走且鸣。"

薛综注《西京赋》云："雉之健者为鹪，尾长六尺。"

陆玑《诗疏》云："鹪，微小于翟也，走而且鸣曰鹪。鹪，其尾长，肉甚美。故林麓山下人语曰：四足之美有麃，两足之美有鹪也。"

《山海经》云："女儿之山，其鸟多曰鹪。"《禽经》云："火为鹪，亢为鹤。"

按文献所云，鹪是野鸡的一种，体型及尾羽都很像环颈雉。体长不及一尺，尾长五六尺，羽色浓赤，胸部及翼有白斑，尾色更赤，其斑纹黑白相间。疑鹪或是鸟纲，雉科的长尾雉。雄鸟尾很长，有1.2米，连身子计算，其体长有1.5米。羽色美丽。上体棕黄色，有红、白、黑、褐等色斑纹。雌鸟尾短，长度为雄鸟的三分之一。头和颈部白色，自额贯眼向后，围有一道黑圈。栖息山地，以各种坚果、浆果和种子为食。产于我国中部及北部山区，终年留居。尾羽可供帽饰。

159　鹑 (chún 纯)

《诗经·鄘风·鹑之奔奔》："鹑之奔奔，鹊之疆疆。"
《诗经·魏风·伐檀》："胡瞻尔庭，有县鹑兮。"

《尔雅》："鷚 (liáo)，鹑。其雄鶛，牝痺。"郝懿行疏云："鶛之言介也，雄者足高介然特立也。痺之言比也，雌者足卑，顺于雄也。雄又善斗，人多畜之，令搏斗也。"

《嘉祐本草》："鹑补五脏，益中续气，实筋骨，耐寒温，消结热。小豆和生姜煮食之，止泄痢。酥煎，偏令人下焦肥。与猪肉同食之，令人生小黑子。又不可和菌子食之，令人发痔。"

《本草纲目》："鹑大于鸡雏，头细而无尾，毛有斑点，甚肥。雄者足高，雌者足卑。其性畏寒，其在田野，夜则群飞，昼则草伏。"

鹑，即鹌鹑。鸟纲，雉科。雄鸟体长近二十厘米，为鸡形目中最小的种类，头与嘴皆小，尾秃。额、头侧、颏和喉等均淡红色。周身羽毛都有白色羽干纹，系一显著特征。体上面赤褐色，有暗黄色条纹，胸侧至腹侧赤褐色，腹白。至冬季常栖于近山平原，潜伏杂草或丛灌间。以谷类和杂草种为食。夏季多繁殖于黑龙江附近，至秋南来，春复北去。性好斗，故多饲养之以为游戏。肉味美，卵亦可食。

按鹌鹑实为鹌与鹑两物。鹌亦作鷃。《本草纲目》鷃条云："鹌与鹑两物也，形状相似，但无斑者为鹌也；今人总以鹌鹑名之。"鹑体上有暗黄色条纹，即所谓斑。鹌背面全呈胡桃色，腹面胸部淡青色，至下方亦渐呈胡桃色。

160 鹢（yì 异）

《诗经·陈风·防有鹊巢》：" 邛有旨鹢。"

（一）释为绶草：

《毛传》："鹢，绶草也。"陆玑《毛诗草木鸟兽虫鱼疏》："鹢，五色。作绶文，故曰绶草。"《尔雅》："蔿，绶。"郭注："小草有杂色似绶。"

蔿，《说文》作蔿，绶草也。引《诗经》曰："邛有旨蔿"是。《埤雅》："蔿，小草五色似绶，故名绶草。或曰：鹢，绶鸟也。故蔿有杂色似绶，其字从鹢。"

（二）释为绶鸟

《埤雅》："鹢，绶鸟，大如鹦鹆，头似雉，咽下有囊，长阔数寸，红碧相间，吐物长数寸。食必蓄嗉，臆前大如斗。"

《本草纲目·卷四十八》鷩雉条附录释鹢为吐绶鸡。李时珍曰："吐绶鸡，出巴峡及闽广山中，人多畜玩，大如家鸡，小如鹦鹆。头颊似雉，羽色多黑，杂以黄白圆点，如珍珠斑。项有嗉囊，内藏肉绶，常时不见，每春夏晴明，则向日摆之。顶上先出两翠角，二寸许，乃徐舒其颔下之绶，长阔近尺，红碧相间，采色焕烂，逾时悉敛不见。"《食物本草》谓之吐锦鸡，《古今注》谓之锦囊，《蔡氏诗话》谓之真珠鸡，《倦游录》谓这孝鸟。《诗经》谓之鹢，"邛有旨鹢"是也。

161　雀 (què)

《诗经·召南·行露》："谁谓雀无角，何以穿我屋?"

《说文》："雀，依人小鸟也。"段玉裁注："今俗云麻雀者是也。其色褐，其鸣节节足足。雀与爵同音，后人因书小鸟之字为爵。《月令》：鸿雁来滨，爵入大水为蛤。"

《名医别录》："雀卵：主下气，男子阴萎不起强之，令热，多精，有子。脑：主耳聋。头血：主雀盲。雄雀屎：疗目痛，决痈疖，女子带下，溺不痢，除疝瘕。"

《本草纲目》："雀，短尾小鸟也。栖宿檐瓦间，驯近阶除之际，如宾客然，故名瓦雀、宾雀。俗呼老而斑者为麻雀，小而黄口为黄雀。羽毛斑褐，头如颗蒜，目如擘椒。爪距黄白色，跃而不步。其视惊懼，其目夜盲，其卵有斑。其性滛。八九月群飞田间。可以炙食，作鲊甚美。"

按《说文》《本草纲目》所云，雀即麻雀。鸟纲，文鸟科。体长约14厘米。喙黑色，圆锥状，跗蹠浅褐色。头和颈部栗褐色，背部稍浅，满缀黑色条纹。脸侧有一块黑斑，翼部有两条白色带状斑。尾呈小叉状。成鸟喉部黑色，幼鸟近灰色。下体概灰白色。雄鸟肩羽褐红色，雌鸟肩羽橄榄褐色。营巢于屋壁、檐边、树洞。平时主食谷类，冬时兼食杂草种子，生殖季中常捕食昆虫，并以之喂雏鸟。

162　桃虫 (táo chóng)

《诗经·周颂·小毖》："肇允彼桃虫。"《传》曰："桃虫，鹪也。鸟之始小终大者。"

《说文》："鹪，鹪䴱，桃虫也。"《尔雅》："桃虫，鹪，其雌䴏。"郭注："鹪䴱，桃雀也。俗呼为巧妇。"

《诗正义》引舍人曰："桃虫名鹪，其雌名䴏。"陆玑疏云："今鹪鹩是也，微小于黄雀，其雏化为鵰，故俗语鹪鹩生鵰。"

《本草拾遗》："巧妇鸟，主妇人巧吞，其卵，小于雀，在林薮间为窠，窠如小囊袋，并取其窠烧，女人多以燻手令巧。"

《本草纲目》："鹪鹩，生蒿木之间，居藩篱之上，状似黄雀而小，灰色有斑，声如吹嘘，喙如利锥。取茅苇毛毳而窠，大如鸡卵，而系之以麻发，至为精密，悬于树上。"

鹪鹩是鸟纲，鹪鹩科。形小，体长约 10 厘米，尾羽短。头部淡棕色，有黄色眉纹。背羽赤褐色，自背体以下，连尾带栗棕色，布满黑色细横斑。腹面灰褐色微赤，两翼的复羽尖端白色。嘴及脚皆淡褐色。常活动于低矮、阴湿的灌木丛中，觅食昆虫。窠以细枝、草叶、苔藓、羽、毛等交织而成，系以麻须，形如囊，呈圆屋顶状，或一室或二室，于一侧开孔出入，很精巧，故此鸟又称巧妇鸟。大多留居华北一带，亦有迁华南越冬的。

鹪鹩性易驯，有鹪鵰、巧妇、桃虫、鸹鸤、桑飞、工爵、慔爵、过赢等异名。

163 燕 (yàn 厌)

《诗经·邶风·燕燕》："燕燕于飞。"
《诗经·商颂·玄鸟》："天命玄鸟。"

《说文》："燕,玄鸟也。"《尔雅》："燕、燕,鳦。"郭注："《诗经》云:燕燕于飞。一名玄鸟,齐人呼鳦。"郝懿行疏云："《左昭十七年传》:玄鸟氏司分者也。郑注《月令》云:燕以施生时来,巢人堂宇,而孚乳娶嫁之象也。《庄子·山木篇》云:鸟莫如于鹔鸸。司马彪注:鹔鸸,燕也。"

《神农本草经》："燕屎,味辛,平。主蛊毒鬼疰,逐不祥邪气,破五癃,利小便。"

《本草纲目》："燕大于雀而身长,笋口半颔,布翅歧尾。春来秋去。其来也。衔泥巢于屋宇之下;其去也,伏气蛰于窟穴之中。"

燕是鸟纲,燕科各种类的通称。体型小,翼狭而长,尾分歧。喙扁而短,口阔大而裂很深。脚短爪锐。飞行时捕食昆虫,故为益鸟。如家燕,体长约17厘米。背蓝黑色,额和喉部棕色。前胸黑褐相间,腹白色。尾基有一行白点。春向北来,秋复返南。营泥巢于屋梁上,隔年复能认明旧巢。另种金腰燕,形稍大,上体亦呈蓝黑色,头侧棕色,喉及下体密缀黑褐色细纹。腰羽赭黄色。夏时亦几遍全国。

164　脊令 (jí líng)

《诗经·小雅·常棣》："脊令在原。"
《诗经·小雅·小宛》："题彼脊令，载飞载鸣。"

《毛传》云："脊令，雝渠也。飞则鸣，行则摇，不能自舍尔。"
《尔雅》："䳭鸰，䳎渠。"郭注："雀属也。飞则鸣，行则摇。"《广韵》：
"䳭鸰又名钱母，大于燕，颈下有钱文。"

陆玑《诗疏》云："脊令，大于鹨雀，长脚长尾尖喙，背上青灰
色，腹下白，颈下黑如连钱，故杜阳人谓之连钱。"

《埤雅》云："义训曰䳭鸰，钱母，其颈如钱文，其鸣自呼，或曰
首尾相应，飞且鸣者，故谓之雝渠，渠之言勤也。"又引《物类相感
志》云："俗呼雪姑，其色苍白似雪，鸣则天当大雪。"

脊令是鸟纲，鹡鸰科，鹡鸰属各种的通称。我国常见的有白脸鹡
鸰。体长约18厘米。雄鸟上体自头后至腰际均深黑色，胸部辉黑，翼
表黑底而缀白斑，其他部分为白色。尾羽除外侧的几纯白色外，其余
大部分黑色，飞时愈明显。整个身体羽色的黑白相间状态，每随季节
而异。翼、尾均长，飞行时波状，静止时常低昂其尾，巢营水边石隙
间，常在水边觅食昆虫。其异名有雝渠、精列、鹡等。

165　鸠 (jiū 纠)

《诗经·卫风·氓》："于嗟鸠兮，无食桑葚。"

《诗经·召南·鹊巢》："维鹊有巢，维鸠居之。"
《诗经·小雅·小宛》："宛彼鸣鸠，翰飞戾天。"

鸠，或释为鸤鸠（布谷鸟），或释为八哥。王先谦《诗三家义集疏》谓布谷鸟不居鹊巢，只有八哥住鹊巢。《本草纲目·卷四十八》鸜鹆条："一名鸲鹆，一名八哥。鸜鹆巢于鹊巢，树穴及人家屋脊中。"八哥既是鸲鹆的别名，则鸠释为八哥不可信。

陆玑《诗疏》云："鹘鸠，一名斑鸠，似鹁鸠而大，鹁鸠灰色，无绣顶，阴则屏逐其匹，晴则呼之。语曰：天将雨鸠逐妇是也。斑鸠项有绣文斑然。今云南鸟大如鸠而黄，当为鸠声转，故名移也，又云鸣鸠一名爽，又云是鹘。"

《尔雅》云："鹘鸠，鹘鸼。"郭注云："似山鹊而小，短尾，青黑色多声，今江东亦呼为鹘鸼。"舍人云："鹘鸠，一名鹘鸼，今之斑鸠。"孙炎云："鹘鸠，一名鸣鸠。"

《嘉祐本草》："有斑鹪，一名斑鸠。味甘、平、无毒。主明目。多食。其肉：益气，助阴阳。范方有斑鹪丸，是处有之。"

《本草衍义》："斑鸠，有有斑者，有无斑者，有灰色者，有大者，有小者。久病虚损人食之补气。"

《本草纲目》："鸠性慈孝，而拙于为巢，才架数茎，往往堕卵。"

鸠是鸟纲，鸠鸽科。种类很多。文献上名称亦很混乱。有些不是鸠鸽科的，亦以鸠名之。如鸤鸠、爽鸠、雎鸠皆不是鸠鸽科。属于鸠鸽科的有山斑鸠、花斑鸠。

斑鸠体型似鸽，大小及羽毛色彩因种类而异。山斑鸠上背羽毛淡褐色，而羽缘微带棕色；两胁、腋羽及尾下覆羽均灰蓝色。栖于平原和山地的树林间。食浆果及种子。花斑鸠体羽大部暗灰褐色而具斑，颈后有黑色半圈，且杂以白棕色斑点，外侧尾羽黑褐具灰色羽端。多栖于平野，觅食杂草、谷类和其他种子。是常见的一种留鸟。

166　鸤鸠 (shī jiū)

《诗经·曹风·鸤鸠》:"鸤鸠在桑。"

《尔雅》:"鸤鸠,鹊鵴。"郭注云:"今之布谷也,江东呼为获谷。"

陈藏器《本草拾遗》:"布谷脚、脑、骨:令人夫妻相爱,五月五日收带之各一,男左女右,云置水中自能相随,又江东呼为郭公,北人云:拨谷一名获谷。似鹞长尾。《尔雅》云:鸤鸠注云,今之布谷也。牝牡飞鸣,以翼相拂。《礼记》云:"鸣鸠拂其羽。郑注云:飞且翼相击。"

陆玑《诗疏》云:"鸤鸠,鹊鵴,今梁、宋之间,谓布谷为鹊鵴,一名击谷,一名桑鸠。按鸤鸠有均一之德。饲其子,旦从上而下,暮从下而上,平均如一。"按春秋时就有鸤鸠养子平均的传说,《左传》昭公十七年:"鸤鸠氏,司空也。"杜预注:"鸤鸠平均,故为司空,平水土。"

《禽经》云:"鸤鸠、戴胜、布谷也,亦曰鹊鵴,亦曰获谷,春耕候也。"扬雄曰:"鸤鸠,戴胜,生树穴中,不巢生。"

鸤鸠,郭璞注《尔雅》谓之布谷。布谷鸟因鸣叫声似"割麦插禾"。

李时珍谓鸤鸠即月令鸣鸠。按《礼记·月令》有"季春之月,鸣鸠拂其羽。"陈藏器亦以鸣鸠释鸤鸠。《诗经》云:"宛彼鸣鸠,翰飞戾天。"《太平御览·卷九百二十一》鸠条引《毛诗义疏》云:"鸣鸠大如鸠而带黄色,啼鸣相呼,而不相集。不能为巢,多居树穴及空鹊巢中。"鸣鸠或释作斑鸠。

鸤鸠以其声似呼布谷故名布谷。亦名郭公、卜姑、勃姑、步姑、鹄鹩。鸟纲杜鹃科。体长约 34 厘米。雄鸟上体纯暗灰色，两翼表面暗褐。尾羽沿羽干两侧及内缘有白色细点，其余部分黑色。颜、喉、头、颈两侧淡灰色，下体有白色杂有较细的黑色横纹。谷雨后始鸣，夏至后乃止，农家以为候鸟。栖于开阔林地。产卵于苇莺等鸟巢中。嗜食毛虫。

167　隹（zhuī 追）

《诗经·小雅·四牡》："翩翩者隹。"《毛传》："隹，夫不也。"

《说文》："隹，祝鸠也。"又云："佳，鸟之短尾总名也。"《尔雅》云："佳其，鸤鸫。"郭注云："今鹁鸠。"

陆玑《诗疏》云："隹其，今小鸠也，一名鵊鸠，幽州人或谓之鹊鹩。梁、宋之间谓之隹，扬州人亦然。鹁鸠灰色无绣项，阴则屏逐其匹，晴则呼之，语曰：'天将雨，鸠逐妇'是也。"

舍人注《尔雅》云："隹，一名鸤鸫。"鸤鸫即夫不。李巡注《尔雅》云："夫不，一名隹，今楚鸠也。"

《通志略》云："佳，《尔雅》谓之鸤鸫，亦曰祝鸠，今所谓鹁鸠也。谨愿之鸟，凡鸟之短尾者，皆谓之佳。"

《方言》："鸠，自关而东谓之鹎鹠。自关而西，秦、汉之间谓之鵊鸠，其大者谓之鸤鸠，其小者谓之鹡鸠，或谓之鸡鸠，或谓之鵊鸠，梁、宋之间谓之隹。"

郝懿行《尔雅义疏》云："隹，《尔雅》注作鹁鸠，鹁即夫不，鹁鸠声转为勃鸠，又转为鹁鸠。以其栖有所定，故南方有鹁鸪定之语；以其巢不完而卵易堕，故北方有鸦鸠堕卵之谚。"

雏，一名祝鸠、鹁鸠、勃姑、鹁鸠。长尺许，羽色黑褐，胸部淡红褐色，天将雨，鸣声甚急。俗谓之水鹁鸠，又曰水鸪鸪，因其声以为名也。今日鸠鸽科的各种斑鸠，其鸣声亦似姑姑。

168　桑扈（sāng hù）

《诗经·小雅·桑扈》："交交桑扈，有莺其羽。"
《诗经·小雅·小宛》："交交桑扈，率场啄粟。"

《尔雅》："桑扈，窃脂。"郭注云："俗谓之青雀，觜曲，食肉，好盗脂膏，因名云。"

陆玑《诗疏》云："窃脂，青雀也。好窃人脯肉及筒中膏，故以名窃脂也。"

《淮南·说林篇》云："马不食脂，桑扈不啄粟，非廉也。"

《本草纲目》云："扈，止也。桑扈乃扈之在桑间者，其觜或淡白如脂，或凝黄如蜡，故古名窃脂，俗名蜡嘴。"又云："桑扈，大如鸲鸽，苍褐色，有黄斑点，好食粟稻。诗云：'交交桑扈，有莺其羽'是也。"

汪颖《食物本草》："桑扈，肉：味甘、温，无毒。主治肌肉虚羸，益皮肤。"

桑扈，一名蜡嘴雀、青雀。鸟纲雀科蜡嘴属各种鸟类的通称。我国常见的有黑尾蜡嘴雀，体长达 20 厘米，嘴圆锥形而粗短、色黄。雄鸟头部色黑具光泽。颈、背、腹皆淡灰褐色，尾上覆羽和下体灰白，尾羽辉黑，微有分叉。翼亦灰黑，尖端白色，中央有白条纹。脚淡黄褐色。多活动于高树，主食种子。在北方繁殖，到南方越冬。

169　鵙 （jú 菊）

《诗经·豳风·七月》："七月鸣鵙。"

《说文》："鵙，伯劳也。"段玉裁注："《夏小正》作'百鷯'。《月令》注作'博劳'。《诗笺》作'伯劳'。《夏小正》云：'五月鳺则鸣，鳺者百鷯也。'《月令》：'仲夏鵙始鸣。'郑注：'鵙，博劳也。'"

《尔雅》："鵙，伯劳也。"郭注："似鹖鶪而大。《左传》曰：'伯赵'是也。"《尔雅翼》引《通卦验》云："博劳性好单栖，其飞纵纵，其声嗅嗅，夏至应阴而鸣，冬至而止。"曹植《恶鸟论》云："伯劳盖贼害之鸟也。"

《嘉祐本草》云："百劳，平，有毒。毛主小儿继病。继病，母有娠乳儿，儿有病如疟痢，他日亦相继腹大，或差或发。他人相近，亦能相继。"

鵙是伯劳的旧称，一名博劳。鸟纲伯劳科伯劳属各种鸟类的通称。上喙勾曲强而锐利，但不及猛禽尖端勾曲，侧缘有曲状缺刻，食大型昆虫及蛙类、蜥蜴类或小型鸟兽类。常将猎获物穿持在带刺的枝头，以喙撕食。我国常见的有棕背伯劳，体长约 28 厘米。头、颈和上背呈珠灰色，向后至腰部渐转棕黄色。头侧有黑色贯眼纹，翼及尾羽亦大部分黑色。颔及喉纯乳白色。下体黄灰色。尾长，鸣时尾羽向上下运动，鸣声甚壮，性猛悍。夏栖山野，冬居平原。

170　仓庚 (cāng gēng)

《诗经·豳风·七月》："有鸣仓庚。"

《诗经·豳风·东山》："仓庚于飞。"

《诗经·小雅·出车》："仓庚喈喈。"《毛传》云："仓庚，离黄也。"

《说文》："离，离黄，仓根也。鸣则蚕生。"《尔雅》："仓庚，商庚。"郭注："即鸧黄也。"《夏小正》："二月有鸣仓庚。仓庚者，商庚也。商庚者，长股也。"《月令》云："仲春仓庚鸣。"

《方言》："鹂黄，自关而东谓之仓庚，自关而西谓之鹂黄，或谓之黄鸟，或谓之楚雀。"

陆玑《诗疏》云："黄鸟，黄鹂留也，或谓之黄栗留，幽州人谓之黄莺。一名仓庚。一名商庚，一名鸧黄，一名楚雀，齐人谓之搏黍。当甚熟时来在桑间。故里语曰，黄栗留看我麦黄甚熟否？是应节趋时之鸟也。或谓之黄袍。"

《禽经》："仓鹒，今谓之黄莺。"

《本草纲目·卷四十九》谓仓庚即《食物本草》的莺。莺大于鸜鹆，雌雄双飞，体毛黄色，羽及尾有黑色相间，黑眉尖端，青脚。立春后即鸣，麦黄椹熟时尤甚，其音圆滑，如织机声，乃应节趋时之鸟也。

郝懿行《尔雅义疏》认为仓庚、黄鸟非一物。郝氏云："诗凡言仓庚必在春时，其言黄鸟不拘时候。"

鸧鹒，一名黄鹂、黄莺、黄鸟。鸟纲黄鹂科，我国常见为黑枕黄鹂。体长约 25 厘米。雄鸟羽色金黄而有光泽，头部有通过眼周直达枕部的黑纹。翼和尾的中央是黑色。雌鸟羽色黄中带绿。幼鸟头部无黑纹，腹部有黑色条纹，直至第三年才消失。树栖，营悬巢于高树枝端。鸣声婉啭，杜甫诗云："隔叶黄鹂空好音。"主食林中害虫，夏末也食果实。属森林益鸟。

171　黄鸟 (huáng niǎo)

《诗经·周南·葛覃》："黄鸟于飞，集于灌木。"
《诗经·邶风·凯风》："睍睆黄鸟，载好其音。"
《诗经·秦风·黄鸟》："交交黄鸟，止于棘。"
《诗经·小雅·黄鸟》："黄鸟黄鸟，无集于榖。"
《诗经·小雅·緜蛮》："緜蛮黄鸟，止于丘阿。"

《尔雅》："皇，黄鸟。"郭注："俗呼黄离留，亦名搏黍。"《山海经·北山经》："轩辕之山，有鸟名曰黄鸟。食之不妒。"陆玑《诗疏》云："黄鸟，黄鹂留也，或谓之黄栗留，幽州人谓之黄莺。一名仓庚，一名商庚，一名鵹黄，一名楚雀，齐人谓之搏黍。当甚熟时来在桑间。故里语曰，黄栗留看我麦黄甚熟否？是应节趋时之鸟也，或谓之黄袍。"

《本草纲目·卷四十九》莺条，谓黄鸟、离黄、仓庚皆为莺的别名。李时珍曰："《禽经》云：'鹞鸣嘤嘤'，故名。或云鹞项有文，故从购。购，项饰也。或作莺，鸟羽有文也。《诗》云：'有莺其羽'是矣。其色黄而带黧，故有黧黄诸名。"

汪颖《食物本草》："莺肉：补益阳气，助脾。"

黄鸟一名黄莺。鸟纲黄鹂科。色黄而美，嘴淡红，自眼端至头后部有黑色斑纹。翼、尾皆长，尾端带圆，脚铅黑色，附蹠短，爪长而弯曲。鸣声悦耳，杜甫诗云："隔叶黄鹂空好音。"按黄鹂、黄莺、黄鸟、鸧鹒等，都是黄鹂科各种鸟类的通称。我国常见的为黑枕黄鹂。

详见鸤鸠条。

172　鹊 (què)

《诗经·召南·鹊巢》："维鹊有巢，维鸠居之。"
《诗经·鄘风·鹑之奔奔》："鹑之奔奔，鹊之疆疆。"
《诗经·陈风·防有鹊巢》："防有鹊巢，邛有旨苕。"

鹊，古文作舄。《说文》云："舄，鹊也。"《名医别录》："雄鹊肉，味甘、寒，无毒。主石淋，消结热。"陶隐居注："雄鹊，一名飞驳鸟。"

葛洪《肘后方》："疗从高坠下瘀血振心，面青气短者，以乌翅羽七枚，得右翅最良，烧末酒服之，当吐血便愈。"

《本草纲目》："鹊，乌属也。大于鸦而长尾，尖嘴黑爪，绿背白腹，尾翮黑白驳杂。上下飞鸣。"

鹊是喜鹊的简称。鸟纲鸦科。体长约46厘米。上体羽色黑褐，具有青紫光泽。肩、颈、腹部白色。嘴尖，尾长稍长于体长的一半，中宽端尖，栖止时常上下翘动。鸣声喳喳。杂食性，营巢于村舍高树间，早春繁殖。为我国分布极广的留鸟。

173　乌 (wū 污)

《诗经·邶风·北风》："莫黑匪乌。"
《诗经·小雅·正月》："瞻乌爰止，谁知乌之雌雄。"

《说文》："乌，孝鸟也。孔子曰：乌，亏呼也。"段玉裁注云："谓其反哺也。《小尔雅》曰：纯黑而反哺者谓之慈乌。小而腹下白，不反哺者，谓之雅乌。"

《嘉祐本草》："慈鸦，味酸、咸、平，无毒。补劳治瘦，助气，止咳咳，骨蒸羸弱者。和五味淹炙食之良。慈鸦似乌而小，多群飞作鸦鸦声者是。北土极多，不作膻臭也。今谓之寒鸦。"

《本草纲目》："慈乌亦名慈鸦，一名寒鸦，一名孝乌。此鸟初生，母哺六十日，长则反哺六十日，可谓慈孝矣。"

慈乌一名寒鸦、小山老鸹。鸟纲鸦科。体长约 35 厘米。上体除颈后羽毛呈灰白色外，其余部分黑色。胸、腹部灰白色。冬季常同秃鼻乌鸦混合成群。因其体型甚小，可资识别。在我国大多终年留居北部，冬季亦见于华南。

174　鷽斯 (yù sī 玉丝)

《诗经·小雅·小弁》："弁彼鷽斯。"《传》云："鷽，卑居，鸦乌也。"

《说文》："雅，楚乌也。一名鷽，一名卑居，秦谓之雅。"段玉裁注云："楚乌，乌属。其名楚乌，非荆楚之楚也。鸟部曰：鷽，卑居也，即此物也。按《小尔雅》纯黑反哺谓之慈乌。小而腹下白不反哺者谓之雅乌。"

《尔雅》："鷽斯，鹎鶋。"郭注："鸦乌也。小而多群，腹下白，江东亦呼为鹎乌。"郝懿行疏："《水经·漯水》注引孙炎曰：卑居，楚乌。刘考标《类苑》立有鷽斯之目。今此鸟大如鸽，百千为群，其形如乌，其声雅雅，故名雅乌。《初学记》引此注作楚乌。"

《本草纲目·卷四十九》乌鸦条，谓鸎、鹈鹠、楚乌、雅乌等，皆为乌鸦的别名。李时珍曰："乌雅似慈乌而大嘴，腹下白，不反哺，其性贪鸷，好鸣，善避缯缴。古有鸦经以占吉凶。"

鸎斯即乌鸦。李时珍谓乌鸦似慈乌而大嘴。据李时珍所云，则鸎斯似指大嘴乌鸦。鸟纲鸦科。体长可达 52 厘米，喙强直而粗大，故名。通体羽毛黑色。巢于高树，杂食性。为我国南部常见留鸟。产于我国北部为渡鸦、秃鼻乌鸦。它们体长达 50～65 厘米。常成群营巢于乔木，杂食性。另有一种白颈鸦，其颈部有一白色宽阔领环。杂食性，常单独飞行，不常成群。巢于乔木高枝，终年留居我国各地。

175　凤凰 (fèng huáng)

《诗经·大雅·卷阿》："凤凰于飞。""凤凰鸣矣，于彼高冈，梧桐生矣，于彼朝阳。"

《说文》："凤，神鸟也。天老（黄帝臣）曰：凤之像也。麐前鹿后，蛇颈鱼尾，龙文鱼背。燕颔鸡喙，五色备举。凤飞，群鸟从以万数，故以为朋党字。"

《尔雅》："鶠凤，其雌皇。"郭注："瑞应鸟，鸡头，蛇颈，燕颔，龟背，鱼尾，五彩色，其高六尺许。"

《山海经》："丹穴之山，有鸟也，其状如鸡，五彩而文，名曰凤。"《书·益稷》："箫韶九成，凤凰来仪。"孔传："雄曰凤，雌曰凰。"《禽经》："凤雄，凰雌，亦曰瑞鶠，亦曰鹭鹭，羽族之君长也。"

陆玑《诗疏》云："凤，雄曰凤，雌曰凰，其雏为鸒鹭，或曰凤凰，一名鶠。非梧桐不栖，非竹实不食，非醴不饮。"

陈藏器《本草拾遗》："凤凰台，味辛、平，无毒。主劳损积血，利血脉，安神。《异志》云：惊邪癫痫、鸡痫发热狂走，水磨服之。此凤凰脚下物如白石也。"

176　隼（sǔn 笋）

《诗经·小雅·采芑》："鴥彼飞隼，其飞戾天。"
《诗经·小雅·沔水》："鴥彼飞隼，载飞载止。"

陆玑《诗疏》云："隼，鹞属也。齐人谓之击征，或谓之题肩，或谓之雀鹰，春化为布谷者是也，此属数种皆为隼。"

《尔雅》云："鹰，隼丑，其飞也翚。"郭注云："鼓翅翚翚然疾。"韦昭云："隼，今之鹗。"李善云："鸷击之鸟，通呼曰隼。"

《禽经》云："鹰好峙，隼好翔，凫好没，鹛好浮。"又云："鸟之小而鸷者曰隼，大而鸷者曰鸠。"

按隼，是鸟纲隼科各种鸟类的通称。在我国有"小隼""游隼""燕隼""红脚隼"等。其中红脚隼常在开阔田野和山麓上空回翔。此与《诗经·小雅》"鴥彼飞隼，其飞戾天"意合。红脚隼雄鸟体长约30厘米，通体呈石板灰色。只肛周、尾下覆羽和两腿棕红色，故名。雌鸟暗灰色，尾羽杂有黑褐色黄斑。下体自胸部以下棕白色，布满黑褐色纵纹。肛周以后至两腿均橙黄色。常在开阔田野和山麓上空回翔。嗜食昆虫。夏时遍布我国华北及东北；在华南和更南地方越冬。

177　晨风 (chén fēng)

《诗经·秦风·晨风》："鴥（yù 玉）彼晨风，郁彼北林。"
《毛传》云："晨风，鹯（zhān 沾）也。"

《说文》："鹯，晨风也。"《尔雅》："晨风，鹯。"郭注："鹞属。诗
曰：鴥彼晨风。"舒人云："晨风，一名鹯，挚鸟也。"郝懿行义疏谓鹯
为隼之声转。诗"鴥彼飞隼，鴥彼晨风。"隼即晨风。

陆玑《诗疏》云："晨风，一名鹯，似鹞，青黄色，燕颔，勾喙，
响风摇翅，乃因风飞急疾，击鸠、鸽、燕、雀食之。"

《禽经》："鹞，曰鹯。"注云："晨风也，响风摇翅，其回迅疾，状
类鸡，色青，搏燕食之。"《左传》："若鹰鹯之逐鸟雀。"

《孟子》云："丛殴爵者鹯。"赵岐注："鹯，土鹯也。"《山海经·
西山经》云："北望诸毗，鹰鹯之所宅也。盖鹯能巢树，亦能穴土。是
一种猛禽，似鹞鹰。"

据郝懿行疏，晨风即隼，详见隼条。

178　鹑 (tuán 团)

《诗经·小雅·四月》："匪鹑匪鸢。"《毛传》曰："鹑，雕也。"

《说文》："鹑，雕也。"段玉裁注："诗小雅四月匪鹑，鹑字或作
鷻。经典鹑首、鹑火、鹑尾，字当为鷻。《诗经·魏风》县鹑，《内则》

鹑羹，字当为雉。"

《本草纲目》："鵰似鹰而大，尾长翅短，土黄色，鸷悍多力，盘旋空中，无细不觌。皂鵰即鹫也，出北寺，色皂。鵰类能搏鸿鹄、獐鹿、犬、豕。骨：主折伤断骨。"

按雕是鸟纲鹰科雕属各种鸟类的通称。足所被羽毛皆直达趾间，雌雄同色。有时也泛指鹰雕属、林雕属、海雕属等的各种类。都为大型猛禽。

鹑又是鸟纲雉科鹌鹑的简称。与此诗"匪鹑匪鸢"意义不同。详鹌鹑条。

179　睢鸠（jū jiū 居纠）

《诗经·周南·关雎》："关关雎鸠，在河之洲。"《毛传》："雎鸠，王雎也。"（《毛诗正义》）

《说文》云："雎，王雎也。"《尔雅·释鸟》云："雎鸠，王雎。"郭璞注："鵰类，今江东呼之为鹗。好在江边沚中，亦食鱼。《毛传》曰："鸟鸷而有别。"（谓鸟中雌雄情意至厚而犹能有别）。

《左传·昭十七年》："雎鸠氏，司马也。"杜预注："王雎也，鸷而有别，故为司马，主法制。"疏引李巡云："玉雎，一名雎鸠。"

陆玑《诗疏》云："雎鸠大小如鸱，深目，目上骨露，幽州人谓之鹫。而扬雄、许慎皆曰白鹢似鹰，尾上白。"

《禽经》云："王雎，雎鸠，鱼鹰也。"徐铉《虫鱼图》云："雎鸠常在河洲之上，为侣偶，更不移处。"

《淮南子》云："关雎兴于鸟，君子美之，为其雌雄之乘居也。"《风土记》云："或说雎鸠为白鹢。"《埤雅》云："雎，通习水，又善捕鱼。"《通志略》云："雎鸠，《尔雅》曰王鴡，凫类，多在水边，尾有一点白，故扬雄云白鹢。"

《本草纲目》："鹗，鴡类也。似鹰而土黄色，深目好峙。雄雌相得，鸷而有别，交则双翔，别则异处。能翱翔水上捕鱼，江表人呼为食鱼鹰。亦唼蛇。诗云：关关雎鸠，在河之洲。即此。"

唐·蔺道人方：接骨，用下窟乌（即鹗也），取骨烧存性，以古铜钱一个，煅红醋淬七次，为末等分，酒服一钱。

按郭璞注《尔雅》谓雎鸠即鹗。《本草纲目》亦说雎鸠是鹗。今日的鹗，即鸟纲鹗科的鱼鹰。雄鸟体长约 50 厘米。头顶和颈后羽毛白色，有暗褐色纵纹，头后羽毛延长成矛状。上体暗褐，下体白色。趾具锐爪，趾底遍生细齿，外趾能前后移动，适于捕鱼。常活动于江河海滨。营巢于海岸或岛屿的岩礁上。夏季遍布于我国西部和北部，冬季迁移华南一带。

180 鸢 (yuān 渊)

《诗经·小雅·四月》："匪鹑匪鸢。"
《诗经·大雅·旱麓》："鸢飞戾天，鱼跃于渊。"

陶隐居注《神农本草经》云："鸱一名鸢。"《毛诗正义》引《仓颉解诂》鸢即鸱也。

《尔雅》："鸢，乌丑，其飞也翔。"郭注："布翅翱翔。"郝懿行疏云："鸢即鸱也。今之鹞鹰。鸢古字本作弋，夏小正鸣弋是也。隶书变作鸢。"

鸢是鸟纲鹰科猛禽。体长约 65 厘米。头顶、喉部白色，嘴带蓝色，上体褐色带微紫色，或杂棕白色，耳羽黑褐色，两翼亦黑褐，翼下有白斑。腹部灰棕色，尾尖分叉，四趾皆具钩爪，天晴时常盘旋空中，视力很强，如见地可食之物，则瞥然直下，攫之而去。食蛇、蜥蜴、鼠、蛙、鱼等。鸢形略似鹰，故有鹞鹰之称。常见于城镇、乡村附近，巢多筑在高树上，有时袭击家禽。我国各地都有，终年留居。

181 鸱 （chī 痴）

《诗经·大雅·瞻印》："为枭为鸱。"

鸱有很多解释：

（一）释为鹞鹰

《说文》："雎，雒也。雒，鸱也。"段玉裁注云："今江苏俗呼鹞鹰。盘旋空中，攫小鸡食之。《诗经·大雅》云：'懿厥哲妇，为枭为鸱。'庄周云：鸱得腐鼠是也。"

郝懿行《尔雅》疏云："《说文》：鸱，雒也。籀文作鸱。本草陶注：鸱即俗呼老鸱者。又有雕鹗并相似而大。按鸱，今顺天人呼鹞鹰，东齐人呼老鹞，亦曰老雕，善高翔者是也。"《淮南子》云："鸱视而狼顾。"

《名医别录》："鸱头，味咸，平，无毒。主头风眩，颠倒痫疾。"陶注云："鸱，一名鸢。"《玉篇》："鸱，鸢属。"

《西阳杂俎》："唐肃宗张后专权，每进酒置鸱脑于内，云令人久醉健忘。"

《本草纲目》云："鸱似鹰而小，其尾如舵，极善高翔，专捉鸡、雀。一名鸢，一名雀鹰，一名隼，一名鹞。鸢，攫物如射也。隼，击物准也。鹞，目击遥也。"

雀鹰是鸟纲，鹰科。嘴弯曲而锐，四趾具钩爪。性猛，肉食，昼间活动。多栖息山林或平原地带。

（二）释为枭。枭通鸮，《本草纲目·卷四十九》作鸮。

《尔雅》云："枭，鸱。"郭璞注云："土枭。"《本草纲目》谓土枭即是鸮。《本草拾遗》云："鸮目无毒，吞之令人夜中见物，食其肉主鼠瘘。一名枭，一名鸱。吴人呼为魑魂。恶声鸟也。"

鸮即鸟纲，鸱鸮科各种类的通称，俗称猫头鹰。详鸮条。

（三）释为鸱鸺

李时珍曰："鸱鸺，状似鸱而有毛角，故曰鸱，曰角，曰蘲、老兔、钩鹆、鹠鹠、鹳鸱鹰、呼啈鹰、夜食鹰。此物有二种：鸱鸺大如鸱鹰，黄黑斑色，头目如猫，有毛角两耳。昼伏夜出，鸣则雌雄相唤，其声如老人，初若呼，后苦笑。《庄子》云：鸱鸺夜拾蚤，察毫末，昼出瞋目而不见丘山。一种鸺鹠，大如鸲鹆，毛色如鹠，头目如猫。鸣则后窍应之，声声连转，如云休留休留，故名鸺鹠。"

按李时珍所云，鸱鸺有两种：一种头目如猫，有毛角两耳。一种头目如猫，头侧无毛角，名鸺鹠。今鸟纲，鸱鸮科的鸺鹠名横纹小鸮。头侧无毛角。文献中所讲的枭，其头侧亦无毛角。

《尔雅·释鸟》："狂，茅鸱，怪鸱。"郭璞注："即鸱鸺也。"

总之，单言鸱，多指鸱鹰。若言鸱鸮、鸱鸺，即指鸟纲鸱鸮科各种猫头鹰。

182　鸱鸮 （chī xiāo 痴消）

《诗经·豳风·鸱鸮》："鸱鸮鸱鸮，既取我子，无毁我室。"《毛传》："鸱号，鸋鴂也。"

《说文》："鸮，鸱鸮，宁鴂也。"段玉裁注："鸱，当作雌。雌，雔也。鸱鸮则为宁鴂。不得举一鸱字谓为同物。又不得因鸮与枭音近谓之一物。又不得因鸱鸮与鸱鸺音近谓之一物也。鸱鸮不可单言鸮。"

陆玑《诗疏》曰："鸱鸮似黄雀而小，其喙尖如锥，取茅秀为窠，以麻纼之，如刺袜然，或谓袜爵。悬著树枝，或一房，或二房，幽州人谓之鸋鴂。"《韩诗》："鸱鸮，鸋鴂，鸟名也，敷之苇菅，至风菅折。"

《尔雅》："鸱鸮，鸋鴂。"郭注："鸱类。"郝懿行疏云："刘向《九叹》云：'鸱鸮集于木兰。'王逸注：'贪鸟也'。蔡邕吊屈原文云：'鸋鴂轩翥，鸾凤挫翮。'皆以鸱鸮为贪恶大鸟。"

《楚辞·七谏·初放》："近习鸱枭。"王逸注："枭，一作鸮。鸱枭，恶鸟。"

按鸱鸮是鸟纲鸱鸮科猫头鹰一类的凶猛的鸟。眼大而圆，头上有象耳的毛角。昼伏夜出，捕食鼠、兔、小鸟等，是一种益鸟。

183　鸮 (xiāo 消)

《诗经·陈风·墓门》："墓门有梅，有鸮萃止。"
《诗经·鲁颂·泮水》："翩彼飞鸮。"

陆玑《诗疏》云："鸮大于斑鸠，绿色，恶声之鸟也，入人家凶，贾谊所赋，鵩鸟是也。其肉甚美，可为羹臛，又可为炙食。汉供御物，各随其时，唯鸮冬夏常施之，以其美故也。"

《史记·贾生传》："楚人命鸮为服。"《荆州记》云："巫县有鸟如雌鸡，其名为鸮，楚人谓之服。"《广雅》："鸒鸟，鸮也。"《埤雅》："鸮，大于斑鸠，绿色，所鸣其民有祸。"

《本草拾遗》云："鸮目，无毒。吞之令人夜中见物。又食其肉，主鼠瘘。《内则》云：鹊鸮，睅其一名枭，一名鸺，吴人呼为魖魂。恶身鸟也。"

《本草纲目·卷四十九》鸮条云："鸮一名枭鸱、土枭、山鸮、鸡鸮、训狐、流离、魖魂。鸮、鹏、鸺鹠、枭，皆恶鸟也，说者往往混注。"

鸮是鸟纲鸱鸮科各种类的通称。俗称猫头鹰。喙和爪都弯曲呈钩状，锐利，嘴基蜡膜。两眼不似他鸟之着生在头部两侧，而位于正前方；眼的四周围羽毛呈放射状，形成所谓"面盘。"周身羽毛大多为褐色，散缀细斑；稠密而松软，飞行无声。夜间或黄昏活动，主食鼠类，间或捕食昆虫或小鸟。是农林的益鸟。种类很多，有角鸮、雕鸮、耳鸮等。

单言"鸱"是指鸟纲鹰科的鸱。若言"鸱鸮""鸱枭"，是指鸟纲鸱鸮科的鸮。前者头与一般鸟相同，后者头若猫头，有面盘，有耳角毛。所以又称角鸮、耳鸮。种类繁多，古书所载名称更多，各书所释互有差异。

184　枭 (xiāo 销)

《诗经·大雅·瞻卬》："为枭为鸱。"

《诗经·邶风·旄丘》："琐兮尾兮，流离之子。"《毛传》云："流离，鸟也。少好，长丑。"

《说文》："枭，食母，不孝之鸟也。故冬至捕枭。"

陆玑《诗疏》云："流离，枭也，自关而西，谓枭为流离，其子适长大，还食其母，故张奂云，鹠鹠食母。许慎云：枭不孝鸟是也。"

《尔雅》云："鸟，少美，长丑为鹠鹠。"郭璞云："鹠鹠犹留离，诗所谓留离之子。"邢昺云："鸟之少为子者美，长食母而丑，其名鹖鴡。"

《禽经》："枭鸱害母。"张华注云："枭在巢母哺之，羽翼成，啄母自翔去也。"

《埤雅》："《北山录》曰：乌反哺，枭反噬，盖逆顺之习也。"

枭是一种凶猛的鸟，羽毛棕褐色，有横纹，常在夜间飞出，捕食小动物。它与鸱鸺（猫头鹰相似），惟枭头侧无毛角，体较大。此外鹠鹠（横纹小鸮）的头侧亦无毛角。

刘恂《岭表录异》："北方枭鸣，人以为怪。南中昼夜飞鸣，与乌、鹊无异。桂林人家家罗取，使捕鼠，以为胜狸也。"

陈藏器《本草拾遗》云："鸮，一名枭，一名鹠，吴人呼为魖魂，恶声鸟也。"按鸮，头侧有毛角。枭，头侧无毛角。

《诗经》药物考辨虫类卷五

185　蜂（fēng）

《诗经·周颂·小毖》："莫予荓蜂，自求辛螫。"

《说文》："蜂，飞虫螫人者。"段玉裁注云："《左传》：蜂虿有毒。其飞虫螫人者，则谓大黄蜂。《神农本草经》：露蜂房亦谓木上大黄蜂窠也。"

《尔雅》："土蜂、木蜂。"郭注云："今江东呼大蜂在地中做房者为土蜂。啖其子即马蜂，今荆巴间呼为蟺。木蜂似土蜂而小，在树上作房，江东亦呼为木蜂，又食其子。"

《内则》："庶羞雀、鷃、蜩、范。"郑注云："范，蜂也，其子可食。"

《岭表录异》云："宣歙人脱蜂子盐炒曝干，寄京洛为方物。"

《神农本草经》："蜂子，味甘，平。主风头，除蛊毒，补虚羸伤中。大黄蜂子主心腹胀满痛，轻身益气。土蜂子，主痈肿，一名蜚零。"

蜂是昆虫纲膜翅目各类蜂科昆虫的通称。按郭璞注《尔雅》和段玉裁注《说文》，俱云蜂在树木上做窠。在树枝及层檐下做窠的有胡蜂。呈黄色或红黑色，具黑色及褐色斑点及条带。胸、腹宽相等。翅狭长，静止时纵折。群栖，夏季在屋檐下及树枝等处作巢，巢由密集六角房构成。常捕捉其他虫类作为幼蜂的食料。

胡蜂的巢很像《神农本草经》的露蜂房。云：味苦，平。主惊痫瘈疭，寒热邪气，癫疾，鬼精蛊毒，肠痔。火熬之良。

《唐本草》注云："此蜂房用树上悬得风露者，其蜂黄黑色，长寸许，螫马、牛、人，乃至欲死者。"

186　蜾蠃 (guǒ luǒ)

《诗经·小雅·小宛》："螟蛉有子，蜾蠃负之。"

《说文》："蜾蠃，蒲卢，细要土蜂也。"《尔雅》："果蠃，蒲卢。"郭注："即细腰蜂也。俗呼为蠮螉。"

《方言》："蜂，燕赵之间谓之蠓螉，其小者谓之蠮螉，或谓之蚴蜕。"《广雅》云："蚴蜕，土蜂，蠮螉也。"

陆玑《诗疏》曰："蜾蠃，土蜂也，一名蒲卢，似蜂而小腰。"许慎云："蜾蠃，细腰也，取桑虫负之于木空（孔）中，或书简、笔筒中，七日而化为其子，里语曰咒云像我、像我。"

《埤雅》："果蠃即今细腰土蜂，好禁蜘蛛，今呼大蟞蚾子，地中做房者，亦曰土蟞，非此细腰土蟞也，果蠃一名蠮螉，一名蒲卢。"

《诗缉解颐新语》曰："说者，考之不精，乃谓果蠃取桑虫负之，七日化为其子，虽扬雄亦有类我类我，久则肖之之说，近世诗人取蜾蠃之巢，毁而视之，乃自有细卵如粟寄螟蛉之身以养之，其螟蛉不生不死，蠢然在穴中，久则螟蛉尽枯，其卵日益长大，乃为蜾蠃之形，穴窍而出。盖此物不独取螟蛉，亦取小蜘蛛置穴中，寄卵于蜘蛛腹穴之间，其蜘蛛亦不生不死，久之蜘蛛尽枯，其子乃成，今人养晚蚕者，苍蝇亦寄卵于蚕之身，久之，其卵化为蝇，穴茧而出。"

按蜾蠃，蜂的一种。体青黑，细腰。常用泥土在墙上做窝，或以管孔为窝，捕螟蛉作为其幼虫的食物。

187 螟蛉 （míng líng）

《诗经·小雅·小宛》："螟蛉有子，蜾蠃负之。"

《说文》："蠕，螟蠕，桑虫也。"《尔雅》："螟蛉，桑虫。"郭注云："俗谓之桑蟃，亦曰戒女。"《玉篇》云："蟃，螟蛉虫也。"

《诗经》郑笺云："蒲卢即桑虫之子，负持而去，煦妪养之，以成其子。"《法言》："螟蛉之子，殪而逢果蠃，祝之曰：类我！类我！久则肖之矣。"

陆玑《诗疏》云："螟蛉者，犍为文学曰：桑上小青虫也，似步屈，其色青而细小，或在草叶上，蜾蠃上蜂也，一名蒲卢，似蜂而小腰。故许慎云：细腰也，取桑虫负之于木空（孔）中或书简、笔筒中，七日而化为其子，里语曰咒云：像我、像我。"

陶弘景注《神农本草经》云："蜂类甚多，今一种黑色，腰甚细，衔泥于人室及器物边作房如併竹管者是也，其生子如粟米大置中，乃捕取草上青蜘蛛十余枚满中，仍塞口，以拟其子大为粮也。其一种入芦竹管中者，亦取草上青虫，一名果蠃。诗人云，螟蛉有子，蜾蠃负之，言细腰物无雌，皆取青虫教祝便变成已子，斯为谬矣。"但郑樵《通志略》仍泥旧说，不承认陶弘景的实地观察。

段玉裁注《说文》云："螟蛉，桑虫也。此桑虫似步屈，其色青，细。或在草叶上，土蜂取置木空（孔）中，或书卷间、笔筒中，七日而成其子。里语曰：咒云：像我！像我！"

按：蜾蠃常捕螟蛉喂它的幼虫，古人错认为蜾蠃养螟蛉为子。因把"螟蛉"或"螟蛉子"作为养子的代称。

螟蛉即一种绿色小螟虫，是螟蛾的幼虫，有多种：如大螟、二化螟、三化螟等。生活在稻茎中，吃稻茎的髓部，是农作物的害虫。

188 蚕 (cán)

《诗经·大雅·瞻卬[①]》："妇无公事，休其蚕织。"

《说文》云："蚕，任丝虫也。"段玉裁注云："此物能任此事，美之也。丝下曰蚕所吐也。"

《尔雅》云："蠺，桑茧。"郭注云："食桑叶作茧者，即蚕。"郝懿行疏云："《淮南子·说林篇》云：蚕食而不饮，二十一日而化。《荀子·蚕赋》云：三俯三起，事乃大已。三俯，今曰三眠，亦有四眠者。"

按：蚕为蚕蛾科昆虫家蚕，蚕在 4～5 龄幼虫时，感染（或人工接种）一种丝状白僵菌而致死，其干燥虫体名白僵蚕。我国养蚕，早在三千年前已有发展。到春秋、战国时，我国蚕丝已闻名于欧洲，当时的希腊人称我国为塞里斯（Seres），意思是丝国。（见范文澜《中国通史篇编》第二编）。

《神农本草经》云："白僵蚕，味咸，主小儿惊痫夜啼，去三虫，灭黑䵟，令人面色好，男子阴疡病。"

陶隐居注云："人家养蚕时有合箔皆姜者，即暴都不坏。末以涂马齿，即不能食草，以桑叶拭去乃还食。此明蚕即马类也。"

《名医别录》云："白僵蚕末之，封丁肿，根当自出，极效。"

【注】

① 瞻卬：《毛序》认为幽王（公元前 781～前 771 年）时作品。

189　蛾 (é 鹅)

《诗经·卫风·硕人》："螓首蛾眉。"

《说文》："蛾，蚕化飞虫。"《尔雅》："蛾，罗。"郭注："蚕蛾。"
《大戴礼》云："食桑者有丝而蛾。"

《名医别录》云："原蚕蛾，雄者有小毒。主益精气，强阴道，交接不倦，亦止精。"

按蛾是鳞翅目异角亚目昆虫的通称。幼虫多为植食性，多为农业害虫。种类很多。如螟蛾、麦蛾、菜蛾、蚕蛾等。"螓首蛾眉"，指女子眉毛长而美。也指女子美貌。

190　蠋 (zhú 烛)

《诗经·豳风·东山》："蜎蜎者蠋，丞在桑野。"

《诗经·毛诗》曰："蠋，桑虫也。"朱熹《集传》："蠋，桑虫如蚕者也。"

《说文》云："蠋，葵中蚕也。"段玉裁注云："葵，《尔雅·释文》引作桑。《诗》曰：蜎蜎者蠋，蒸在桑野。似作桑为长。《毛传》曰：蜎蜎蠋貌。蠋，桑虫也。传言虫，许慎言蚕者，蠋似蚕也。《淮南子》曰：蚕与蠋相类，而爱憎异也。"《尔雅》："蚅，乌蠋。"郭璞注："虫大如指似蚕。"

按文献上的蠋有两种解释。《说文》释为蚕，或称山蚕、野蚕。《毛传》释为桑虫。桑虫即桑中蠹虫，又名蝤蛴。今日所讲的"蠋"，多指蝴蝶、蛾子等的幼虫。

191　蝤蛴（qiú qí 囚齐）

《诗经·卫风·硕人》："领如蝤蛴。"毛传曰："蝤蛴，蝎虫也。"（蝎虫即天牛幼虫，借以形容女颈之美。）

《说文》云："蝤，蝤蛴也。"又云："蝎，蝤蛴也。"《尔雅》云："蝤蛴，蝎。"郭注："在木中，今虽通名蝎，所在异。"按蝎（非虿尾之蝎）有同名异物。《尔雅》云："蝎，蛣蝠。"郭注："木中蠹中。"《尔雅》又云："蝎，桑蠹。"郭注云："即蛣蝠。"

《名医别录》云："桑蠹虫，味甘，无毒。主心暴痛，金疮肉生不足。"陈藏器云："桑蠹去气。"

220

按蝎虫是昆虫纲鞘翅目天牛科各种天牛幼虫的泛称。幼虫黄白，扁长圆筒形，胸足退化，古称"蝤蛴。"幼虫蛀食树枝干，粪便和啃下木屑同时由蛀孔排出。为森林、桑树、果树重要害虫。

在古代文献中，蝤蛴又为蛴螬的别名。

《毛诗正义》引孙炎曰："蛴螬谓之蟦蛴，关东谓之蝤蛴，梁益之间谓之蝎。"《尔雅》云："蟦，蛴螬。蝤蛴，蝎。"郭注云："蛴螬在粪土中。蝤蛴在木中。"按蛴螬是金龟子的幼虫，蝤蛴是天牛的幼虫。

邢昺《尔雅疏》云："然则蟦蛴也，蛴螬了，蝤蛴也，蛣蝠也，桑蠹也，蝎也，一虫而六名也，以在木中者白而长，故诗以比妇之颈，硕人云，领如蝤蛴。"

《埤雅》："旧说蝤蛴生于木中，内外洁白。符子所谓石生金，木生蝎是也。蟆蛴在粪草中，外黄内黑，亦或谓之蛴螬。"

《太平御览》引陆玑《诗疏》云："蛴螬生粪土中。"《庄子·至乐篇》云："乌足之根为蛴螬。"王充《论衡·无形篇》云："蛴螬化为复育，复育转而为蝉。"《淮南万毕术》："黍成蛴螬。"《博物志》云："蛴螬以背行驶，便于用足。"

192　虿（chài）

221

《诗经·小雅·都人士》："卷发如虿。"

郑玄笺云："虿，螫虫也，尾末捷然，似妇人发末曲上卷然者也。"按虿即蝎子，蝎子行走时尾部向上翘，诗人用它比卷发。葛洪云："蝎前为螫，蝎后为虿。"

《说文》云："虿，毒虫也。"《通俗文》云："短尾为蝎，长尾为虿。"

《左传·僖公二十二年》云："蜂虿有毒。"《国语·晋语申生》："虽蝎潜焉避之。"《庄子》云："其智僭于虿蝎之尾。"

陆玑《诗疏》云："虿，一名杜伯，河内谓之蚊，幽州谓之蝎。"

《本草图经》引陶隐居《集验方》云："蝎有雌雄，雄者螫人，痛止在一处。雌者痛牵诸处。若是雄者，用井泥傅之，温则易。雌者当用瓦沟下泥傅之。"

段成式《酉阳杂俎》云："江南旧无蝎，开元初（713～741）尝有主簿盛过江，至今江南往往有之，俗呼为主簿虫。蜥蜴能食之，故蜥蜴一名蝎虎。"又云："为蜗牛所食，先以跡规之，不复去，今人或为蝎螫者，以蜗牛涎涂之，痛立止。蝎前谓之螫，蝎后谓之虿。"

《蜀本草》云："蝎紧小者名蛷螋。"

《开宝本草》云："蝎，味甘、辛，有毒。疗诸风瘾疹及中风半身不遂，口眼㖞斜，语涩，手足抽掣。形紧小者良，出青州者良。"

　　蝎，亦称全蝎，是节肢动物门蛛形纲钳蝎科动物钳蝎。体长，头胸部的螯肢和脚须均呈螯状。头胸呈绿色扁平长椭圆形，背面绿褐色，腹部棕黄色，分前腹和后腹，前腹七节，后腹五节呈尾状，尾端有锐钩状毒刺。栖于干燥处，昼伏在碎石、树皮等物下，或土穴中，夜出觅食，主食昆虫、蜘蛛和多足纲动物。

　　全蝎能镇痉息风，攻毒散结，通络止痛。用于小儿惊风，抽搐痉挛，中风口㖞，半身不遂，破伤风症，风湿顽痹，偏正头痛，疮疡，瘰疬。

193　蟏蛸 （xiāo shāo）

《诗经·豳风·东山》："蟏蛸在户。"

　　《说文》云："蟏，蟏蛸，长股者。"《尔雅》云："蟏蛸，长踦。"郭注云："小蜘蛛长脚者，俗呼为喜子，东山之云，蟏蛸在户，是也。"《尔雅翼》："诗曰蟏蛸在户，言为网于户也。"

　　《埤雅》云："蟏蛸，长踦。萧梢长踦之貌，因以名云。亦如蜘蛛布网，垂丝著人衣，当有亲客至，荆州河内之人，谓之喜母。"

　　崔豹《古今注·鱼虫》注云："长蚑，蟏蛸也。身小而足长，故谓长蚑。"《诗缉传》云："蟏蛸，长踦也。踦音欺，脚也。"

　　陆玑《诗疏》云："蟏蛸，长踦，一名长脚。荆州河内人谓之喜母。此虫来著人衣尝，有亲客至，有喜也。幽州人谓之亲客，亦如蜘蛛网罗居之。"

　　毛晋《陆疏广要》云："蟏蛸名长踦，小如蜘蛛而足长，喜结网当

《诗经》药物考辨

222

户，人触之，则伸前后足如草，使人不疑为虫，故名长踦。"

《名医别录》云："蜘蛛，微寒。主大人小儿癀。七月七日取其网疗喜忘。"陶隐居注云："蜘蛛类数十种尔。有赤斑者，俗名络新妇。《诗经》云：蟏蛸在户，正谓此也。"

按：蟏蛸是一种长脚的小蜘蛛。俗称蟢子、蟢蛛。蟏蛸属节肢动物门，蛛形纲的一目。蜘蛛类中的一种。体分头胸部和腹部，两者之间有腹柄，螯肢多为钳状。头胸部有四对步足，腹部有纺绩器。呼吸器官有书肺一对或二对，或兼有气管。种类繁多，如蟏蛸、草蛛、壁钱、蜈蚣等。

194　蜩（tiáo 条）

《诗经·豳风·七月》："五月鸣蜩。"
《诗经·小雅·小弁》："鸣蜩嘒嘒。"

《说文》："蜩，蝉也。《诗经》曰：五月鸣蜩。"又云："蝉，以旁鸣者。"段氏注云："诗豳风传曰：蜩，螗也。大雅如蜩如螗。传曰：蜩，蝉也。小雅鸣蜩嘒嘒。传曰：蜩，蝉也。"

《尔雅》云："蝒，马蜩。"郭璞注云："蜩中最大者为马蝉。"《尔雅》又云："蜩，蜋蜩。"郭璞注云："夏小正传曰，蜋蜩者五彩具。"

《荀子》："耀蝉者，务在明乎火，振其树而已。"《论衡》云："蝉生于复育，开背而出。"故《尔雅》云："蒿醜，铸。"郭注云："剖母背而出。"（蝎子亦是剖母背而出）。按复育所解皮即蝉蜕。

陆玑《诗疏》云："鸣蜩，蝉也。宋、卫谓之蜩；陈、郑云蜋，海、岱之间谓之蝉；蝉，通语也。"

《神农本草经》云："蚱蝉，味咸，寒。主小儿惊痫夜啼，癫病寒热。生杨柳上。"

《名医别录》云："蚱蝉，味甘，无毒。主惊悸，妇人乳难，胞衣不出。又堕胎，五月采蒸之，勿令蠹。"陶隐居注云："今此云生杨柳树上，是诗云鸣蜩嘒嘒者，形大而黑。"

苏颂《本草图经》云："《尔雅》所谓马蜩，诗人所谓鸣蜩，月令礼家所谓蝉，本草所谓蚱蝉，其实一种。"

《本草纲目》云："夏月始鸣，大而色黑者，蚱蝉也。又曰蝒（音绵），曰马蜩，豳诗'五月鸣蜩'者是也。"

195　蟧 (táng 唐)

《诗经·大雅·荡》："如蜩如螗。"毛传云："螗，蝘也。"

《大戴礼记·夏小正》："五月，唐蜩鸣。"《尔雅》："螗，蜩。"郭注云："夏小正传曰，螗蜩者蝘，俗呼为胡蝉，江南谓之螗蚬。"

《方言》云："楚谓蝉为蜩，宋、卫谓之螗蜩，陈、郑谓之螂蜩，秦、晋之间谓之蝉。海、岱之间谓之蛴。"《淮南·说林篇》云："蝉无口而鸣，三十日而死。"

《初学记·虫部》引陆云《寒蝉赋》云："蝉有五德：头上有绫，则其文也；含气饮露，则其清也；黍稷不享，则其廉也；处不巢居，则其俭也；应候守节，则其信也。"

陆玑《诗疏》云："螗、蝉之大而黑色者，有五德：文、清、廉、俭、信。一名蝘蚓，一名蚫蟟，青、徐谓之螇螰，楚人谓之蟪蛄，秦、燕谓之蛥蚗，或名之蜓蚞。"

《诗疏》引舍人曰："三辅以西为蜩，梁、宋以东谓蜩为蝘。"

郝懿行《尔雅义疏》云："按今螗蜩小于马蜩，背青绿色，头有花

《诗经》药物考辨

冠，喜鸣，其声清圆，若言乌友乌友。"

《本草纲目》云："蝉头上有花冠，曰蟪蛄，曰螗，曰胡蝉，荡诗'如蜩如螗'者是也。可入药用。主产难，下胞衣，亦取其能退蜕之义。"

按《诗经·大雅·荡》："如蜩如螗，如沸如羹。"郑玄笺："饮酒号呼之声，如蜩螗之鸣，其笑语沓沓，又如汤之沸，羹之方熟。"马瑞辰《毛诗传笺通释》："按诗意盖谓时人悲叹之声如蜩螗之鸣，扰乱之心如沸羹之熟。"后因用"蜩螗"为纷扰不宁的意思。

196　蝶 (qín)

《诗经·卫风·硕人》："蝶首蛾眉。"

《毛传》云："蝶，蝉属。蝶首颡广而方。"《笺》云："蝶谓蜻蜻。"

《尔雅》："蚻，蜻蜻。"郭注云："如蝉而小。《方言》云：有文者谓之蝶。《夏小正》曰：鸣蚻虎悬。"郝懿行疏云："《正义》引舍人曰：小蝉色青青，某氏曰鸣蚻蚻者。今验此蝉短小方头，广额，体兼彩文，即方言所云有文者谓之蝶。鸣声清婉，若咨咨然，顺天人呼蝶为咨咨。"

《本草纲目》云："蝉小而有文者，曰蝶，曰麦蚻。小而色青录者，曰茅蜩，曰茅蟹。秋月鸣而色青紫者，曰蟪蛄，曰蛁蟟，曰蜓蚞，曰螇螰，曰蛥蚗。小而色青赤者，曰寒蝉，曰寒蜩，曰蜺。未得秋风，则瘖不能鸣，谓之哑蝉，亦曰瘖蝉。二三月鸣，而小于寒蚻者，曰蛉母。"

197　宵行 （xiāo xíng）

《诗经·豳风·东山》：“熠燿宵行。”

　　《本草纲目·卷四十一》萤火条注云：“豳风，熠熠宵行。宵行乃虫名。萤有三种：一种小而宵飞，腹下有光，乃茅根所化。《吕氏月令》所谓‘腐草化为萤’是也；一种长如蛆蠋，尾后有光，无翼，不飞，乃竹根所化也，一名蠲，俗名萤蛆，《明堂月令》所谓‘腐草化为蠲’者是也。其名宵行，茅竹之根，夜视有光，即此也。一种水萤，居水中。入药用飞萤。”

　　按蠲又是马陆的异名。《说文》：“蠲，马蠲也。”段注云：“马蠲亦名马蚿，亦名马蚿，亦名马蠸。俗呼马蠖。《方言》曰：马蚿大者谓之马蚰。”本草名马陆。

　　郝懿行《尔雅义疏》云：“萤火有二种：一种飞者，形小头赤。一种无翼，形似大蛆，灰黑色，而腹下火光，大于飞者。乃诗所谓宵行。”

198　熠燿 （yì yào 艺要）

《诗经·豳风·东山》：“熠燿宵行。”

　　《毛传》云：“熠燿，燐也。燐，荧火也。”《说文》云：“熠，盛光也。诗曰：熠熠宵行。”段玉裁注云：“熠熠为熠燿之误。又仓庚于飞，熠燿其羽。笺云：羽，鲜明也。传曰：熠燿，燐也。燐，萤火也。"

　　按熠燿有多种解释：

　　（一）释为燐火。《说文》云："兵死及牛马之血为燐。"《博物志》云："战斗死亡之处有人马血，积年化为燐，燐著地入草木皆如霜露不可见，有触者，著人体便有光，拂拭便散无数。"《淮南·氾论篇》云："久血为燐。"注以燐为鬼火。

　　（二）释为萤火虫。《尔雅》云："萤火，即炤。"郭注云："夜飞腹下有火。"《艺文类聚》引《吴普本草》云："萤火，一名夜照，一名熠燿，一名景天，一名狭长。"诗疏引舍人云："萤火，即炤，夜飞有火虫也。"《名医别录》云："萤火，一名熠燿。"

　　（三）释为光。《本草纲目》云："诗豳风：熠燿宵行。宵行乃虫名，熠燿其光也。诗注及本草，皆误以熠燿为荧名矣。"

　　郝懿行《尔雅义疏》云："《诗·东山传》：熠燿，燐也。燐，萤火也。萤与荧同燐，光明也。《本草经》：萤火一名夜光。《吴普本草》：萤火一名熠燿。今验萤火有两种：一种飞者，形小头赤。一种无翼，形似大蛆，灰黑色，而腹下火光，大于飞者，乃诗所谓宵行。"

　　《神农本草经》云："萤火，味辛，微温。主明目，小儿火疮，伤热气，蛊毒，鬼疰，通神精。一名夜光。"

199　蜉蝣 (fú yóu 孚由)

《诗经·曹风·蜉蝣》："蜉蝣之羽。"

　　《毛传》曰："蜉蝣，渠略也，朝生夕死。"《说文》云："蟲蟓，一曰蜉蝣，朝生暮死者。"

　　《尔雅》："蜉蝣，渠略。"郭注云："似蛣蜣，身狭而长，有角，黑黄色，丛生粪土中，朝生暮死，猪好啖之。"舍人曰："南阳以东曰蜉蝣，梁、宋之间曰渠略。"

陆玑《诗疏》云："蜉蝣，方土语也，通谓之渠略。似甲虫有角，大如指，长三四寸，甲下有翅，能飞，夏月阴雨时地中出。今人烧炙，啖之美如蝉也。樊光曰：是粪中蝎虫，随雨而出，朝生而夕死。"

《淮南·诠言篇》云："龟三千岁，蜉蝣不过三日。"《淮南·说林篇》云："蜉蝣不食不饮，三日而死。"《庄子·逍遥游篇》云："朝秀不知晦朔。"高诱注云："朝秀，朝生暮死之虫也。生水中，状似蚕蛾，一名孳母。"

《艺文类聚》引《广志》曰："蜉蝣在水中，翕然生覆水上，寻死随流。"《埤雅》云："蜉蝣虫，似天牛而小，有甲角，翕然生覆水上，寻死，随流，丛生郁楼中，朝生暮殒。"

《本草纲目》云："盖蜉蝣，蝍蛆之一种。或曰：蜉蝣，水虫也。状似蚕蛾，朝生暮死。"

按：蜉蝣是昆虫纲蜉蝣目昆虫的通称。体软弱，触角短形如刚毛状，不甚明显。翅半透明，前翅发达，后翅甚小；腹部末端有长尾须两条。成虫寿命短的数小时，或一二日，长的约七天，一般均朝生暮死。稚虫水栖，需1～3年或5～6年以上始能成熟；可为淡水鱼的饵料。

200　伊威 (yī wēi)

《诗经·豳风·东山》："伊威在室。"

《毛传》曰："伊威，委黍也。"《说文》云："蛜，蛜威，委黍。委黍，鼠妇也。"又云："蟠，鼠妇也。"段玉裁注云："蛜威即今之地鳖虫，与鼠妇异物。《本草经》曰：鼠妇，一名蚘威。以其略相似耳。《本草经》以鼠妇与䗪虫为二条，实则䗪即鼠妇。《太平御览》引《说文》曰：蟠蟥，鼠妇也。"

《尔雅》云："蟠，鼠妇。"郭注云："瓮器底虫。"《尔雅》又云："蚘威，委黍。"郭注云："旧说鼠妇别名。"

陆玑《诗疏》云："伊威一名委黍，一名鼠妇，在壁根下瓮底土中生，似白鱼者是也。"

《通志略》云："鼠妇，瓮底白粉虫也。《尔雅》云：蟠，鼠妇；又曰蚘威，委黍，《诗经》蚘威在室。"《埤雅》云："伊威，形似白鱼而大，食之令人善淫。术曰：鼠妇，淫妇是也。"

《神农本草经》云："鼠妇，味酸，温。主气癃不得小便，妇人月闭，血瘕痫痉寒热，利水道。一名负蟠，一名蚘威。"《名医别录》云："鼠妇一名蜲蟒。"

按段玉裁注《说文》，据《太平御览》释伊威为地鳖虫（䗪虫）。《神农本草经》释蚘威为鼠妇。

201 草虫 (cǎo chóng)

《诗经·召南·草虫》："喓喓草虫。"《毛传》云："草虫，常羊也。"

《尔雅》云："草螽，负蠜。"郭注云："诗曰：喓喓草虫。谓常羊也。"盖草虫的"虫"，繁体字作"蟲"。"蟲""螽"古字通用。所以草虫即草螽。

《诗草木疏》云："草虫，一名负蠜。大小长短如蝗而青也。奇音，青色，好在茅草中。"

《通志略》云："草螽，草虫也，亦谓之蚱蜢。"陆佃《埤雅》云："草虫鸣于上风，蚯蚓鸣于下风。性不忌而一母百子。故诗曰：喓喓草虫，趯趯阜螽。"

《本草纲目》云："阜螽总名也。在草上者曰草螽，在土中者曰土螽，似草虫而大者曰螽斯，似螽斯而细长者曰螶螽。数种皆类蝗。长角，修股善跳，有青、黑、斑数色。能害稼禾，五月动股作声。至冬入土穴中。"

陈藏器《本草拾遗》云："负蠜，葵注：苏云：戎人重薰渠，犹巴人重负蠜。按：飞廉一名负盘，蜀人食之辛辣也。已出本经。《左传》云：'蜚不为灾'。杜注云：'蜚，负蠜也，如蝗虫。'又行夜一名负盘，即屁盘虫也。名字及虫相似，终非一物也。"

按《尔雅》《诗草木疏》所注，诗召南草虫即负蠜。陈藏器《本草拾遗》收负蠜为药物。

202　阜螽 (fù zhōng 付终)

《诗经·召南·草虫》："趯趯阜螽。"《传》曰："阜螽，蠜也。"

《说文》云："蠜，阜蠜也。"段注云："召南趯趯阜螽。传曰：阜螽，蠜也。"

《尔雅》云："阜螽，蠜。"郭注："诗曰：趯趯阜螽。"《诗正义》引李巡曰："阜螽，蝗子也。"陆玑《诗疏》云："今人谓蝗子为螽子。党州人谓之腾。"

《本草纲目·卷四十一》云："阜螽总名也，在草上者曰草螽，在土中者曰土螽，似草螽而大者曰螽斯。五月动股作声，至冬入土穴中。"

蔡邕《月令》云："其类乳于土中，深埋其卵，至夏始出。"

陈藏器《本草拾遗》云："阜螽如蝗虫，东人呼为蚱蜢，有毒，有黑斑者，候交时取之。令人相爱。"

203　螽斯 <small>(zhōng sī 终思)</small>

《诗经·周南·螽斯》："螽斯羽。"

《诗经·豳风·七月》："五月斯螽动股。"《毛传》云："螽斯、斯螽，蜙蝑也。"

《说文》云："蜙，蜙蝑，春黍也。以股鸣者。"段玉裁注云："周南传曰：斯螽，蜙蝑也。《尔雅·释虫》曰：蜇螽，蜙蝑。舍人曰：今所谓春黍也。《方言》曰：'春黍谓之蜙蝑'。《诗经》斯螽即螽斯。《尔雅》蜇即斯。郑曰：'股鸣，蜙蝑动股属'。《七月》曰：'五月斯螽动股'。"

《尔雅》云："蜇螽，蜙蝑。"郭注云："蜙𧐍也，俗呼蜙蝑。"邢昺《尔雅疏》云："蜇螽，周南作螽斯，七月作斯螽，一名蜙蝑，一名蜙𧐍，一名蜙蝑。蜇音斯。"

陆玑《诗疏》云："螽斯，幽州人谓之春箕，春箕即春黍，蝗类也，长而青，长角长股，股鸣者也。或谓似蝗而小斑黑。其股似玳瑁文。五月中以两股相磋，作声闻数十步。"

《本草纲目》云："阜螽，总名也。在草上者曰草螽。似草螽而大者曰螽斯。数种皆类蝗，而大小不一。长角，修股，善跳，有青、黑、斑数色，亦能害稼。五月动股作声，至冬入土穴中。"蔡邕《月令》云："其类乳（产卵）于土中，深埋其卵，至夏始出。"

按螽斯是昆虫纲直翅目螽斯科的各种昆虫。触角细长，以翅摩擦发声。有翅种类身体多为草绿色，或褐色，善跳跃，吃农作物，是农业害虫。

204 莎鸡 (shā jī)

《诗经·豳风·七月》："六月莎鸡振羽。"《传》曰："莎鸡羽成而振。"

《尔雅》云："螒，天鸡。"郭注："小虫，墨身，赤头，一名莎鸡，又曰樗鸡。"

《神农本草经》云："樗鸡，味苦，平。主心腹邪气，阴痿，益精强志，生子，好色，补中，轻身。"

陆玑《诗疏》云："莎鸡，如蝗而斑色，毛翅数重，其翅正赤，或谓之天鸡，六月中飞而振羽，索索作声，幽州谓之蒲错。"

罗愿《尔雅翼·释虫二》云："莎鸡振羽作声，其状头小而羽大，有青褐两种，率以六月振羽作声，连夜札札不止，其声如纺织之声，故一名梭鸡，一名络纬，今俗人谓之络丝娘，盖其鸣时又正当络丝之候。"

《本草纲目》认为樗鸡是红娘子，又名灰花蛾。并非是莎鸡。《本草纲目》云："莎鸡居莎草间，蟋蟀之类，似蝗而斑，有翅数重，下翅正赤，六月飞而振羽有声。"

据罗愿所云，莎鸡即纺织娘。纺织娘是昆虫纲直翅目螽斯科的昆虫。绿色或褐。鸣声如"轧、织、轧织。"

205 蟋蟀 (xī shuài)

《诗经·唐风·蟋蟀》:"蟋蟀在堂,岁聿其逝。"
《诗经·豳风·七月》:"十月蟋蟀,入我床下。"

《说文》云:"蟋,悉蟀也。"段氏注云:"诗唐风,蟋蟀在堂。传曰:蟋蟀,蛬也。按许书无蛬字。"《诗正义》引李巡曰:"蛬,一名蟋蟀。蟋蟀,蜻蛚也。"

《尔雅》:"蟋蟀,蛬。"郭璞注云:"今促织也亦名青蛚。"《广雅》云:"蛬(音拱),促织,王孙,青蛚也。"

陆玑疏云:"蟋蟀似蝗而小,正黑有光泽如漆,有角及翅,一名蛬,一名蜻蛚,楚人谓之王孙,幽州人谓之趋织,督促之言也。里语曰趋织鸣,懒妇惊是也。"

《本草纲目·卷四十一》灶马条附录云:"促织,蟋蟀也。一名蛬,一名蜻蛚。善跳好斗,立秋后则夜鸣。豳风云:'七月在野,八月在字,九月在户,十月蟋蟀,入我床下'是矣。"

蟋蟀,亦名蛐蛐儿。昆虫纲,直翅目,蟋蟀科昆虫的通称,种类很多。普通的蟋蟀,触角较体躯为长,产卵管裸出,身体黑色,雄的好斗,善鸣,由两侧翅摩擦发声,鸣声连续发"哩哩哩哩"四个音节。其干燥虫体性温,味辛咸,有毒,功能利尿,主治水肿、小便不通等症。

同科有油葫芦、棺头蟋等。多在地下活动,啮食植物茎叶、实种和根部,都是农业害虫。

206　螟（míng 明）

《诗经·小雅·大田》："去其螟螣。"

《说文》云："螟，虫食谷心者。吏冥冥犯法即生螟。"段玉裁注云："心，各本伪叶。今依开元占经正。《毛传》曰：食苗心曰螟，食叶曰螣，食根曰蟊，食节曰贼。"

《尔雅》云："食苗心螟。"郝懿行疏云："螟者，春秋隐五年螟。正义引舍人曰：食苗心者名螟。李巡曰：食禾心为螟。言其奸，冥冥难知也。"

陆玑《诗疏》云："螟似好蚄，而头不赤。"

螟是昆虫纲鳞翅目螟蛾科昆虫的通称，种类很多。有稻螟虫、三化螟、二化螟等。幼虫蛀入稻桩中越冬。秧田期和移栽后，幼虫蛀入稻茎食害，切断养分、水分，形成枯心苗或白穗。有的螟也为害小麦、玉米、甘蔗、茭白等。是水稻重要害虫。

207　螣（téng 藤）

《诗经·小雅·大田》："去其螟螣。"

螣，《说文》作蟘："蟘，虫食苗叶者，吏气贰则生蟘。诗曰：去其螟蟘。"段氏注云："小雅，大田文，今诗作螣，假借字也。"毛晋《陆疏广要》云："蟘，诗作螣，一种虫，似螟蛉，食苗叶而卷为房。"

《尔雅》云："食叶蝚。"郝懿行疏云："左传疏引李巡曰：食禾叶者，言其假贷无厌，故曰蝚。"高诱注《吕览·任地篇》云："蟘或作螣，食叶曰蟘，兖州谓蟘为螣。"

按螣亦名蝚，食禾苗小青虫，既食苗叶，又吐丝缠裹余叶，令禾穗不能舒展。所以螣和今日稻苞虫（俗称卷叶虫）很相似。它是昆虫纲鳞翅目弄蝶科的昆虫。种类很多。幼虫纺锤形，绿色，体侧有白色分泌物，能吐丝将稻叶卷折成苞，藏身其中，晚间外出食稻叶。粘结的苞，影响水稻抽稻。也危害茭白、萱草、竹，并食禾本科杂草。

208　蟊 (máo 矛)

《诗经·小雅·大田》："及其蟊贼。"
《诗经·大雅·桑柔》："降此蟊贼。"

《尔雅》云："食根，蟊。"郝懿行疏云："《说文》作蟊，云虫食苗根者。《左传》疏引李巡曰：食其根者，言其税取万民财货，故曰蟊也。"

陆玑《诗疏》云："蟊，蝼蛄也。食苗根为人患。"又云："旧说螟、螣、蟊、贼一种虫也。如言寇贼奸宄内外言之耳。故犍为文学曰：此四种虫皆蝗也，实不同，故分别释之。"

《艺文类聚》引《诗义疏》曰："蟊长而细。"

蟊，很像今日的地老虎，俗称"地蚕""切根虫"。它是昆虫纲鳞翅目夜蛾科昆虫。主要有大地老虎、小地老虎、黄地老虎。它们都是重要地下害虫，昼伏夜出。幼虫危害玉米、棉花、薯类、蔬菜、树木等幼苗，咬断苗茎基部，造成缺苗断垄。

209　贼 (zéi)

《诗经·大雅·瞻卬》："蟊贼蟊疾。"
《诗经·大雅·召旻》："蟊贼内讧。"

《尔雅》云："食节，贼。"郝懿行疏云："诗疏引李巡云：食禾节者，言贪狠，故曰贼也。"

陆玑《诗疏》云："贼，似桃李中蠹虫，赤头，身长而细耳。"又云："旧说蟘、螣、蟊、贼一种虫也。如言寇贼奸宄内外言之耳，故犍为文学曰：此四种皆蝗也，实不同，故分别释之。"

贼，有点像今日的粘虫，俗称"夜盗虫""五色虫""好蚄"。它是昆虫纲鳞翅目夜蛾科的昆虫。老熟幼虫头褐色，背面黑色并有彩色纵纹。幼虫危害小麦、玉米、水稻、甘蔗及禾本科杂草等茎叶，并迅速迁移危害，是粮食作物的重要害虫。

210　蜮 (yù 域)

《诗经·小雅·何人斯》："为鬼为蜮。"《毛传》曰："蜮，短弧也。"陆德明释文："状如鳖，三足，一名射工，俗呼为水弩，在水中含沙射人，一曰射人影。"

《说文》："蜮，短弧也。"段氏注云："弧又作狐。按此因其以气射害人，故谓之短弧，作狐非也。其气为矢，则其体为弧。"

陆玑《诗疏》云："蜮，短弧也，一名射影。如鳖，三足，江淮水滨皆有之。人在岸上，影在水中，投人影则杀之，故曰射影也。南方人将入水，先以瓦石投水中令水浊，然后入。或曰含细沙射人，入人肌其创如疥。"

《尔雅翼》云："蜮，一名短弧，一名射工，一名溪毒，生江南山溪水中，甲虫之类也。"《埤雅》云："蜮含水射人，一曰含沙射人之影，一名射工，一名溪毒。"

《本草拾遗》云："溪鬼虫，取其角带之，主溪毒、射工，出有溪毒处山林间，大如鸡子，似蛣蜣，头有一角，长寸余，角上有四岐，黑甲，下有翅能飞，六月七月取之。"

《证类本草》引《玄中记》云："溪鬼虫，水狐虫也，长四寸，其色黑，背上有甲，其口有角，向前如弩，以气射人，江淮间谓之短弧。"

欧阳修《自歧江山行至平陆驿》诗："水涉愁蜮射，林行忧虎猛。"

蜮，似是传说中一种能含沙射人的动物。

211　苍蝇（cāng yíng）

《诗经·齐风·鸡鸣》："匪鸡则鸣，苍蝇之声。"

《淮南子》云："烂灰生蝇。"

《本草纲目·卷四十》蝇条，李时珍曰："苍者声雄壮，蝇飞营营，其声自呼，故名。夏出冬蛰，喜暖恶寒。而足喜交。主治卷毛倒睫，以腊月蛰蝇干研末，以鼻频嗅之即愈。"又云："蝇之子为蛆。酱生蛆，以草乌切片投之。蛆味寒，无毒。治小儿诸疳积疳疮，热病沾妄，毒痢作吐。"

过去农民以粪蛆饲小鸭。将粪蛆投水中，蛆浮水面，鸭喜食之。蛆作药用，名五谷虫。先将粪蛆装入麻袋中，置流水处，或系船两侧，经水冲洗一日夜，则蛆洗得极白，上甑蒸，再晒干，磨成粉，和面、糖制成糕，供小儿疳疾患者服食，确有良效。

蝇是昆虫纲双翅目的昆虫通称。种类很多。我国最常见的舍蝇，体长 6～7 毫米，密生短毛，灰黑色，胸背有斑纹四条，无金属光泽。口器适于舐吸。复眼大，触角短而芒。仅有一对前翅，后翅退化为平衡棒。幼虫白色，无头足，名"蛆"，孳生于粪坑内粪便中。夏季约十天繁殖一代。能传染伤寒、霍乱、痢疾、肠炎等病原菌。

《诗经》药物考辨鱼类卷六

212 鲦 (tiáo 条)

《诗经·周颂·潜》："鲦鳣鲿鲤。"

《说文》："鲦，鲦鱼也。"段氏注云："周颂笺云：鲦，白鲦也。《庄子》：鲦鱼出游从容。按白鲦即今餐条。"

《尔雅》："鮂，黑鰦。"郭注："即白鲦鱼，江东呼为鮂。"又郭璞注《山海经·西山经》云："小鱼曰鲦。"《尔雅翼》云："鲦形纤细而白，故曰白鲦。"《埤雅》云："鲦鱼形狭而长，江湖之间谓之𩼣鱼。"

《本草纲目》云："鲦，生江湖中小鱼也。长仅数寸，形狭而扁，状如柳叶，鳞细而整，性好群游。荀子曰：鲦鮴，浮阳之重也。最宜鲊菹。鲦鱼味甘，温。煮食，已忧，暖胃，止冷泻。"

按鮆鲦，是鱼纲，鲤科鱼类。体延长，侧扁，银白色，腹面全部具肉棱，背鳍具硬刺。我国淡水均产。

213 鲿 (cháng 尝)

《诗经·小雅·鱼丽》："鱼丽于罶鲿鲨。"
《诗经·周颂·潜》："鲦鳣鲿鲤。"

《毛传》曰："鲿，扬也。"《说文》云："鲿，扬也。"

陆玑云："鲿，一名扬，今黄颊鱼也，似燕头，鱼身，形厚而长，大颊，骨正黄。鱼之大而有力解飞者。今江东呼黄鲿鱼，一名黄颊鱼，尾微黄，大者长尺七八寸许。徐州人谓之扬。"

《埤雅》云："今黄鲿鱼是也，性浮而善飞跃，故一曰扬也，一名黄扬。"

《本草纲目·卷四十四》黄颡鱼条，云古名黄鲿鱼，诗疏名黄颊鱼，一名鮇鱽。

《食疗本草》云："黄赖鱼一名鮇鱽，醒酒，亦无鳞，不益人也。"

李时珍曰："黄颡，无鳞鱼也。身尾俱似小鲇，腹下黄，背上青黄，腮下有二横骨，两须，有胃。群游作声如轧轧。性最难死。煮食，消水肿，利小便。烧灰，治瘰疬久溃不收敛，及诸恶疮。"

按陆玑、李时珍所云："鲿"即"黄颡鱼"。亦称"鮇鱽（yāng yà 央亚）""鮇鱍"。鱼纲，鲿科（鮠科）鱼类的通称。体延长，前部扁平，后部侧扁，长十余厘米。青黄色，大多具不规则褐色斑纹。口宽，下位，须四对。背鳍、胸鳍各具一硬刺，后缘具锯齿；刺活动时能发声；腹鳍低平，尾鳍分叉。无鳞。肉质细嫩。种类很多。

214　鲨（shā 沙）

《诗经·小雅·鱼丽》："鱼丽于罶鲿鲨。"

《说文》："鲨，鲨鱼也。出乐浪潘国。"段玉裁注云："诗·小雅有鲨，则为中夏之鱼，非远方外国之鱼明甚。盖诗自作沙字，吹沙小鱼也。乐浪潘国之鱼，必出于海。"

《尔雅》："鲨，鮀。"郭注云："今吹沙，小鱼，体圆而有点文。"舍人曰："鲨，石鮀也。"《埤雅》："鲨性善沉，大如指，狭圆而长有黑点，常沙中行，亦于沙中乳子。"

陆玑《诗疏》云："鲨，吹沙也，似鲫鱼，狭而小，体圆而有黑点，一名重唇签。鲨常张口吹沙。"

《太平御览》引《临淯异物志》云："吹沙长三寸许，背上有刺，犯之螫人。"《海物异名记》云："鲨似鲫而狭小。"

《尔雅翼》："鲨尝张口吹沙，故曰吹沙。非特吹沙，亦止食细沙。其味甚美，大者不过二斤，然不若小者之佳。"

《本草纲目》云："鲨鱼，大者长四五寸，其头尾一般大。头状似鳟，体圆似鳝，厚肉重唇。细鳞，黄白色，有黑斑点文，背有鬐刺甚硬。肉：味美，暖中益气。"

按鲨亦是鲛鱼的别名。《唐本草》云："鲛鱼皮，主蛊气。蛊疰方用之，即装刀靶鲯鱼皮。"陈藏器《本草拾遗》云："鲛鱼一名沙鱼，一名鳆鱼。皮主食鱼中毒，烧末服之。"《本草图经》云："鲛，沙鱼，其皮可以饰剑。然有二种：其最大而长喙，如锯者谓之胡沙，性善而肉美；小而皮粗者曰白沙，肉疆而有小毒。"

《唐本草》《本草拾遗》《本草图经》所云的"鲨"，是一群鳃裂位于侧面的板鳃鱼类的通称。这类的鲨，多是海生，少数种类亦进入淡水。它与某些淡水小型鱼类，如吹沙鱼的鲨鱼不同。《诗经》中所讲的鲨即《尔雅》"鲨，鮀。"即吹沙鱼的"鲨鮀。"不是生活在海水中"沙鱼""鲛"的"鲨"。

215　鳀 (yǎn 偃)

《诗经·小雅·鱼丽》："鱼丽于罶鳀鲤。"

《诗经·周颂·潜》："鲦鳣鳀鲤。"《传》曰："鳀，鲇也。"

《说文》云："鲇（nián 年），鳀也。"段玉裁注云："尔雅·释鱼曰：鳀，鲇也。孙炎云：鳀，一名鲇。郭别鳀、鲇为二，非也。"《后汉书·马融传》："鳏鲤鰋鲦。"

《尔雅》云："鰋，鲇。"郭注云："鲇，别名鳀，江东通呼鲇为
鳀。"《名医别录》云："鳀鱼味甘，无毒。主百病。"

《本草纲目·卷四十四》鳀鱼条云："鳀鱼，额平夷低偃，其涎粘
滑。古曰鳀，今曰鲇；北人曰鳀，南人曰鲇。鲇乃无鳞之鱼，大首偃
额，大口大腹，鮠身鳢尾。生流水者，色青白；生止水者，色青黄。
治口眼㖞斜，活鲇，切尾尖，朝吻贴之即正。又五痔下血肛痛，同葱
煮食之。"

按《说文》《尔雅》所释，鳀即鲇。鲇又名鲶。鲶是鱼纲，鲶科鱼
类。体延长，前部平扁，后部侧扁，长有一米左右，灰黑色，有不规
则暗色斑块，皮肤富黏液腺，无鳞。头扁，口宽大，有须两对。眼小。
背鳍一个，很小；臀鳍长，与尾鳍相连；胸鳍具一硬刺。分布于我国
各地淡水中。

216　鲤 (lǐ 里)

《诗经·小雅·鱼丽》："鱼丽于罶鳏鲤。"

《诗经·小雅·六月》："炰鳖脍鲤。"

《诗经·陈风·衡门》："岂其食鱼，必河之鲤。"

《说文》云："鲤，鳣也。"段氏注云："舍人云：鲤一名鳣。《诗
经》鳣、鲤并言，似非一物。而笺云鳣，大鲤也。然则凡鲤曰鲤，大
鲤曰鳣。犹小鲔曰鮥，大鲔曰鲔。"《尔雅》云"鲤"，郭注云："今赤
鲤鱼。"

《齐民要术》引《养鱼经》云："鲤不相食，又易长。旧说鲤脊中
鳞一道，每鳞有小黑点，大小皆三十六鳞。"（脊中指脊下两侧正中）

《神农本草经》云：“鲤鱼胆，味苦，寒。主目热赤痛，青盲，明目。久服强悍益志气。”

《名医别录》云：“鲤鱼肉，味甘。主咳逆上气，黄疸，止渴。生者：主水肿脚满下气。骨：主女子带下赤白。齿：主石淋。”

鲤是鱼纲，鲤科的硬骨鱼类，种类很多，我国有五百多种，全世界有一千多种。鲤鱼体延长，稍侧扁，青黄色，尾鳍下叶红色。口下位，须两对。我国各地淡水都产。品种很多，有饲养变种无鳞的“革鲤”，供观赏的“红鲤。”

217　鳟（zūn 尊）

《诗经·豳风·九罭》：“九罭之鱼鳟鲂。”《毛传》曰：“鳟，大鱼也。”

《说文》云：“鳟，赤目鱼也。”又云：“鮵，鱼名。”《尔雅》云：“鮵，鳟。”郭注云：“似鳉子，赤眼。”

《太平御览》引陆玑《诗疏》云：“鳟似鳡鱼，而鳞细于鳡，赤眼，多细纹。”

《埤雅》引孙炎正义云：“鳟好独行（故字从尊）。”《尔雅翼》云：“鳟鱼目中赤色一道，横贯瞳。”

《本草纲目》云：“鳟鱼，又名鮵。状似鳡而小，赤脉贯瞳，身圆而长，鳞细于鳡，赤质赤章，好食螺、蚌，善于遁网。肉：暖胃和中。多食，动风热，发疥癣。”

按鳟是鲤科鱼类之一种。体长，前部圆筒形，后部侧扁。银灰色，眼上缘红色，每一鳞片后缘具一小黑斑。头平扁，口端正，须一般两对，颇细小。鳍无刺，尾鳍呈鱼尾叉。常见有“赤眼鳟”，亦称“红眼鱼。”

218 鲂（fáng 房）

《诗经·周南·汝墳》：“鲂鱼赪尾。”

《诗经·陈风·衡门》：“必河之鲂。”

《诗经·小雅·采录》：“维鲂及鲔。”

《诗经·小雅·鱼丽》：“鱼丽于罶鲂鳢。”

《诗经·大雅·韩奕》：“鲂鲔甫甫。”

《说文》：“鲂，赤尾鱼也。”段氏注云：“周南曰：鲂鱼赪尾。《传》曰：鱼劳则尾赤。”《养生经》云：“鱼劳则尾赤，人劳则发白。”

《尔雅》云：“鲂，魾。”郭璞注云：“江东呼鲂鱼为鳊，一名魾。”《尔雅翼》云：“鲂，缩头穹脊，腹，色青白而味美，今之鳊鱼也。”

《山海经·海内北经》：“大鯾居海中。”郭注云：“鯾即鲂也。”按鯾、鳊音同，皆为鲂的异名。

陆玑《诗疏》云：“鲂，今伊、洛、济、颍鲂鱼也，广而薄肥，恬而少力，细鳞。鱼之美者，渔阳泉州（牣刀口），及辽东梁水鲂，特肥而厚，尤美于中原鲂。”故其乡语云：“居就粮，梁水鲂。”

《本草纲目》云：“鲂，方也。鳊，扁也。其状方，其身扁。小头缩顶，穹脊阔腹，扁身细鳞，色青白，腹内有肪，味最美。”故诗云：“‘岂其食鱼，必河之鲂。’俚语云：‘伊洛鲤鲂，美如牛羊。’”

《食疗本草》云：“鲂鱼，调胃气，利五藏。和芥子酱食之，助肺气，去胃家风，消谷不化者。作鲙食，助脾气，令人能食。患疳痢者，不得食。作羹臛食，宜人，其功与鲫鱼同。”

鲂鱼，是鱼纲，鲤科鱼类。体形似鳊，一名平胸鳊。背部特别隆起，体近三角形，又名三角鳊。其腹面后部具肉棱，银灰色，长达五十余厘米。其近缘种有"团头鲂"，即"武昌鱼。"

219　鲟（xù 序）

《诗经·齐风·敝笱》："其鱼鲂鲟。"

《诗经·小雅·采录》："维鲂及鲟。"

《诗经·大雅·韩奕》："鲂鲟甫甫。"《传》曰："鲂鲟，大鱼。"笺云："鲟似鲂而弱鳞。"

《说文》："鲟，鲂鱼也。"《广雅》："鲢，鲟也。"

陆玑《诗疏》云："鲟似鲂厚而头大，鱼之不美者，故里语曰纲鱼，得鲟不如啗茹。其头尤大而肥者，徐州人谓之鲢，或谓之鳙。幽州人谓之鸒鹒，或谓之胡鳙。"

《西征赋》云："华鲂跃鳞，素鲟扬鬐。"《埤雅》云："鲟鱼似鲂而弱鳞，其色白，北土皆呼白鲟。好群行相与也，故曰鲟；相连也，故曰鲢。"

《尔雅翼》云："鲟、鳙，鲢鱼也，大头而细鳞，鱼之不美者。"

《本草纲目》云："鲟鱼，状如鳙，而头小，形扁，细鳞肥腹，其色最白。失水易死。肉：温中益气。多食，令人热中发渴，又发疮疥。"

鲟又名鲢，是鱼纲，鲤科鱼类。体侧扁较高，银灰色。口中大，眼下侧位。腹面腹鳍前后均具肉棱。胸鳍末端伸达腹鳍基底。鳞可制鱼鳞胶和珍珠素。《本草纲目》说鲟状如鳙。鳙（yōng）也是鲤科，形状极相似，唯头大。称胖头鱼，又名花鲢。

220　鳢 (lí 李)

《诗经·小雅·鱼丽》："鱼丽于罶鲂鳢。"《毛传》曰："鳢，鲖也。"

《说文》："鳢，鳠也。"又云："鳠，鳢也。"又云："鱯，鲖也。"

《尔雅》云："鳢鲩。"郭注云："鲖也。"邢昺《尔雅》疏云："鳢今鲤鱼也，鲖与鲤音义同。"舍人云："鳢，一名鲩。"

《广雅》云："鲡，鳎鲖也。"《埤雅》云："鳢，今玄鳢也。"《尔雅翼》云："鳢鱼圆长而斑点有七点作北斗之象。"

陆玑《诗疏》云："鳢，鲩也，似鳢，颊狭而厚，尔雅曰鳢、鲖也。许慎以为鳢鱼。"

《神农本草经》云："蠡鱼，味甘、寒。主湿痹，面目浮肿，下大水，一名鲖鱼。"

《名医别录》云："蠡鱼，疗五痔，有疮者不可食，令人瘢白。生九江池泽。"陶隐居注云："蠡鱼，至难死，犹有蛇性。合小豆白煮，以疗肿满甚效。"

《本草图经》云："谨按《尔雅》鳢鲩。郭璞注云：鳢，鲖也。释者曰：鳢，鲩也。诗小雅云：鱼丽于罶鲂鳢。《毛传》云：鳢，鲩也。陆玑谓鲩即鳢也。据上所说，则似今俗间所谓黑鳢鱼者，至难死，形近蛇类。"

《本草纲目》云："鳢，一名玄鳢、乌鳢、黑鳢。又名文鱼、鲖鱼、蠡鱼。"

鳢名黑鱼，又名乌鳢。鱼纲，鳢科。体延长，呈亚圆筒形。青褐色，具三纵行黑色斑块。眼后至鳃孔有两条黑色横带。口大，牙尖。

背鳍、臀鳍均延长近尾。性凶猛，八厘米以上个体能捕食其他鱼类，故为淡水养殖业的害鱼之一。

221　鳏（guān 关）

《诗经·齐风·敝笱》："敝笱在梁，其鱼鲂鳏。"《毛传》曰："鳏，大鱼也。"笺云："鳏，鱼子也。"

《说文》："鳏，鳏鱼也。"段氏注云："谓鳏与鲂皆大鱼之名也。郑笺乃读鳏为《尔雅》鲲，殆非是。"

《尔雅》云："鲲，鱼子。"郭注："凡鱼之子，总名鲲。"郝懿行疏云："鲲、鳏古通用。诗敝笱笺：鳏，鱼子也。《鲁语》云：'鱼禁鲲鲕。'韦昭注：'鲲，鱼子也。'诗疏引李巡曰：'凡鱼之子，总名鲲也。'"

按段玉裁所注，鳏即大鱼的名称，不是鲲。但一般书皆释为鲲鱼。《本草纲目》释鳏为鳡鱼。云："其性独行，故曰鳏。诗云：'其鱼鲂、鳏'是矣。鳡生江湖中。体似鳝而腹平，头似鲩而口大，颊似鲇而色黄，鳞似鳟而稍细。大者三四十斤，啖鱼最毒，池中有此，不能畜鱼。其肉，食之已呕，暖中益胃。"

鳏即鳡鱼。鳡鱼亦称"竿鱼"，"黄鲇。"鱼纲，鲤科。体长，亚圆筒形，青黄色。吻尖长，口大，颌呈喙状。眼小。性凶猛，捕食各种鱼类，为淡水养殖业的害鱼。正如李时珍所云："啖鱼最毒，池中有此，不能畜鱼。"

222　鲐 (tái)

《诗经·鲁颂·閟宫》："黄发鲐背。"

《毛传》："鲐背，大老也。"郑玄笺："黄发鲐背，皆寿征也。"又云："台之言鲐也，大老则背有鲐文。"《尔雅·释诂》："鲐背、耇、老，寿也。"《方言》第一："眉、梨、耋、鲐，老也。"严粲："曹氏曰：老人发白而更黄，背皱如鲐鱼皮。"

鲐鱼解释有二：

（一）释为河豚

《说文》："鲐，海鱼也。"段氏注云："鲐亦名侯，即今之河豚也。《吴都赋》：王鲔侯鲐。似王侯相俪。《货殖传》：鲐鲞千斤。鲐状如蝌蚪，背上青黑，有黄纹。"

侯鲐亦作鯸鮧。《本草拾遗》云："鯸鮧鱼有毒，不可食之，其肝毒杀人。此鱼行水之次，或自触着物，即自怒气胀浮于水上，为鸦鸫所食。"

《开宝本草》云："河㹠，味甘温，无毒。主补虚，去湿气，理腰脚，去痔疾，杀虫。江河淮皆有。"

《日华子本草》云："河㹠肝有大毒。又名鲵鱼、规鱼，吹肚鱼也。"

《本草纲目》云："河豚，状如蝌蚪，大者尺余，背色青黑，有黄缕文，无鳞无腮无胆，腹下白而不光。忌荆芥、菊花、甘草、桔梗、乌头、附子。"

河豚古称"鳜"或称"鯸鲐"。鱼纲，鲀科鱼类。体圆筒形，牙愈合成牙板，背鳍一个，无腹鳍。无鳞或有刺鳞。有气囊，能吸气膨胀。

肉鲜美，肝脏、生殖腺、子（卵）、血液含有毒素。种类很多。

（二）释为鲭鱼

鲐鱼亦称"鲭""青花鱼""油筒鱼"。鱼纲，鲭科。体呈纺锤形，背青色，腹白色，体侧上部具深蓝色波状条纹。为中上层洄游性鱼类。供食用，肝可制鱼肝油。分布于我国、朝鲜和日本沿海。

223　鱣 _(zhān 毡)

《诗经·卫风·硕人》："鱣鲔发发。"
《诗经·小雅·大东》："匪鱣匪鲔。"
《诗经·周颂·潜》："有鱣有鲔。"

鱣有两种解释：一释为大鲤鱼，一释为黄鱼。

（一）释为大鲤鱼

《毛传》曰："鱣，鲤也。"《说文》云："鱣，鲤也。"段氏注云："此当同郑曰大鲤也。"崔豹《古今注》："鲤大者为鱣。"

（二）释为黄鱼

《尔雅》云："鱣。"郑注云："鱣，大鱼，似鳣而短鼻，口在颔下，体有邪行甲，无鳞，肉黄。大者长二三丈，今江东呼为黄鱼。"

陆玑《诗疏》云："鱣鲔出江海，三月中从河下头来上。鱣身形似龙，锐头，口在颔下，背上腹下皆有甲，纵广四五尺。今于孟津东石碛上钓取之，大者千余斤。可蒸为臛，又可为鲊鱼，子可为酱。"

《本草拾遗》云："鱣鱼肝，无毒。主恶疮疥癣。勿以盐炙食。鱣长二三丈，纯灰色，体有三行甲。"李时珍以为即鳇鱼。

《本草纲目》云："鱣出江淮、黄河、辽东深水处，无鳞大鱼也。状似鲟，色灰白，背有骨甲三行，鼻长有须，口近颔下，尾歧。小者近百斤，大者长二三丈，至一二千斤。气甚腥。脂与肉层层相间，肉色白如玉，名玉版鱼，脂色黄如蜡，《食疗》名黄鱼，《太平御览》名蜡鱼。"

按鳣即黄鱼，今名鳇。鱼纲，鲟科。体形和鲟相似，背灰绿色，腹黄白色。初夏溯江产卵。性成熟迟，约需 17～20 年。

224　鲔 (wěi 尾)

《诗经·卫风·硕人》："鳣鲔发发。"
《诗经·小雅·大东》："匪鳣匪鲔。"
《诗经·周颂·潜》："有鳣有鲔。"

《毛传》云："鲔，鲢也。"《说文》云："鲔，鲢也。"又云："鲢，叔鲢也。又云鮥一曰鲔，又云鮥鲔，鲔也。"

《尔雅》云："鲢，叔鲔。"郭注云："鲔，鳣属也。大者名王鲔，小者名叔鲔。今宜都郡自荆门以上，江中通出鳣鲔之鱼，有一鱼状似鳣而小，建平人呼鮥子，即此鱼也。"

陆玑《诗疏》云："鲔鱼，形似鳣而色青黑，头小而尖，似铁兜鍪，口在颔下，其甲可以磨姜，大者不过七八尺，益州人谓之鳣鲔，大者为王鲔，小者为鮛鲔，一名鲢，肉色白，味不如鳣也，今东莱辽东人谓之尉鱼，或谓之仲明鱼，仲明者，乐浪尉也，溺死海中，化为此鱼。"又云："河南巩县东北崖上山腹有穴，旧说此穴与江湖通，鲔从此穴而来，北入河，西上龙门，入漆沮。"故张衡赋云："王鲔，岫居山穴为岫。谓此穴也。"

《本草纲目·卷四十四》谓鲔即《本草拾遗》鮧鱼。《本草拾遗》云："鮧鱼，味甘，平，无毒。主益气，补虚，令人肥健。生江中，背如龙，长一二丈。鼻上肉作脯名鹿头，一名鹿肉，补虚下气。子如小豆，食之肥美，杀腹内小虫。"

《食疗本草》云："鲟鱼有毒。主血淋，可煮汁饮之。"

李时珍曰："鳣鱼即鲟鱼，亦鳣属也。岫居。长丈余。状如鳣，而背上无甲。其色青碧，腹下色白，鼻长与身等，口在颔下。颊下有青斑纹，如梅花状。尾岐和丙。肉色白，味亚于鳣，鬐骨不脆。"

按《本草拾遗》《本草纲目》所云，"鳣"即"鲟鱼。"今日的鲟鱼，古称"鱏。"鱼纲，鲟科。体长，亚圆筒形。长达三余米。青黄色，腹白色。吻尖突。口小，腹位，口前有须两对。左右鳃膜不相连。体被五纵行骨板，余皆裸出。以无脊椎动物和小鱼为食料。性成熟迟，约十年左右。

"鲟鱼"和"鳣鱼"同属鲟科，形状极相似。鳣鱼又名鳇鱼。所以"鲟鱼""鳣鱼"古均称为"鳣。"但今日的"鲔"，不是鲟科的鱼类，而是鱼纲，金枪鱼科。体呈纺锤形，长达 50 厘米。蓝黑色，背侧有若干条黑色斜带。另有金枪鱼，广东俗称"青干"，日本称"鲔。"

总之，"鲔"的同名异物有四：

1. 今日有"鲔"，是鱼纲，金枪鱼科的鲔；2. 金枪鱼的日本名；3. 鲟科鱼类"鳇"的古名；4. 鲟科鱼类"鲟"的古名。《诗经》中所讲的"鲔"，即属第四种。

225　戚施 (qī shī)

《诗经·邶风·新台》："得此戚施。"《毛传》曰："戚施，不能仰者。"

《说文》："𪓣 (shī)，𪓰 (qī) 𪓣，詹诸也。诗曰：得此𪓰𪓣。"段玉裁注云："邶风新台文。今诗作戚施。"

《尔雅》云："鼁䗈，蟾诸。"郭注："似虾蟆，居陆地，淮南谓之去蚁。"

《神农本草经》有虾蟆，《名医别录》一名蟾蜍，一名䗈，一名去甫，一名苦蚛。陶弘景注："此是腹大皮上多痱磊者，其皮汁甚有毒，犬啮之口皆肿。"

陈藏器《本草拾遗》云："虾蟆背有黑点，身小，能跳接百虫，解作呷呷声，在陂泽间，举动极急。蟾蜍身大背赤无点，多痱磊，不能跳，不解作声，行动迟缓，在人家湿处。《神农本草经》云：'虾蟆一名蟾蜍'，误矣。"

按戚施，亦作"䗈鼁（qī shī）"。即蟾蜍的古名。蟾蜍是两栖纲，蟾蜍科动物的通称。种类很多。最常见的是大蟾蜍，别名"癞哈蟆"，《神农本草经》称之为"虾蟆"。体长 10 厘米左右，背面黑绿色，有大小不等的瘰疣，古称"痱磊"；腹面乳黄色，有棕色或黑色斑纹及小疣，上下颌均无齿，有一对耳后腺。趾间有蹼。雄蟾前肢内侧三指有黑色指垫，无声囊，白天栖于泥穴、石下、草内，夜间出来捕食昆虫。成体冬季多在水底泥内冬眠，早春在水里产卵。其耳后腺及皮肤白色分泌物可制"蟾酥"。

又"虾蟆"是"蟾蜍"的古称。自唐代陈藏器《本草拾遗》开始，已将"虾蟆"指为今日的粗皮蛙。粗皮蛙即土蛙。是两栖纲，蛙科动物。体长约 7.5 厘米，皮肤极粗糙。背面灰黑色，散有黑点，并有多数纵走皮肤褶；腹面淡灰色，有多数黑点，趾间有蹼。雄蛙无声囊，生活于湿地、水田等处。

226　贝 (bèi)

《诗经·小雅·巷伯》："成是贝锦。"

《诗经·鲁颂·閟宫》："贝胄朱绶。"

《说文》云："贝，海介虫也。古者货贝而宝龟。周而有泉，至秦废贝行钱。"段氏注云："介虫生于海中，谓以介为货。小雅：既见君子，锡我百朋。笺云：古者货贝，五贝为朋。《周易》亦言十朋为龟。秦始废贝专用钱，变泉为钱，周曰泉，秦曰钱。古者谓钱为泉布（读为宣布之布）。"

《尔雅》云："贝，居陆贆，在水者蜬，大者魧，小者鲼。"又云："玄贝、贻贝，馀貾、黄白文。馀泉，白黄文。"郭注云："水陆异名也，贝中肉如蝌蚪。但有头尾耳。鲼，今细贝，亦有紫色者，出日南。玄贝即黑色贝也。"

《山海经》："阳山浊洛之水，注于蕃之泽中，多文贝，阴山渔水中多文贝，邽山濛水多黄贝，苍梧之野，爰有文贝。"

陆玑《诗疏》云："贝，水中介虫也，龟鼈之属。大者为魧，小者为贝，其文彩之异，大小之异甚众，古者货贝是也。馀貾黄为质，以白为文；馀泉白为质，黄为文。又有紫贝，其白质如玉，紫点为文，皆行列相当。其大者常有径一尺，小者七八寸。今九真、交趾以为杯盘宝物也。"

《南州异物志》云："交趾北南海中有大文贝，质白而文紫。"《埤雅》："兽二为友，贝二为朋。"

《神农本草经》云："贝子，味咸，平。主目医，鬼疰，蛊毒，腹痛，下血，五癃，利水道。烧用之良。"

《名医别录》云："贝子，除寒热温痁，解肌散结热。一名贝齿。生东海池泽。"

《唐本草》云："紫贝明目，去热毒。形似贝，圆，大二三寸。出东海及南海上，紫斑而骨白。"

贝是蚌蛤类之小者，亦名贝子、鲼。郝懿行义疏云："鲼者，小贝之名。"陶弘景注云："出南海。此是小小白贝子，人以饬军容服物者。"诗句"贝胄朱缓"，是讲头盔（胄）上镶着贝，垂着朱红色的绒线。

蚌蛤是软体动物蛤蜊、珠母、珠蚌、文蛤等动物的泛称，它们简称为贝。它们同属鳃纲动物，但科属各不相同。如蛤蜊是蛤蜊科，珠母是珍珠贝科，文蛤是帝蛤科，珠蚌是珠蚌科。其中珠母贝壳内面具有极强烈的珍珠光。又如扇贝科的扇贝，壳面褐色，有灰白至紫红色纹彩，极美丽。古人作镶饰用。即陶弘景所云："人以饬军容服物。"

227　龟 (guī)

《诗经·小雅·小旻》："我龟既厌。"

《诗经·大雅·绵》："爰契我龟。"

《诗经·大雅·文王有声》："维龟正之。"

《诗经·鲁颂·泮水》："元龟象齿。"

《说文》云："龟，旧也（义同长久）。外骨内肉者也。"段氏注云："旧即久字。刘向曰：蓍之言耆，龟之言久。龟千岁而灵，蓍百年而神。"

《尔雅》云："一曰神龟，二曰灵龟……"，刘逵《蜀都赋注》引谯周《异物志》曰："涪陵多大龟，其甲可以卜，其缘中叉似瑇瑁，俗名曰灵龟。"

《神农本草经》云："龟甲，主漏下赤白，破癥瘕痎疟，五痔，阴蚀，湿痹，四肢重弱，小儿颅不合。一名神屋。"

《名医别录》云："龟，主头疮难燥，女子阴疮及惊恚，湿痹，心腹痛，不可久立，骨中寒热，伤寒劳复。"陶弘景云："龟壳可入药。"李时珍曰："古者龟的上下甲皆用之，至日华始用龟板，而后人遂主之矣。"

龟是爬行纲龟科动物的泛称。种类很多。最常见的有乌龟、水龟。

乌龟亦称金龟、秦龟、山龟、草龟。头、颈侧面有黄色线状斑纹，背甲有三条纵走的隆起；后缘不呈锯齿状。背面褐色或黑色，腹面略带黄色，均有暗褐斑纹。以植物、小虾、小草等为食料。

水龟似乌龟，背甲三条隆起，中央一条发达，两侧不明显，后缘呈锯齿状；四肢橄榄色，有绿色纵走带状纹。指、趾间具全蹼。

228　鳖（biē）

《诗经·小雅·六月》："炰鳖脍鲤。"

《诗经·大雅·韩奕》："炰鳖鲜鱼。"

《说文》："鳖，甲虫也。"段氏注云："《考工记》注：外骨，龟属；内骨，鳖属。按鳖骨较龟稍内耳，实介属也。故周易鳖、蟹、蠃、蚌、龟为一属。"

《神农本草经》云："鳖甲，味咸，平。主心腹癥瘕坚积寒热，去痞息肉，阴蚀痔恶肉。"

《名医别录》云："鳖甲，疗温疟，血瘕，腰痛，小儿胁下坚。"

《本草纲目》云："鳖，水居陆生，穿脊连胁，四缘有肉裙。故曰龟，甲里肉；鳖，肉里甲。鳖在水中，上必有浮沫，名鳖津。人以此取之。"

鳖，亦称甲鱼、团鱼。爬行纲，鳖科。头部淡青灰色，散有黑点。喉部色淡，或有蠕虫状纹。成体背甲长24厘米左右，宽16厘米左右。通常橄榄色；腹面乳白色。以小鱼为食料。

229　蛇 (shé)

《诗经·小雅·斯干》："为虺为蛇。"

蛇，《说文》作它。云："它，虫也。从虫而长，象冤曲垂尾形。上古草尻患它，故相问无它乎？"段氏注云："上古者，谓神农以前也。相问无它，犹后人之无恙也。"

《庄子·达生篇》："养鸟者宜栖之深林，食之以委蛇。"《山海经·中山经》："宣余之水，其中多蛇。"《吴语》："为虺弗摧，为蛇将若何？"韦昭注："虺小，蛇大也。蝰者毒螫伤人之名。"

《五十二病方》："病蛊者，以乌雄一、蛇一……炊令燋，即出而治之，令病者每旦以三指撮药入一杯酒饮之。日一饮。"《病方》所用蛇治蛊者，未讲明蛇的种类。古代本草言蛇，多指蝮蛇。《名医别录》《食疗本草》皆言蝮蛇治蛊毒。

230　虺 (huǐ 悔)

《诗经·小雅·斯干》："为虺为蛇。"

《诗疏》引舍人云："蝮一名虺。江淮以南曰蝮，江淮以北曰虺。"

《尔雅》云："蝮虺，博三寸，首大如擘。"郭注云："身广三寸，头大如人擘指，此自一种蛇，名为蝮虺。"

《国语·吴语》："为虺弗摧，为蛇将若何？"韦昭注："虺小，蛇大也。蜂者毒螫伤人之名。"

《名医别录》云："蝮蛇肉酿作酒，疗癞疾诸瘘，心腹痛，下结气，除蛊毒。"陶弘景注云："蝮蛇黄黑色，黄颔尖口，毒最烈。虺形短而扁，毒不异于蚖，中人不即疗多死。"

《本草拾遗》云："蝮蛇形短，鼻反，锦文，亦有与地同色。著足断足，着手断手，不尔合身糜溃。蝮蛇酒主大风及诸恶风恶疮，瘰疬，皮肤顽痹，半身枯死。"

按《尔雅》所释，虺即蝮蛇。蝮蛇亦名土公蛇。爬行纲，蝮蛇科一种毒蛇。成体长约70厘米，头呈三角形，颈细。背灰褐色，两侧各有一行黑褐圆斑；腹灰黑，具黑白斑点。生活于平原及较低山区，以蛙、鼠、蜥蜴、小鸟为食料。

231 蜴 (yì)

《诗经·小雅·正月》："胡为虺蜴。"

《说文》云："虺，以注鸣者。诗曰：胡为虺蜥（xī）。蜥，蜥蜴也。在壁曰蝘蜓，在草曰蜥蜴。"段氏注云："小雅节南山文。今诗蜥作蜴，蜴即蜥字。"《尔雅》云："蝾螈，蜥蜴；蜥蜴，蝘蜓；蝘蜓，守宫也。"

陆玑《诗疏》云："虺蜴，一名蝾螈，水蜴也，或谓之蛤蝾，或谓之蛇医。如蜥蜴，青绿色，大如指，形状可恶。"

《方言》云："守宫，秦、晋、西夏谓之守宫，或谓之蛤蝾，或谓之刺易。其在泽中者谓之蜥蜴。南楚谓之蛇医，或谓之蝾螈。东齐海岱之间谓之蝾蚖。北燕谓之祝蜓。"

《博物志》云："以器养之，食以真朱，体尽赤，所食满七斤，捣万杵，以点女人体，终身不灭，偶则落，故号守宫，汉武尝用之。"

《神农本草经》云："石龙子，一名蜥蜴。主五癃邪结气，破石淋，下血，利小便水道。"

《名医别录》云："石龙子，一名山龙子，一名石蜴，一名守宫。"

《本草图经》云："在草泽者为蝾螈、蜥蜴，在屋壁者为蝘蜓、守宫。"

《本草纲目》云："生山石间者曰石龙，即蜥蜴，似蛇有四足，头扁尾长，形细，长七八寸，有细鳞金碧色。生草泽间者曰蛇医、水蜥蜴、蝾螈。状同石龙，头大尾短，形粗，其色青黄，亦有白斑者。生屋壁间者曰蝘蜓，即守宫也。似蛇医，短小，灰褐色，并不螫人。"

蜥蜴是爬行纲，有鳞目的一亚目的的泛称。体表被角质鳞，有些种类在鳞下还有小骨板。一般地分头、颈、躯干、尾四部分。多具四肢，指趾末端均具爪。齿细小。眼睑多能活动，鼓膜很发达。由于科属不同，共种类各异。

例如蜥蜴科的麻蜥，长约12厘米，背面暗青褐色，有8～10列具黑环的黄色圆斑；四肢也有同样斑纹；眼的后端有向后方直走的白色带状斑纹，生活于麦田等处。分布于我国的山东、河北、山西、陕西、甘肃、青海等地。

又如石龙子科的石龙子。长约21厘米。周身有鳞24或26行。背面粘土色，一般有三条纵走淡灰色线，鳞的周缘淡灰色，因此呈现网状斑纹。尾易断，能再生。多生活于草丛中，以昆虫为食。分布于我国四川、湖南、广西、广东、江西、浙江、福建等地。

从所产地区来看，石龙子产于南方，麻蜥产于北方。文献上均称为蜥蜴。然《诗经》时代所记动植物，都产于黄河流域。则《诗经》中所记的"蜴"，当指北方所产麻蜥一类的蜥蜴。

232　鼍（tuó 陀）

《诗经·大雅·灵台》："鼍鼓逢逢。"

《说文》："鼍，水虫。似蜥蜴，长丈所，皮可为鼓。"《夏小正》云："剥鼍以为鼓也。"《史记》云："树灵鼍之鼓。"

陆玑《诗疏》云："鼍，形似蜥蜴，四足，长丈余，生卵大如鹅卵，甲坚如铠，今合药鼍鱼甲是也。其皮坚厚可以冒鼓。"

陆佃《埤雅·释鱼》："鼍，皮中冒鼓。一名鱓，象龙形。夜鸣应更，吴越谓之鱓更；盖如初更，辄一鸣而止，二即再鸣也。又引晋安《海物记》云：'鼍宵鸣如桴鼓，今江淮之间谓鼍鸣鼍鼓，亦或谓之鼍更；更则以其声逢逢然如鼓，而又善夜鸣，其数应更故也。'"

《续博物志》云："鼍长一丈，一名土龙，鳞甲黑色。"《尔雅翼》云："鼍状如守宫而大，长一二丈，灰五色，背、尾皆有鳞，甲如铠，夜则出。"

《神农本草经》云："鮀鱼甲，味辛，微温。主心腹癥瘕伏坚积聚寒热，女子崩中下血五色，小腹阴中相引痛，疮疥死肌。"陶隐居注云："鮀即今鼍甲也。用之当炙，皮可以贯鼓。"

陈藏器《本草拾遗》云："鼍力至猛，能攻陷江岸，性嗜睡，恒闭目，形如龙，大长者自啮其尾，极难死，声甚可畏，人于穴中掘之。"

按鼍，即扬子鳄。爬行纲，鼍科。皮坚，可制鼓面。长约2米余，背面的角质鳞有六横列。背部暗褐色，具黄斑和黄条；腹面灰色，有黄灰色小斑和横条。穴居池沼底部，以鱼、蛙、小鸟及鼠类为食，冬日蛰居穴中。为我国特产动物，主产于安徽南部青弋江沿岸至太湖流域等地沼泽地区。鼍的鸣声如鼓，其皮可蒙鼓。由于鼍濒于绝灭，现国家列为一类保护动物，严禁捕杀。

《诗经》药物考辨果类卷七

233　枣（zǎo 早）

《诗经·豳风·七月》："八月剥枣，十月获稻。"

枣在古代可作粮食吃。《韩非子》云："蔬菜橡里枣栗，足以活民。"《史记·货殖列传》云："安邑千树枣，其人与千户侯等。"《诗·豳风·七月》"八月剥枣，十月获稻"是把枣与稻并提。说明枣与稻同作粮食吃。《战国策·燕策》："燕，北有枣栗之利，民虽不田作，枣栗之实，足食于民矣。"

由于枣子能食，各地发现枣子的品种很多，其名称亦各异。《尔雅》记载枣子有十多种，兹录于下：

枣，壶枣。郭注："今江东呼枣大而锐上者为壶，壶犹瓠也。"

边，要枣。熟注："子，细腰。今谓之鹿卢枣。"

枤，白枣。郭注："即今枣子白熟。"

樲，酸枣。郭注："树小，实酢。孟子曰：养其樲枣。"

杨彻，齐枣。郭注："未详。"

遵，羊枣。郭注："实小而圆，紫金色。今俗呼之为羊矢枣。孟子曰：曾皙嗜羊枣。"

洗，大枣。郭注："今河东猗氏县出大枣，子如鸡卵。"

煮，填枣。郭注："未详。"

蹶泄，苦枣。郭注："子，味苦。"

《神农本草经》云："大枣，味甘，平。安中养脾，助十二经，平胃气。通九窍，补少气少津液。"

《名医别录》云："大枣，一名干枣，一名美枣，一名良枣。八月采暴干。"《夏小正》《诗·豳风》皆云"八月剥枣"。

《唐本草》引《名医别录》云："枣叶散服使人瘦。"今人欲减肥者，可试服之。

枣，鼠李科，落叶乔木。叶长卵形，基部广而偏斜。托叶呈刺状，永存枝上。聚伞花序，生于叶腋内，花小，黄绿色，有花盘，多密。核果长圆形，鲜嫩时黄色，成熟后紫红色。夏初开花，秋季果熟。品种很多，如山东乐陵金丝小枣、山东庆云及河北沧县无核枣，及浙江义乌大枣等均为枣中佳品。

234　棘 (jí 吉)

《诗经·魏风·园有桃》："园有棘，其实之食。"《毛传》云："棘，枣也。"

《诗经·陈风·墓门》："墓门之棘。"

《诗经·唐风·葛生》："葛生蒙棘。"

《诗经·唐风·鸨羽》："集于苞棘。"

《诗经·曹风·鸤鸠》："鸤鸠在桑，其子在棘。"

《诗经·秦风·黄鸟》："交交黄鸟，止于棘。"

《诗经·小雅·青蝇》："营营青蝇，止于棘。"

《诗经·邶风·凯风》："棘心夭夭。"

郝懿行《尔雅义疏》云："棘，即小枣丛生者。"《诗·魏风》："园有棘。"《毛传》云："棘，枣也。"《证类本草》记载，棘的果仁，可作酸枣仁用。

《证类本草·卷十二》有酸枣。其植物有若干种。

（一）山枣：陶隐居云："酸枣今出东山间，云即山枣树子。"陈藏器云："山枣树如棘，子如生枣，裹有核如骨，其肉酸滑好食，山人以当果。"《本草图经》云："酸枣野生多在坡坂及城垒间，似枣木而皮细，其木心赤色，茎叶俱青，花似枣花，八月结实，紫红色，似枣而圆小，味酸，当月采实，取核中人阴干四十日成。"

《尔雅》云："樲，酸枣。"郭注："树小，实酢。《孟子》曰：养其樲枣。"赵歧注《孟子》曰："樲枣，小枣，酸枣也。"郭璞谓樲枣树小。但《唐本草》注谈谓樲枣树大如大枣。

（二）高大树的枣：陈藏器云："嵩阳子曰：酸枣，其树高数大，径围一二尺，木理极细，坚而且重。其树皮亦细，文似蛇鳞。其枣圆小而味酸，其核微圆，其仁稍长，色赤如丹。此医之所重，居人不易得。"

（三）以棘实为酸枣：《唐本草》注："又于下品白棘条中复云用其实。今人以棘实为酸枣。"陈藏器《本草拾遗》云："酸枣，今市之卖者，皆棘子为之。"《本草图经》云："酸枣，今市之货者，皆棘实耳。"

《本草衍义》云："酸枣，今市卖者，皆棘子。此说未尽。殊不知小则为棘，大则为酸枣。平地则易长，居崖堑则难生。故棘多生崖堑上，久不樵，则成干，人方呼为酸枣。此物才及三尺便开花结子。今陕西临潼山野所出者亦好，并可取仁。后有白棘条，乃是酸枣未长大时枝上刺也。"

按《本草衍义》所云，棘的果实为酸枣，其果仁为酸枣仁，有安眠作用。棘的刺名白棘，能溃痛肿出脓。棘的花名棘刺花，主金疮内漏。

《本草图经》谓酸枣野生多在坡坂及城垒间，似枣木而皮细，其木心赤色。此与《太平御览·卷九百五十九》引《陈留耆旧传》云："夫棘中心赤外有棘。"义合。疑《本草图经》所言的酸枣亦是棘，一名樲。

又：疑《诗经》所言的"棘"，即鼠李科植物酸枣。落叶灌木，茎上多刺。叶长椭圆形，三大脉。初夏开黄绿色小花，腋生。果实较枣小，味酸。主产于我国北部，常野生成丛莽。其种子能养心安神。

另有漆树科植物南酸枣，亦称"酸枣"，落叶乔木，奇数羽状复叶，小叶全缘，花杂性异株，圆锥花序，核果呈卵状。产于我国南部。

235　葛藟 (gě lěi)

《诗经·王风·葛藟》："绵绵葛藟。"
《诗经·周南·樛木》："葛藟累之，葛藟荒（掩盖）之。"
《诗经·大雅·旱丽》："莫莫葛藟。"

葛藟有很多解释：或单言葛，或单言藟为藤，或言葛藟为葛藤，或言葛藟为野葡萄，或言葛藟为千岁藟。

（一）单言葛，即释葛为"葛之覃兮"的"葛"，能织葛布的葛。《本草》称之为葛根。

（二）单言藟，视藟为藤的泛称。

《广雅》云："藟，藤也。"《说文》云："藟，藟木也。"《山海经·中山经》："卑山，其上多藟。"郭璞注："今虎豆、貍豆之属。藟一名藤。"

《尔雅》云："欇，虎藟。"郭注："今虎豆缠蔓林树而生，荚有毛刺。今江东呼为欇欇。"

《尔雅》又云："诸虑，山藟。"郭注："今江东呼藟为藤，似葛而粗大。"《玉篇》："草蔓延如藟者为藤。"

（三）释葛藟为葛藤

刘向《九叹》云："葛藟累于桂树兮。"王逸注云："藟，葛荒也。"荒即掩盖。《说文》："荒，草掩地也。"

《诗经·周南·樛木》："葛藟荒之。"荒即葛藟掩盖地面。

（四）释葛藟为野葡萄

马瑞辰《毛诗传笺通释》谓葛藟是野葡萄，蔓生植物，枝形似葛，故称葛藟。但是《本草纲目·卷三十三》蘡薁条，李时珍释蘡薁为野葡萄。李时珍曰："蘡薁野生林间，亦可插植。蔓、叶、花、实，与葡萄无异。其实小而圆，色不甚紫也。诗云：'六月食薁'即此。"根据李时珍所云，"六月食薁"的"薁"，可释为野葡萄。而"葛藟"不好释为野葡萄。

（五）葛藟释为蓬蘽

孙星衍等辑《神农本草经·卷一》蓬蘽条下注云："按《说文》云：'蘽，木也。茥，缺盆也。'《广雅》云：'蕛盆，陆英，莓也。'《尔雅》：'茥，蕛盆。'郭璞云：'覆盆也，实似莓而小，亦可食。'《毛诗》云：'葛藟累之。'陆玑云：'一名巨瓜，似燕，亦连蔓，叶似艾，白色，其子赤可食。'《列仙传》云：'昌容食蓬蘽根。'李当之云：'即是人所食莓。'"

按莓的种类很多，名称亦很复杂。《本草纲目·卷十八》蓬蘽条云："一种藤蔓繁衍，茎有倒刺，逐节生叶，叶大如掌，状类小葵叶，面青背白，厚而有毛，六七月开小白花，就蒂结实，三四十颗成簇，生则青黄，熟则紫黯，微有黑毛，状如熟椹而扁，冬月苗叶不凋者，即本草所谓蓬蘽也。"又云："一种蔓小于蓬蘽，亦有钩刺，一枝五味，叶小而面背皆青，光薄而无毛，开白花，四五月实成，子亦小于蓬蘽而稀疏，生则青黄，熟则乌赤，冬月苗凋，即本草所谓'覆盆子'，《尔雅》所谓'茥，缺盆也。'"

按莓茎有刺，而陆玑所疏未言及有刺。而古代注本草家，亦未援引《诗经》"葛藟藟之"来释莓的。所以孙氏释葛藟为蓬蘽及覆盆，难以取信。

（六）葛藟释为千岁蘽

《证类本草·卷七》千岁蘽条，《名医别录》云："千岁蘽一名蘽芜。"陈藏器《本草拾遗》云："千岁蘽，似葛蔓，叶下白，子赤，条中有白汁。《草木疏》云：一名苣荒，连蔓而生，子赤可食。《毛诗》云：葛藟。注云：似葛之草也。此藤大者盘薄，故云千岁蘽。"

苏颂《本草图经》云："千岁蔂生太山川谷，作藤生，蔓延木上，叶如葡萄而小，四月摘其茎，汁白而甘。五月开花，七月结实，八月采子，青黑微赤，冬燋凋叶。此即诗云'葛蔂'者也。"

根据以上所述，葛蔂所释有：葛（葛根之葛）、蔂（藤的泛称）、葛藤、野葡萄、蓬蔂、千岁蔂等六种。陈藏器和苏颂释葛蔂为千岁蔂，此与《毛诗草木疏》所云："蔂一名苣荒，似蘡薁（似野葡萄），连蔓而生，幽州人谓之蓷蔂。蔂叶似艾而白，其子赤可食。"其义相合。应从陈藏器《本草拾遗》为正。释葛蔂为千岁蔂。

千岁蔂即葡萄科植物葛蔂。落叶木质藤本，有卷须。叶广卵形或三角状卵形，基部稍凹陷或近截形，边缘有小齿，下面脉上和脉腋被毛。夏季开花，圆锥花序，花冠作帽状脱落。果实黑色，直径约 8 毫米。产于我国中部和南部。

236 枸 (jǔ 举)

《诗经·小雅·南山有台》："南山有枸，北山有楰。"《毛传》云："枸，枳枸也。"

枳枸，《说文》作椇枳，云："多小意而止也。"段玉裁注云："小意者，意有未畅也。按椇枳或作枳椇，诘讷不得伸之意。宋玉《风赋》：'枳椇来巢。'谓树枝屈曲之处，鸟用为巢。"

陆玑《诗疏》云："枸树山木，其状如栌，一名枸骨，高大如白杨，所在山中皆有，理白可为函板，枝柯不直，子著枝端，大如指，长数寸啖之甘美如饴，八九月熟，江南特美，今官园种之，谓之木密。古语云，枳枸来巢，言其味甘，故飞鸟慕而巢之，本从南方来，能令酒味薄，若以为屋桂，则一屋之酒皆薄。"

《广雅》云："枳椇，实如珊瑚。"《玉篇》云："枳椇似橘而屈曲者也。"《埤雅》云："椇木高大，似白杨，子以房生著枝端，大如指，长数寸，啖之甘味如饴。"《古今注》云："枳椇子，一名树蜜，一名木饧，实形拳曲，核在实外，味甜美如饧蜜，一名白石，一名白实，一名木石，一名木实，一名枳椇。"

《证类本草·卷十四》接骨木条引《本草图经》曰："又上有枳椇条云：其木径尺，木名白石，叶如桑柘，其子作房，似珊瑚，核在其端，人多食之。即诗小雅所谓'南山有枸'是也。陆玑云：枸，枝枸也，木似白杨，所在山中皆有。枝枸不直，啖之甘美如饴，八九月熟，谓之木蜜。本从南方来，能败酒。"

按"南山有枸"的"枸"，可释为《唐本草》的枳椇。

枳椇一名拐枣、枸。鼠李科。落叶乔木。叶广卵形，具三大脉，边缘有锯齿。夏季开小型花，带绿色，聚伞花序，花序分枝扭典，果实熟时有肉质，红棕色，味甜，供食用，亦可酿酒。其种子清热利湿，解酒毒。

237　桑椹 (sāng shèn)

《诗经·卫风·氓篇》："于嗟鸠兮，无食桑椹。"

《诗经·鲁颂·泮水》："食我桑椹。"毛传云："葚，桑实也。"

《尔雅》云："桑辨有葚，栀。"孰注："辨，半也。"释文引舍人云："桑树一半有葚，半无葚名栀也。"

按桑树花雌雄异株，或雌雄同株而异枝。能结桑椹果实只有半数。说明我们祖先在两千两百年前，已认识植物性别了。

《本草图经》云："桑实，椹有白黑二种，暴干，皆主变白发。"

《唐本草》云："桑椹，味甘、寒，无毒。单食，主消渴。"

《本草拾遗》云："桑椹，利五脏关节，通血气。久服不饥，安魂、镇神，令人聪明。"

桑椹是桑科植物桑树的果实。按桑树是落叶乔木。叶卵圆形，分裂或不分裂，边缘有锯齿。单性花，淡黄色，雌雄同株或异株。果实为聚花果。成熟时呈紫色或白色，味甜。种类很多，有白桑、华桑、鸡桑。叶可饲蚕，树皮可造纸，木材可制农具，枝条可编筐。果实可食亦可酿酒，制成桑椹膏，能补血润燥。叶能辛凉解表，枝可去风湿痛。

238　郁 (yù 育)

《诗经·豳风·七月》："六月食郁及薁。"《毛传》云："郁，棣属也。"

《齐民要术》引《豳风·七月·义疏》云："郁树高五六尺，实大如李，正赤色，食之甜。"《义疏》所言之"郁"和《神农本草经》郁李是同一物也。

《证类本草·卷十四》郁李人条，掌禹锡云："按《尔雅》云：常棣一名棣。郭云：今山中有棣树，子如樱桃可食。《诗经·小雅》云：'常棣之华。'陆玑云：许慎曰白棣树也。如李而小，如樱桃正白，今官园种之。"又《本草图经》云："郁李木高五六尺，枝条花叶皆若李，惟子小，若樱桃赤色，而味甘酸，核随子熟，六月采根并实。陆玑草木疏云：唐棣即薁李，一名雀梅，亦曰车下李。所在山中皆有。其华或白或赤，六月中成实，如李子可食。"

按《本草图经》及陆玑所言，郁李在六月成熟，可食。此与《诗经·豳风·七月》“六月食郁”义合。所以“六月食郁”的“郁”，可释为《神农本草经》郁李。又《诗经·小雅·常棣》“常棣之华”的“棣”，以及《尔雅》“常棣，棣”，均可释为《神农本草经》郁李。郁李为蔷薇科落叶小灌木。叶卵形至披针状卵形。春季开花，花淡红色，1～3朵腋生。果实小球形，暗红色，可食。其种仁名郁李仁，性平，味辛甘苦，能润燥滑肠，下气行水，主治大便燥结，腹水肿胀等症。

239　薁（yù 郁）

《诗经·豳风·七月》：“六月食郁及薁。”《毛传》曰：“郁，棣属。薁，蘡薁也。”

（一）蘡薁释为薁李

《诗经·豳风·正义》引《晋宫阁铭》曰：“华林园中有车下李三百一十四株，薁李一株。车下李即郁李，薁李即薁。二者相类而同时熟，故言郁、薁也。”

《齐民要术》引《诗义疏》曰：“樱薁，实大如龙眼，黑色。今车鞅藤实是。”（《魏王花木志》引《诗义疏》文同）

《汉书·司马相如传》：“隐夫，薁，棣。”颜师古注：“薁，即今人之郁李人。”

（二）《唐本草注》释蘡薁为千岁蘽。

《证类本草·卷二十三》葡萄条，《唐本草》注云：“蘡薁与葡萄相似。然蘡薁是千岁蘽。”同书卷七千岁蘽条，《唐本条》注云：“千岁蘽即蘡薁。”陈藏器、苏颂、李时珍俱批评《唐本草》注蘡薁为千岁蘽是错误的。

陈藏器《本草拾遗》云：“千岁蘽似葛蔓，叶不白，子赤。条中有白汁。谓千岁蘽为蘡薁者，深是妄言。"

苏颂《本草图经》云："千岁蘽，此即诗云葛蘽者也。苏恭谓是蘡薁藤，深为谬妄。"

李时珍《本草纲目·卷三十三》蘡薁条云："苏恭所说蘡薁形状甚是，但以为千岁蘽则非矣。"

（三）陈藏器《本草拾遗》释蘡薁为山蒲桃

《证类本草·卷七》千岁蘽条，引陈藏器本草云："按蘡薁是山蒲桃。斫断藤，吹，气出一头如通草。以水浸吹取气滴目中，去热翳赤障。"同书卷二十三葡萄条引《蜀本图经》云："按蘡薁是山葡萄，亦堪为酒。"

《本草纲目·卷三十三》，李时珍曰："蘡薁野生林墅间，亦可插植。蔓、叶、花、实，与葡萄无异。其实小而圆，色不甚紫也。诗云'六月食薁'即此。其茎吹之，气出有汁，如通草也。"

按李时珍所云，则"六月食郁及薁"的"薁"，似可释为山葡萄，是葡萄科落叶木质藤本，有卷须。叶大，广卵形，长宽各 8～15 厘米，3～5 浅裂，有浅三角形齿牙，基部深心形，下面绿色，平滑或脉上有毛。夏季开花，雌雄异株，圆锥花序。果实黑色，直径约 8 毫米，多汁味甜，可生食，亦可酿葡萄酒。枝、叶及酿酒后的沉淀物，可提制酒石酸。山葡萄抗寒力强。但是葡萄和山葡萄，皆是八月九月熟。而《诗经·豳风·七月》言"六月食郁及薁"。六月时，山葡萄尚未成熟，当然不能食。而《晋官阁铭》谓薁李较为合理。盖蘡薁的名字，在不同时期，所指实物各不相同。"六月食郁及薁"的"薁"，应指薁李方可讲得通。

240　甘棠（gān táng）

《诗经·召南·甘棠》："蔽芾甘棠。"《毛传》："甘棠，杜也。"

《说文》云："杜，甘棠。"又云："牡曰棠，牝曰杜。"段玉裁注："草木有牡者，谓不实也。今之海棠皆华而不实，盖所谓牡者曰棠也。《小雅》云：'有杕（第，独特貌）之杜，有睆其实。'"

《尔雅》云："杜，甘棠。"郭注云："今之杜梨。"郝懿行《尔雅义疏》云："《诗经》'蔽芾甘常'，今谓之杜梨。其树如梨，叶似苍术而大，二月开花，白色，结实如小楝子，霜后可食。"

陆玑《诗疏》云："甘棠，今棠梨，一名杜梨。赤棠与白棠同耳。但子有赤、白、美、恶。子白色为白棠。甘棠子少酢滑美。赤棠子涩而酢无味。俗语云：涩如杜是也。赤棠木理韧，亦可以作弓干。"

《本草纲目·卷三十》棠梨条，李时珍曰："棠梨，野梨也。树似梨而小，叶似苍术叶，亦有团者、三叉者，叶边皆有锯齿，色颇黟白，二月开白花，结实如小栋子大，霜后可食。其树接梨甚嘉，有甘酢赤白二种。按陆玑《诗疏》云：白棠，甘棠也，子多酸美而滑。赤棠子涩而酢，木理亦赤，可作弓材。"又云："棠梨实，味酸、甘、涩、寒，无毒。烧食，止滑痢。枝叶：主霍乱吐泻不止，转筋腹痛。"

根据陆玑和李时珍所云："蔽芾甘棠"的"甘棠"，即《本草纲目》的"棠梨"。

棠梨一名杜梨，蔷薇科落叶乔木。枝常有刺，叶广卵圆形至卵圆形，顶端渐尖，有尖锐锯齿。幼枝、叶柄、叶背和花序都被有毛茸。花白色，花柱 2～3 个。果实近球形，直径 0.5～1 厘米，褐色有斑点，味酸。耐干旱，也耐湿。为优良砧木之一。

241 唐棣、棠棣 (táng dì)

《诗经·召南·何彼秾矣》："唐棣之华。"

《诗经·小雅·常棣》："常棣之华。"《诗经》："棠棣之华，偏其反而。岂不尔思，室是远而。"（子曰：未之思，夫何远之有。《诗三百》所以无此篇欤?）

"唐棣"，或作"棠棣"，或作"常棣"。例如《诗·召南》"何彼秾矣，唐棣之华。"《艺文类聚》引诗作"何彼秾兮，棠棣之华"。

这三个名词，很多书都解释为两种东西。一释为栘，二释为棣。兹举例如下：

（一）释为栘

《尔雅》云："唐棣，栘。"郭注云："似白杨，江东呼夫栘。"《文选·甘泉赋》注引《尔雅》作"棠棣，栘。"（唐棣、棠棣名称互用）

《说文》云："栘，棠棣。"（与《尔雅》"唐棣，栘"名称互用）

《证类本草·卷十四》扶栘木条云："扶栘木，生活南山谷，树大十数围，无风叶动，华反而后合。《诗经》云：'棠棣之华，偏其反而。'郑注云：'棠棣，栘也。'一名栘杨。崔豹云：'栘杨圆叶弱蒂，微风大摇。'"

按扶栘木条陈藏器曾收入《本草拾遗》一书中，掌禹锡作《嘉祐本草》时，又收入《嘉祐本草》中。

陈藏器说扶栘木，华（花）反而后合，一名栘杨。但段玉裁注《说文》栘字云："《古今注》云：栘杨亦曰栘柳，亦曰蒲栘，圆叶弱蒂，微风善摇。此正今之白杨树，安得有搋搋偏反之华（花）耶?"

郝懿行《尔雅义疏》云："唐棣，栘。郭注似白杨。牟原相为余言，唐棣华白，即今小桃白也。其树高七八尺。华、叶俱似常棣。其华初开反背，终乃合并。诗所谓'偏其反而'者也。但其树皮色紫赤，不似白杨耳。"

（二）释为棣（dì 地）

《诗经·小雅·常棣》："常棣之华。"《毛传》云："常棣，棣也。"《尔雅》云："常棣，棣。"郭注云："今山中有棣树，子如樱桃，可食。"舍人曰："常棣，一名棣。"《说文》云："棣，白棣也。"

棣是什么植物？《本草》释为郁李。《吴普本草》云："郁李，一名棣，一名车下李。"《名医别录》云："郁李一名车下李，一名棣。"

《蜀本图经》云："郁李树高五六尺，叶、花及树并似大李，惟子小若樱桃甘酸。"此与郭璞注《尔雅》"常棣，棣"义合。

又诗有单言棣者。如《诗经·秦风·晨风》："山有苞棣"，《毛传》云："棣，唐棣也。"陆玑《诗疏》云："唐棣即奥李也。一名雀梅，亦曰车下李。"则"山有苞棣"的"棣"，即是唐棣，一名郁李。

常棣、唐棣，根据《毛传》、陆玑《诗疏》及《本草注》，互相通用，二者同释为棣。掌禹锡、苏颂释棣为郁李。

《证类本草·卷十四》郁李人条，掌禹锡云："《尔雅》疏云：'常棣一名棣。'诗小雅云：'常棣之华。'陆玑疏云：'许慎（《说文》作者）曰：白棣树也。如李而小，如樱桃，正白。今官园种之。又有赤棣树，亦似白棣，叶如刺榆叶而微圆，子正赤，如郁李而小，五月始熟。自关西、天水、陇西多有之。"又苏颂《本草图经》云："郁李人生高山川谷及丘陵上，木高五六尺，枝条、花、叶皆若李，惟子小若樱桃，赤色，而味甘酸，核随子熟。六月采根并实，取核中仁用。"

按常棣、唐棣，在《尔雅》分别释为二物。常棣释为棣，唐棣释为栘。但诸书所引唐棣、常棣并不分，互相通用。唐棣或常棣皆释为栘，或释为棣。形成文献上的混乱。

《吴普本草》释棣为郁李。郁李别名有棣、车下李、爵李。陆玑《诗疏》释棣为奥李。谓奥李一名车下李，一名雀梅。但《吴普本草》

说车下李和雀梅是两种东西。车下李是郁李的别名，而雀梅是另一种药。按郭注《尔雅》云："时，英梅，即雀梅。"

《证类本草·卷三十》引《名医别录》曰："雀梅，味酸、寒，有毒。主蚀恶疮。一名千雀。生海水石谷间。"陶隐居注："叶与实俱如麦李。"

242　杜 (dù 度)

《诗经·小雅·杕 (dì 弟) 杜》："有杕之杜。"《毛传》："杕，特皃。杜，赤棠也。"意为独生的赤棠树，比喻孤独无援。

《诗正义》引樊光云："赤者为杜，白者为棠。"《尔雅》："杜，赤堂。白者棠。"郭注："棠色异，异其名。"舍人曰："杜赤色名赤棠，白者亦名棠。"

陆玑《诗疏》云："甘棠，今棠梨，一名杜梨。赤棠与白棠同耳。但子有赤、白、美、恶。子白色为白棠。甘棠子少酢滑美。赤棠子涩而酢无味。俗语云：涩如杜是也。赤棠木理韧，亦可作以弓干。"

按棠色白者名棠，其味甘又称为甘棠。棠色赤者名赤棠，因其味涩，又称为杜。

"有杕有杜"的"杜"，指赤棠而言。《本草纲目·卷三十》棠梨，是包括赤棠（杜）、甘棠（白棠）两种而言。详见甘棠条。

243　常 （cháng）

《诗经·小雅·采薇》："彼尔维何？维常之华。"

常通棠，即棠棣树。详杜条。

244　堂 （táng）

《诗经·秦风·终南》："终南何有，有杞有堂。"

堂为棠的假借字。即是棠梨，详杜条。

245　檖 （suì 遂）

《诗经·秦风·晨风》："隰有树檖。"《毛传》："檖，赤罗也。"

《尔雅》云："檖，罗。"郭注："今杨檖也。实似梨而小。酢，可食。"

《说文》云："檖，罗也。诗曰：隰有树檖。"段氏注云："释木：檖，萝。《秦风·毛传》曰：檖，赤罗也。陆玑、郭璞皆云：今之杨檖也。实似梨而小。酢，可食。"《埤雅》云："檖一名罗，其文细密如罗，故曰罗也。"

陆玑疏云："檖，一名赤罗，一名山梨。今人谓之杨檖。其实如梨，但实甘小耳，一名鹿梨，一名鼠梨。齐郡广饶县尧山、鲁国河内共北山中有。今人亦种之，极有脆美者，亦如梨之美者。"

《证类本草·卷二十三》梨条，《本草图经》曰："又江宁府仪州山一种小梨名鹿梨，叶如茶，根如小拇指。彼处人取其皮治疮癣及疥癞，云甚效。"《本草纲目·卷三十》鹿梨条，李时珍曰："《诗经》云：隰有树檖。毛苌注云：檖一名赤罗，一名山梨，一名树梨，今人谓之阳檖。陆玑《诗疏》云：檖即鹿梨也，一名鼠梨。"

根据《本草纲目》所云，"隰有树檖"的"檖"，即《本草图经》的鹿梨。又名山梨，大如杏。

梨是蔷薇科梨属植物，其品种有三十余种。每一种梨又有很多异名，其果实形状、大小、色泽也各不相同。本诗句"隰有树檖"的"檖"，毛苌注为山梨。今日的山梨名秋子梨。乔木，高达十余米。叶片广卵形或卵圆形，先端渐尖，基部圆形或近心形。边缘带有刺芒的尖锐锯齿。四月中开白色花，八、九月果熟。果实近球形，黄色，直径2~6厘米。

【附】

王念孙《广雅疏证》（见该书 1349 页）解秋"檖"为"樆。"王氏疏云："《广雅》云：'樆，檽梨也。'《汉书·司马相如传》云：'檽柰厚朴'。张揖注：'檽，山梨也。'左思《蜀都赋》云：'橙柿梬檽'。檽一名檖。《秦风·晨风》：'隰有树檖'。陆玑疏云：'一名山梨，实如梨但小耳。'"尚志钧按：檽和檖均有山梨的别名，檖是鹿梨，檽是樆，樆与鹿梨非一物也。又郝懿行《尔雅义疏》以檽释"杜，甘棠"，认为檽是杜梨（见《尔雅义疏》1071 页）。

246　栗 (lì 立)

《诗经·鄘风·定之方中》："树之榛栗。"

《诗经·唐风·山有枢》："山有漆，隰有栗。"

《诗经·郑风·东门之墠》："东门之栗。"

《诗经·小雅·四明》："山有嘉卉，候栗候梅。"

《论语》云："周人以栗。"疏云："周都丰镐以栗。"《吕氏春秋》云："果之美者，有箕山之栗。"

《史记·苏秦传》云："北有枣栗之利，民虽不佃作，而足于枣栗矣。"《范子计然》云："栗出三辅。"《埤雅》云："栗味咸，北方之果也。有莱蝐自裹。"

陆玑《诗疏》云："五方皆有栗，周秦吴扬特饶，吴越被城表里皆栗，唯濮阳、范阳栗甜美长味，他方者悉不及也。倭、韩国诸岛上栗，大如鸡子，亦短，味不美。桂阳有莘栗，蘪生，大如杼，子中仁、皮、子形色与栗无异也，但差小耳。又有奥栗，皆与栗同，子圆而细，或云即莘也，今此惟江湖有之。又有茅栗、佳栗，其实更小，而木与栗不殊，但春生夏花秋实冬枯为异耳。"

《名医别录》云："栗，味咸，温，无毒。主益气，厚肠胃。"

《蜀本图经》云："栗树高二三丈，叶似栎，花青黄色似胡桃花。实大者如拳，小如桃李。"

《本草图经》云："栗，木坆类栎。实有房，彙若拳，中子三、五。小者若桃李，中子惟一、二。将熟则罅拆子出。凡栗之种类亦多。《诗》云：'树之榛栗。'"

栗，一名板栗。山毛榉科落叶乔木，高可达二十米。无顶芽，叶椭圆状长椭圆形，疏生刺毛状锯齿。初夏开花，花单性，雌雄同株，雄花直立柔荑花序。壳斗大，球形，密具生刺。坚果2～3个，生于壳斗中。木材坚实，纹细直，耐久，供制地板、枕木、矿柱、车、船等用。壳斗、树皮及木材可提栲胶。叶可饲柞蚕。

247 梅 (méi)

《诗经·召南·摽有梅》："摽有梅，其实七兮。"
《诗经·小雅·四月》："山有嘉卉，候栗候梅。"

梅有三种解释：一释为梅实，二释为梅花树，三释为楠木。此处"摽有梅"篇和"四月"篇诗句中的梅，应释为梅实，即梅子的果实。

梅味酸。《说文》云："梅，酸果。"陈暄《食梅赋》云："昔咏酸枣之台，今食酸味之梅。"

梅在古代作调味品。《左传》云："水火醯醢盐梅，以烹鱼肉。"古代无醋，以梅当醋用。

梅产在夏天，多制成干梅，便于收藏，留待冬季用。《名医别录》云："梅五月采火干。"《击礼·天官》："其实枣、栗、桃干橑。"注云："干橑，干梅也。"

陆玑《诗疏》云："梅，杏类也。树及叶皆如杏而黑耳。曝干为腊，置羹臛齑中，又可含以香口。"

梅树是蔷薇科落叶乔木。芽为落叶果树中萌发最早的一种。花先叶开放，以白色和淡红色为主。核果球形，未熟时为青色，成熟时一般呈黄色，味极酸。果食除少量供生食外，可制蜜饯和果酱等。未熟果实加工成乌梅，供药用和制作饮料用。花供观赏。

248 桃 (táo)

《诗经·魏风·园有桃》："园有桃，其实之殽。"
《诗经·大雅·抑》："投我以桃，报之以李。"
《诗经·周南·桃夭》："桃之夭夭。"
《诗经·召南·何彼秾矣》："华如桃李。"

《说文》云："桃，桃果也。"《尔雅》云："旄，冬桃。"郭注云："子，冬熟。"

《山海经·北山经》："边春之山，多桃。"郭注："山桃，榹桃，子小，不解核也。"

陶隐居注《神农本草经》云："桃有京口者亦好，当取解核种之为佳。又有山桃，其人不堪用。"

《神农本草经》云："桃核人，主瘀血血闭瘕。桃花杀疰。"《名医别录》云："桃叶除尸虫，出疮中出。桃实味酸，多食令人有热。"

《本草图经》云："桃核人并花实，生太山，京东，陕西出者，尤大而美。大都佳果多是圃人以他木接根栽之，遂之肥美。"《本草纲目》引《种树书》云："柿接桃则为全桃，李接桃则为李桃，梅接桃则脆。"

桃树是蔷薇科落叶小乔木。叶阔彼针形或长椭圆形，具锯齿。花淡红、深红或白色。核果近球形，表面有毛茸。多用嫁接繁殖。果供生食，并制桃脯、罐头食口。其仁性平味苦，能祛淤润燥，主治瘀血停滞、经闭腹痛、症积、跌仆肿痛、便闭等症；花有利尿作用。干幼果名"瘪桃干"，用于阴虚盗汗、咯血。

249 苌楚 （cháng chǔ）

《诗经·桧风》云："隰有苌楚，猗傩其枝。"

《说文》云："苌楚，铫弋，一名羊桃。"《尔雅》云："苌楚，铫弋。"郭注云："今羊桃也。或曰鬼桃。叶似桃，花白。子如小麦，亦似桃。"《广雅》云："鬼桃，铫弋，羊桃也。"

《山海经·中山经》云："丰山，其木多羊桃，状如桃而方茎，可以为皮张。"郭注云："一名鬼桃，治皮肿起。"

陆玑《诗疏》云："苌楚，今羊桃是也。叶长而狭，华紫赤色。其枝茎弱，过一尺引蔓于草上。今人以为汲灌，重而善没，不如杨柳也。近下根刀切其皮著热灰中脱之，可韬笔管也。"

《神农本草经》云："羊桃，一名羊肠，一名鬼桃。"《名医别录》云："羊桃，一名苌楚，一名御弋，一名铫弋。"

《本草经集注》陶弘景注云："羊桃，山野多有。甚似家桃，又非山桃。子小细，苦不堪啖。花甚赤。诗云，隰有苌楚者，即此也。"

《蜀本图经》："羊桃，叶、花似桃，子细如枣核，苗长弱即蔓生，不能为树。今处处有，多生溪涧。今人呼为细子根。似牡丹疗肿。"

羊桃同名异物有二：一是猕猴桃别名，一是五敛子别名。

按《蜀本图经》所注，羊桃似是今日猕猴桃科植物猕猴桃。落叶木质藤本；有片状髓。小枝密生毛，叶卵圆形或圆形，下面密生灰色毛。夏季开花，聚伞花序，花白色，后变黄色。浆果，夏秋间成熟，卵形至球形，长 2.5～5 厘米。果味甜，含多种维生素，可食；根有清热利尿、散淤止血作用。叶能止外伤出血；树皮和髓可造纸。

此外，苌楚也有释为夹竹桃：《通训定声》："《诗》'隰有苌楚'。

《释文》：'一名羊肠'。按即夹竹桃也。蔓生，实小似桃，味则不类，亦可食。"按《通训定声》所讲的"夹竹桃"，实即猕猴桃，非今日夹竹桃科植物夹竹桃。今日夹竹桃不是蔓生，而是常绿灌木，叶对生或三枚轮。此乃名同而实异也。

250　李 (lǐ)

《诗经·小雅·南山有台》："南山有杞，北山有李。"
《诗经·大雅·抑》："投我以桃，报之以李。"
《诗经·王风·丘中有麻》："丘中有李。"

《说文》："李，果也。"《说文解字系传·通释》云："颛顼之后，有逃难于伊侯之虚，得李实而食，遂以为姓。"

《尔雅》："休，无实李。座，接虑李。驳，赤李。"郭注云："休，无实李，一名赵李。座，接虑李，今之麦李（细实有沟道，与麦同熟）。驳，赤李，子赤。"

陶隐居注《神农本草经》云："李类又多，京口有麦李，麦秀时熟，小而甜脆。"

按李树原是野生，到《诗经》时代，李树和麦子一样，皆被人们所家种。如《诗经·王风》有"丘中有麦，丘中有李"等诗句。

《名医别录》记载李供药用。李核人味苦，平，无毒。主僵仆跻，淤血骨痛。根皮，大寒。主消渴，止心烦逆，奔气。实，味苦，除痼热，调中。

李，蔷薇科落叶乔木。叶长椭圆形至椭圆状倒卵形，边缘有锯齿。花白色。果实圆形，果皮紫红、青绿或黄色。果肉暗黄或绿色，近核部紫红色。果实成熟期为五月至八月，因品种和地区而不同。多用嫁接、分株等法繁。果实可生食，亦可制蜜饯或果脯。

251　木瓜 (mù guā)

《诗经·卫风·木瓜》："投我以木瓜，报之以琼琚。"《毛传》曰："木瓜，楙也，可食之木。"

陆玑《诗疏》云："楙，叶似柰叶，实如小瓜，上黄似著粉香。欲啖者截著热灰中令萎焉，净洗，以苦酒、豉汁密度之，可案酒食。密封藏百日乃食之甚益人。"

《尔雅》云："楙，木瓜。"郭注云："实如小瓜，酢，可食。"《说文》："楙木，木盛也。"《礼记·考工记》云："弓人取干，木瓜次之。"是其木中弓材之用。

《山海经》："西次四经，中曲之山，有木焉，实大如木瓜。"《水经·江水过鱼复县南》注云："故陵村谿即永谷也，地多木瓜树，有子大如瓯白黄，实甚芬香。《尔雅》之所谓楙木也。"《艺文类聚·卷八十七》引《广志》云："木瓜子可藏，枝为杖，另一尺百二十节。"《淮南万毕术》云："木瓜烧灰散池，可以毒鱼。"

《名医别录》云："木瓜实主湿痹邪气，霍乱大吐下转筋不止。其枝亦可煮用。"

《蜀本图经》云："木瓜树枝，花作房生，子形似栝楼，火干甚香。"

《本草图经》云："木瓜，宜城者为佳。其木状若柰，花生于春末而深红色。其实大者如瓜，小者如拳。宜州人种莳，遍满山谷，始成实，则镞纸花薄其上，夜露日暴，渐而变红，花文如生，本州以充上贡焉。"

《诗经》药物考辨

木瓜，蔷薇科落叶灌木或小乔木。树皮常作片状剥落，痕迹鲜明。叶椭圆状卵形，有锯齿，嫩叶背面被绒毛。春末夏初开花，花淡红色。果实秋季成熟，长椭圆形，淡黄色，味酸涩，有香气。果经蒸煮成蜜饯后可食。中医以光皮木瓜入药，性温味酸涩，功能舒筋，祛风湿，主治筋脉拘挛，腰膝酸重，脚气湿痹等症。

252　木桃（mù táo）

《诗经·卫风·木瓜》：“投我以木桃，报之以琼瑶。”

《广群芳谱》云：“楂与柤同，酢涩而多渣，故谓楂，一名和圆子，一名木桃。”则《诗经》的木桃，即《本草》的楂子。

《本草纲目·卷三十》楂子条，引《埤雅》云楂子即木桃。又引《雷公炮炙论》谓和圆子即此。《证类本草·卷二十三》木瓜条引《雷公》曰：“和圆子色微黄，蒂、核粗。子小圆，味涩，微咸，伤人气。”

《本草纲目》楂子条，李时珍曰：“楂子乃木瓜之酢涩者，小于木瓜，色微黄，蒂、核皆粗，核中之子小圆也。”

《本草纲目》木瓜条，李时珍曰：“木瓜，其叶光而厚，其实如小瓜而有鼻。津润味不木者为木瓜。圆小于木瓜，味木而酢涩者为木桃。”又云：“木瓜性脆，木桃性坚。”

楂有两种解释：一指梨属，一指木瓜属。

楂释为梨属：《风土记》云：“楂，梨属，肉坚而香。”《说文》云：“楂，楂果，似梨而酢。”段氏注：“楂似梨而酸涩。按即今梨之肉粗味酸者也。陶隐居讥郑公不识楂，恐误。”

楂释为木瓜类：陶隐居云：“楂子涩，断痢。《礼》云：‘楂梨曰攒之。’郑公不识楂，乃云是梨之不藏者。”

陶氏以榠为木瓜类，故讥郑玄不识榠。段玉裁以榠为梨类，故说"陶隐居讥郑公不识榠恐误。"《文选·司马相如子虚赋》有"榠，梨、栌、栗。"《子虚赋》把"榠""梨"并列，说明"榠"非梨属。

《本草经集注》视榠为木瓜灯。所以榠子形态及功用皆似木瓜。孟诜《食疗本草》云："榠子，平。损齿及筋，不可食，亦主霍乱转筋，煮汁食之，与木瓜功稍等。"

根据《埤雅》《广群芳谱》《本草纲目》所云，木桃即榠子，一名和圆子。它是木瓜中的质坚味酢涩而多渣的一种果实。它是蔷薇科木瓜的一个品。详见木瓜条。

253　木李 (mù lǐ)

《诗经·卫风·木瓜》："投我以木李，报之以琼。"

《本草纲目·卷三十》榠樝条，李时珍曰："榠樝，《埤雅》名木梨，《诗经》名木李。"则木李即榠樝。

陶隐居云："榠樝大而黄，可进酒。"

陈藏器云："榠樝一名蛮樝。其气辛香，致衣箱中，杀虫鱼。食之止心中酸水、水痢。"（鱼：指衣中白鱼，是蛀衣、书小虫）

日华子云："榠樝消痰解酒毒，及治咽酸（吞酸），煨食止痢。浸油梳头，治发赤并白。"

《本草图经》云："榠樝木、叶、花、实，酷类木瓜。陶云'大而黄，可进酒，去痰者'是也。欲辨之，看蒂间别有重蒂如乳者为木瓜，无此者为榠樝也。"

《本草纲目·卷三十》木瓜条，李时珍曰："似木瓜而无鼻（鼻乃花脱处，非脐蒂也），大于木桃，味涩性坚者为木李，亦曰木梨。"

郑樵《通志·昆虫草木略》云："木瓜短小者，谓之榠楂，俗呼为木梨。《礼记》谓之楂梨。郑玄误谓梨之不藏者。"

按李时珍谓榠楂乃木瓜之大而黄色无重蒂者。而郑樵说榠楂是木瓜之短小者。则郑樵所言榠楂，实乃是楂子。楂子小于木瓜。汉代郑玄视楂子为梨属，故云"梨之不藏者。"

根据李时珍所云，木李即榠楂。也是蔷薇科木瓜的一个品种。详见木瓜条。

254　荷（hé 河）

《诗经·陈风·泽陂》："彼泽之陂，有蒲与荷。"

"荷"古名芙蕖，其含义有三：

（一）荷有总名含义

荷是荷叶、荷蒂、荷梗、荷花、莲蓬（莲房）、莲子、莲子芯、藕、藕节等的总名，或名芙蕖。

《尔雅·释草》："荷，芙蕖。其茎茄。其叶蕸。其本蔤。其华菡萏。其实莲。其根藕。其中的，的中薏。"郭璞注云："芙蕖，别名芙蓉，江东呼荷。"又云："蔤，茎下白蒻在泥中者。"又云："其实莲，莲，谓房也。"又云："其中的，莲中子也。"又云："的中薏，中心苦。"李巡曰："皆分别莲茎、花、叶、实之名。芙蕖其总名也。"

陆玑《诗疏》云："荷，芙蕖，江东呼荷。其茎茄，其叶蕸，茎下白蒻。其花未发为菡萏，已发为芙蓉。其实莲，莲青皮裹白。子为的，的中有青水三分如钩为薏。味甚苦，故俚语云，苦如薏是也。五月中生，生啖脆，至秋表皮黑的成实，或可磨以为饭（《艺文类聚》引作为散），如粟也。轻身益气，令人强健。又可为糜，幽州扬豫取备饥年。

其根为藕，幽州谓之光旁，为光如牛角。"

（二）荷，或指藕，或指莲。

《蜀本草》注云："北人以藕为荷，亦以莲为荷。"

（三）荷指荷叶

《说文》云："荷，芙渠叶。"《蜀本图经》云："荷，此生水中叶名荷，圆径尺余。《尔雅》云：荷，芙渠。其叶蕸。"

《日华子诸家本草》云："荷叶，止渴，落胞，杀蕈毒，并产后口干，心肺燥烦闷，入药炙用之。"

《本草图经》云："藕生水中，其叶名荷。"又云："荷叶止渴，杀蕈毒，今妇人药多用荷叶。"

《经验后方》云："吐血咯血，以荷叶焙干为末，米汤下二钱匕。"

《急救方》云："治产后血不尽，疼闷心痛，荷叶熬令香，为末，煎水下方寸匕。"

《集验方》云："治漆疮，取莲叶干者一斤，水一斗，煮取五升，洗疮上，日再，差。"

荷，睡莲科多年生水生草木。根茎最初细瘦如指，称为蒻（莲鞭）。蒻上有节，节再生蒻。节向下生须根，向上抽叶和花梗。夏秋生长末期，莲鞭先端数节入土后膨大成藕，可供来年春萌生新株用。夏季开花，淡红色或白色，单瓣或重瓣。花谢后，花托膨大，形成莲蓬，内生多数坚果名莲子。藕可食用或制藕粉。莲子为滋补食品。荷叶、藕节、莲蓬壳有止血之功。莲子心能清心安神。

255　菡萏 （hàn dàn 旱淡）

《诗经·陈风·泽陂》："彼泽之陂，有蒲、菡萏。"

《诗经·郑风·山有扶苏》："山有扶苏，隰有荷华。"

《说文》云："菡萏，芙渠华。"《尔雅·释草》："荷，芙渠。其华菡萏。"

陆玑《诗疏》云："荷，芙渠。其花未发为菡萏，已发为芙蓉。"

《蜀本图经》云："今江东人呼荷华为芙蓉。"李璟《浣溪沙》词："菡萏香消翠叶残。"

《日华子本草》云："莲花，暖，无毒。镇心轻身，益色驻颜。入香甚妙，忌地黄、蒜。"

《肘后方》云："令易产。莲华一叶，书人字，吞之立产。"

256　茼 (jiān 间)

《诗经·陈风·泽陂》："彼泽之陂，有蒲与茼。"

"茼"，原是兰草的古称，但郑玄笺云："茼，当作莲。莲，芙渠实也。"今从郑注为正。又：《鲁诗》"茼"作"莲。"

《说文》云："莲，芙渠实也。"《尔雅·释草》："荷，芙渠。其实莲。"郭璞注云："其实莲，莲谓房也。其中的，莲中子也。的中薏。中心苦。"

陆玑《诗疏》云："荷，芙渠。其实莲，莲青皮里白。子为的，的中有青长三分如钩为薏，味甚苦，故俚语云，苦如薏也。"

按郑笺，茼即莲。莲有三种含义，即莲房、莲子、莲芯。

（一）莲房即莲蓬壳。味苦、涩。孟诜云："莲房破血。"陈藏器云："莲房，主血胀腹痛，产后胎衣不下，酒煮服之。又主食野菌毒，水煮服之。"李时珍曰："莲房，止血崩、下血、溺血。"

（二）莲子，《尔雅》名的。《神农本草经》名藕实。

《神农本草经》云："藕实茎，味苦，平。主补中养神，益气力，除百疾。久服轻身耐老，不饥延年。一名水芝丹。"

孟诜云："莲子性寒，主五藏不足，伤中气绝，利益十二经脉血气。生食微动气，蒸食之良。"

日华子云："莲子温，并石莲益气，止渴，助心，止痢。治腰痛，治泄精。多食令人喜。又名莲的。"

（三）莲子心，一名莲薏。又名苦薏，即莲子中青心也。

陈藏器云："莲薏令人吐，食当去之。"

陈士良云："莲子心，生取为末，以米饮调下三钱，疗血、渴疾。产后渴疾，服之立愈。"

日华子云："莲子心止霍乱。"

又《诗经·郑风·溱洧》"方秉蕑兮"的"蕑"释为"兰"。

《诗经》药物考辨菜类卷八

257 韭 (jiǔ 九)

《诗经·豳风·七月》："献羔祭韭。"

《说文》："韭，韭菜也。一种而久生者也，故谓之韭。"

《证类本草·卷二十八》韭条，《名医别录》云："韭，味辛、微酸，温，无毒。归心，安五藏，除胃中热，利病人，可久食。子主梦泄精溺白。根主养发。"

《本草图经》云："韭，圃人种莳，一岁而三四割之，其根不伤，至冬壅培之，先春而复生，仅呼一种而久者也。在菜中，此物最温而益人，宜常食之。"

《诗经·豳风》"献羔祭韭"，说明韭菜在古代已被人们当作上乘佳蔬，同羊羔一起用来祭祀祖先。

韭即韭菜，百合科多年生宿根草本。叶细长扁平而柔软，翠绿色。分蘖力强。夏秋抽花茎，顶端集生小白花，伞形花序。种子小，黑色。叶作蔬菜食，种子有助阳作用。

菜类卷八

258 荠 (jì 济)

《诗经·邶风·谷风》："谁谓荼苦，其甘如荠。"

《太平御览·卷九百八十》荠条引吴氏本草曰："荠生野中，五月五日采，阴干。"

《证类本草·卷二十七》荠条，《名医别录》云："荠，味甘，温，无毒。主利肝气，和中。其实主明目，目痛。"

陶隐居注云："荠类又多，此是今人可食者，叶作菹、羹亦佳。诗云'谁谓荼苦，其甘如荠'是也。"

《本草纲目·卷二十七》荠条，李时珍曰："荠有大、小数种。小荠叶小茎扁，味美。其最细小者，名沙荠也。大荠，科、叶皆大，而味不及。其茎硬有毛者，名菥蓂，味不甚佳。并以冬至后生苗，二三月起茎五六寸。开细白花，整整如一。结荚如小萍，而有三角。荚内细子，如葶苈子。其子名蒫，四月收之。"

《尔雅》云："蒫，荠实。"郭注云："荠子名。"《说文》云："茜，荠实也。"又云："芦，一曰荠根。"

荠即荠菜，十字花科一年生或二年生草本。基出叶丛生，羽状分裂，叶被毛茸，柄有窄翅。春季开小白色花，总状花序顶生或腋生，角果倒三角形，内有多个种子。耐寒力强。嫩叶作蔬菜。全草味甘，平。凉血止血，清热利尿，明目。

259　芑 (qǐ 起)

《诗经·小雅·采芑》："薄言采芑，于彼新田。"《毛传》云："芑，菜也。"

《诗经·大雅·文王有声》："丰水有芑。"《毛传》云："芑，草也。"

芑有多种解释
（一）释芑为芑菜
《毛传》云："芑，芑菜。"陆氏疏云："薄言采芑，芑菜似苦菜也。

茎青白色，摘其叶有白汁出，甘脆，可生食，亦可蒸为茹。青州谓之苣，西河、鴈门苣尤美，土人恋之不出塞。"

（二）释为苦荬菜

南宋·朱熹《诗集传》释为苦荬菜。"苣，苦菜也。青白色，摘其叶，有白汁出，嫩可生食，亦可蒸为茹，即今苦荬菜。宜马食，军行采之，人马皆可食也。"

（三）李时珍《本草纲目》释为白苣

李时珍曰："白苣，曰生菜。王氏农书谓之苣。陆玑《诗疏》云：青州谓之苣。可生食，亦可蒸为茹。"

按李时珍所云，苣即白苣。陈藏器云："白苣似莴苣，叶有白色。"李时珍曰："白苣似莴苣而叶色白，折之有白汁。正二月下种。四月开黄花如苦荬，结子亦同。八月、十月可再种。故谚云：生菜不离园。按《事类合璧》云：苣有数种：色白者为白苣，色紫者为紫苣，味苦者为苦苣。"

（四）马瑞辰《毛诗传笺通释》释为水芹。

（五）有人释为生地黄

《名医别录》云："生地黄，一名苄，一名苣。"

以上五种解释，以朱熹所释，苣即苦荬为最可信。

苦荬菜，菊科多年生草本。基生叶长卵形或卵状披针形，边缘有不规的齿裂；茎上部的叶舌状而微抱于茎。头状花序顶生成伞房状花丛，春夏间开黄色花。我国各地普遍野生。嫩叶可作猪饲料，全草煮出液可防治农作物害虫。

260　莱 (lái 来)

《诗经·小雅·南山有台》："南山有台，北山有莱。"

（一）莱释为藜

《说文》："莱，蔓华。"段氏注："《小雅》'北山有莱'之'莱'。"

陆玑《诗疏》云："莱，草名，其嫩叶可食。今兖州人蒸以为茹，谓之莱蒸。"

《尔雅·释草》："釐，蔓华。"郭注："一名蒙华。"郝懿行疏云："釐，《说文》作莱，云蔓华也。莱与釐古同声。诗北山有莱。《玉篇》《广韵》并以莱为藜。藜、釐声相近也。藜即灰藋也。"《广雅》云："董，藜也。"《山海经·中山经》云："太山有草焉，名曰黎。"

《说文》："藜，草也。"裁氏注："《左传·昭公十六年》：'斩之蓬蒿藜藋。'藜初生可食，故曰蒸藜不熟。小雅北山有莱，陆玑云：莱，兖州人蒸以为茹，谓之蒸莱。按莱蒸，盖即蒸藜。"高诱注《淮南子·时则训》云："藜，荒秽之草。"

《齐民要术》引《诗义疏》云："莱，藜也。茎叶皆似菉王刍。今兖州人蒸以为茹。"《大戴礼·曾子制言篇》云："聚橡、栗、藜、藿而食之。"《韩非子》云："藜藿之美。"

《淮南子·修务训》："藜藿之生，蠕蠕然。"司马迁《太史公自序》云："粝梁之食，藜藿之羹。"张守节《正义》云："藜似藿而表赤；藿，豆叶。"藜藿用以指粗劣的饭菜。

《本草纲目·卷二十七》藜条云："诗疏名莱。即灰藋之红心者，茎、叶稍大。河逆人名落藜，南人名胭脂莱，亦曰鹤顶草。嫩时可食。诗云：南山有台，北山有莱，陆玑注云：莱即藜也。"

根据上述资料来看，"北山有莱"的"莱"，应释为《本草纲目·卷二十七》的藜。

藜即赤心灰藋，一名灰莱。藜科一年生草本。叶菱状卵形，边缘有齿牙，下面被粉状物。夏季开小型花，聚成小簇，再排列枝上或圆锥花序。果实包于花被内。嫩叶可食；种子可榨油。藜茎至老可以为手杖。《询急录》云："古称藜即灰苋，老可为杖。"《晋书·山涛传》云："魏帝以涛母老，赠藜杖一杖。"

（二）莱释为杂草

《盐铁论·通有篇》[1]云："荆、杨伐木而树谷，燔莱而播粟。"又《轻重篇》："昔太公封于营丘，辟草莱而居焉。"

《诗经·小雅·楚茨毛序》："政烦赋重，田莱多荒。"《毛传》："田莱多荒，茨棘不除也。"孔颖达疏："田废生草谓之莱。"

《周礼·地官县师》："而辨其夫家田莱人民之数。"郑玄注："莱，休不耕者。"

【注】

① 《盐铁论》是前汉桓宽撰，成书于公元前一世纪中期。

261 芹 (qín 芩)

《诗经·小雅·采菽》："言采其芹。"
《诗经·鲁颂·泮水》："薄采其芹。"

《尔雅》云："芹，楚葵。"郭注云："今水中芹菜。"《说文》云："芹，楚葵。"又云："菦菜，类蒿，周礼有菦菹。"段玉裁注云："菦，《诗》《礼》皆作芹。《小雅》笺曰：'芹，菜也，可以为菹。'《鲁颂》笺曰：'芹，水菜也。'释草及《周礼》注曰：'芹，楚葵也。'按即今人所食芹菜。"

《神农本草经》云："水靳音芹，一名水英。"陶隐居注云："水靳，二月三月作英时，可作菹及熟爁食之。又有渣芹，可为生菜，亦可生啖。俗中皆作芹字。"

《蜀本图经》云："水芹生水中，叶似芎䓖，花白色而地，根亦白色。"

《吕氏春秋·本味篇》："菜之美者，有云梦之芹。"高诱注云："云梦，楚泽。芹生水涯。"

按"薄采其芹"的"芹"，应释为《神农本草经》的水靳。水靳即水芹。诗鲁颂泮水篇，言在水中采芹、采藻、采卯等水生植物。在水中采的芹，当是水芹。

《神农本草经》云："水靳，味甘，平。主女子未沃，止血，养精，保血脉，益气，令人肥健，嗜食，一名水英。"

水芹，伞形科多年生宿根草本。二回羽状复叶，叶缘有粗锯齿，叶柄细长。夏季开白花，复伞形花序。种子发芽不良。性喜温暖湿润，宜在粘质土生长。嫩茎、叶柄可作蔬菜。

262 葵 (kuí 魁)

《诗经·豳风·七月》："七月烹葵及菽。"

葵即冬葵。为我国古代重要蔬菜之一。

《说文》云："葵，菜也。"《尔雅翼》云："葵为百菜之主，味尤甘滑。"《山海经·北山经》："边春之山，多葵。"

按葵的种类很多。能做菜食而性滑者有冬葵。《唐本草》云："冬葵即常食者。"《士虞礼》云："若薇有滑，夏用冬葵。"《齐民要术》以种葵列为蔬类第一篇。

《神农本草经》云："冬葵子主五癃，利小便。"

《名医别录》云："冬葵根主恶疮，疗淋，利小便，解蜀椒毒。叶为百菜主。"

《本草图经》云："冬葵，其子是秋种葵，覆养经冬，至春作子者，谓之冬葵子。苗叶做菜茹更甘美。"

王祯《农书》云："葵，阳草也。其菜易生，郊野甚多，为百菜主。可防荒俭。"吴其濬《植物名实图考》亦认为"葵"即冬葵，俗名冬寒菜。此物陕北野外很多。

《本草纲目·卷三十六》葵条，李时珍曰："葵菜，古人种为常食，今之种者颇鲜（少也）。有紫茎、白茎二种，以白茎为胜。大叶小花，花紫黄色。其实大如指顶，皮薄而扁，实内子轻虚如榆荚仁。四五月种者可留子。六七月种者为秋葵，八九月种者为冬葵，正月复种为春葵。然宿根至春亦生。"

"七月烹葵及菽"的"葵"，即《神农本草经》的冬葵。一名葵菜、冬寒菜，锦葵科二年生草本。叶肾形至圆形，5～7浅裂，稍皱缩。寒地春季栽种，暖地春秋均可栽。嫩梢、嫩叶：可作蔬菜。子：味甘、寒。利尿，下乳，润肠通便。茎、叶：能清热利湿。根：补中益气。

263　葑（fēng 封）

《诗经·唐风·采苓》："采葑采葑，首阳之东。"

《诗经·邶风·谷风》云："采葑采菲。"《毛传》云："葑，须从。"

《说文》云："葑，须从也。"

须的解释有二：一指酸模，一指芜菁。

（一）释为酸模

《尔雅》云："须，蕵芜。"郭注云："蕵芜，似羊蹄菜，叶细，味酸，可食。"郝懿行《尔雅义疏》云："陶注谈本草，羊蹄，云一种极似羊蹄而味酢，呼为酸模。按蕵芜即今酸模。"

（二）释为芜菁

《尔雅》云："须，葑苁。"《礼坊记注》云："葑，蔓菁也，陈宋之

301

菜类卷八

间谓之葑。"

陆玑《诗疏》云："葑，芜菁，幽州人谓之芥。"《方言》云："蘴、荛，芜菁也。陈楚之郊谓之蘴；齐鲁之郊谓之荛；关之东、西谓之芜菁；赵魏之郊谓之大芥，其小者谓之辛芥，或谓之幽芥。"《字林》曰："蘴，芜菁苗也。"

陶隐居注《神农本草经》云："芜菁根乃细于温菘（芦菔），而叶似菘，好食。西川惟种此，而其子与温菘甚相似，小细耳。"

《唐本草》注云："芜菁，北人又名蔓菁，根、叶及子乃是菘类。"

《本草图经》云："芜菁四时仍有，春食苗，夏食心，秋食茎，冬食根。"

按以上资料所云："采葑采菲"的"葑"，应释为《名医别录》的芜菁，芜菁又名蔓菁，俗称大头菜，十字花科一年生或二年生草本。叶片全缘或有深缺刻，绿色或微带紫色，有光泽。直径肥大，质较萝卜致密，有甜味，近圆球形。颜色上部绿或紫，而下部白色，更有紫、黄等色，主要为白色。根、叶作蔬菜，也可作饲料，亦可盐腌或制干后食用。

264　菲 (fěi 匪)

《诗经·邶风·谷风》："采葑采菲，无以下体。"

菲有多种解释

（一）释为萝卜

采菲即采萝卜，采葑即采芜菁（蔓菁）。王夫之《诗经稗疏》："此二菜（指葑、菲），初则食叶，后乃食根。当食根时，叶粗老而不堪食，则是根可食而苗为人所弃。无以下体者，不可以其茎叶之恶而不采也。……草木逆生，则根在下为上体，叶在上为下体。"诗意谓采者不可以其茎、叶之恶而不要它。

（二）释为蓝类

郑玄诗笺云："此二菜（指葑、菲）者，蔓菁与蓝之类也。"详《诗经·小雅·我行其野》"言采其蓝。"

（三）释为蒠菜

《尔雅·释草》："菲，蒠菜。"郭注云："菲草生下湿地，似芜菁，华紫赤色，可食。"

陆玑《诗疏》云："菲似葍，茎粗，叶厚而长，有毛。三月中蒸煮为茹，滑美，可作羹。幽州人谓之芴，《尔雅》谓之蒠菜，今河内人谓之宿菜。"

按蒠菜，一名菲，一名二月兰，一名诸葛菜，十字花科一年生草本。叶羽状分裂。初夏开花，花淡紫色，总状花序。角果四棱柱形，有鸟喙状嘴，产于我国北部和中部。可作蔬菜食，种子可榨油。

（四）释为土瓜

《说文》："菲，芴也。芴，菲也。"《尔雅·释草》："菲，芴。"郭注："即土瓜也。"《广雅》云："土瓜，芴也。"《急就篇》云："远志续断参土瓜。"颜师古注："土瓜一名菲，一名芴。"

《神农本草经》云："王瓜一名土瓜。"《药性论》云："土瓜根，使，平。一名王瓜。"

《本草经集注》陶隐居注云："今土瓜生篱院间，亦有子，熟时赤如弹丸。《礼记月令》云：王瓜生。此之谓也。"

《唐本草》注："王瓜蔓生，叶似栝楼，圆无又缺。子如栀子，生青熟赤，但无棱尔。根似葛，细而多糁。北间者累累相连，大如枣，皮黄肉白，苗子相似，根状不同。"

《本草衍义》云："王瓜，其壳径寸，长二寸许，上微圆，下尖长，七八月熟，红赤色。壳中子如螳螂头者，今人又谓之赤雹子。其根即土瓜根也。于细根上又生漆黄根，三五相连，如大指许。"

《本草纲目》云："土瓜，其根作土气，其实似瓜。瓜似雹子，熟则色赤，鸦喜食之，故俗名赤雹、老鸦瓜。一叶之下一须，故俚人呼为公公须。与地黄苗名婆婆奶，可为属对。王瓜，《神农本草经》名土瓜。三月生苗，叶圆如马蹄而有尖，面青背淡，涩而不光。六七月开五出小黄花成簇。结子累累，熟时有红黄二色，皮亦粗涩。根不似葛，但如栝楼根之小者。"

土瓜一名王瓜。葫芦科多年生攀援草本，叶互生，近心脏形，3～5浅裂，茎下部的叶多深裂。夏季开花，花腋生，单性，雌雄异株，白色，花瓣边缘细裂成丝状。果实球形至椭圆形，熟时橘黄色。种子褐色，略呈丁字形，中央有带状隆起的部分。

以上四种，以第一种所释最可信。把"采葑采菲，无以下体"两句联系起来看，只有蔓菁、萝卜，在幼嫩时，其叶可食；至老时，叶不可食，而根可食。其他三种均不符合这两句话的要求。

265　瓠 (hù 互)

《诗经·小雅·南有嘉鱼》："南有樛木，甘瓠累之。"
《诗经·小雅·瓠叶》："幡幡瓠叶，采之烹之。"

陆佃《埤雅》云："长而瘦曰瓠，短颈大腹曰匏。"《广雅》云："匏，瓠也。"《说文》云："匏，瓠也。"《蜀本草注》云："瓠有甘、苦二种，甘者大，苦者小。"

《神农本草经》云："苦瓠，味苦寒。主大水面目四肢浮肿。"

《本草纲目·卷二十八》苦瓠条，谓苦瓠即苦匏，李时珍曰："《诗经》云：匏有苦叶。《国语》云：苦匏不材，于人共济而已。皆指苦壶而言，即苦瓠也。"又同卷壶卢条，李时珍曰："瓠有多种，其实一类各色也。以正二月下种，生苗引蔓延缘。其叶似冬瓜叶而稍团，有柔毛，嫩时可食。"故诗云："幡幡瓠叶，采之烹之。"五六月开白花，结实白色，大小长短，各有种色。瓠中子，齿列而长，谓瓠犀。"《诗经·卫风·硕人》："齿如瓠犀。"犀，栖的假借字。《尔雅·释草》注引《诗经》作"瓠棲"，棲，齐的意思。瓠的子，白而整齐。

按李时珍谓《诗经》云"匏有苦叶"的"匏"，即苦匏，又名苦瓠。而《诗经》云"幡幡瓠叶"的"瓠"，为甘瓠。亦即《诗小雅》"甘瓠累之"的甘瓠。《蜀本草》注谓瓠有甘、苦二种。《神农本草经》有苦瓠，而《诗小雅》所讲的瓠为甘瓠。

瓠是葫芦科一年生攀援草本，茎叶有茸毛。叶心脏形，叶腋生卷须。花白色，夕开晨闭。瓠果长圆筒形，绿白色，幼嫩时密生白软毛，其后渐消失。嫩果作蔬菜。

266　壶 （hú 胡）

菜类卷八

《诗经·豳风·七月》："八月断壶。"毛传云："壶，瓠也。"

《古今注》云："瓠，壶芦也。"

《本草纲目·卷二十八》壶芦条，李时珍曰："壶，酒器也。"又云："陆玑《诗疏》云：壶，瓠也。又云：匏，瓠也。而后世以长如越瓜首尾如一首为瓠，砖之无柄而圆大形扁者为匏，瓠之有短柄大腹者为壶。瓠之一头有腹长柄者为悬瓠。悬瓠即今人所谓茶酒瓢者是也。壶之细腰者的蒲芦，蒲芦即今之药壶卢是也。"

按壶即壶芦，是瓠之有短柄大腹者。是葫芦科一年生攀援草本，具软毛，卷须分枝。叶互生，心脏卵圆形至肾状卵圆形。夏秋开纯白色花。果实因品种不同，而形状多样。可作水瓢。果壳性平味甘，功能利水消肿，主治水肿腹胀等症。

267　匏（páo 袍）

《诗经·邶风·匏有苦叶》："匏有苦叶，济有深涉。"

《诗经·小雅·公刘》："酌之用匏。"《毛传》："匏谓之瓠。"

《说文》："匏，瓠也，从包从夸声。包，取其可包藏物也。"《广雅》："匏，瓠也。"陆农师《埤雅》："长而瘦上曰瓠，短颈大腹曰匏。"《鹖冠子》曰："中流失舡，一壶（匏）千金。"

崔豹《古今注》："匏，瓠也。壶卢，匏之无柄者也；瓠有柄曰悬瓠，可为笙。"《楚辞·王褒九怀》："援爬瓜兮接粮。"曹植《洛神赋》："叹匏瓜之无正兮，咏牵牛之独处。"

《国语·鲁语》："苦匏不材，于人共济而已。"韦注云："材读若裁。不裁于人，言不可食也。共济而已，佩匏可以渡水也。"闻一多《诗经通义》："古人早已知道抱着葫芦浮水，能使身体容易漂起来，所以葫芦是他们常备的旅行工具，而有'腰舟'之称。叶子枯了，葫芦也干了，可以摘来作'腰舟'用了。"

陆玑《诗疏》云："匏叶少时可为羹，又可淹煮极美。扬州人恒食之。至八月叶即苦（通枯），故曰苦叶。"

《本草纲目·卷二十八》苦瓠条，李时珍曰："匏有苦叶。皆指苦壶而言，即苦瓠也。"

按李时珍所云，"匏有苦叶"之"匏"，即是"苦瓠。"《神农本草经》云："苦瓠，味苦，寒。主大水，面目四肢浮肿，下水，令人吐。"《蜀本草》注云："瓠固匏也。但匏字合作匏，盖音同字异尔，且匏似瓠，可为饮器，有甘、苦二种，甘者大，苦者小。今人以苦瓠疗水肿甚效，亦能令人吐。"

匏是葫芦科葫芦的一个品种。详壶条。

268 筍 (sǔn 损)

《诗经·大雅·韩奕》："唯筍及蒲。"

陆农师《埤雅》云："其萌曰筍，解之曰为竹一日从旬，旬内为筍，筍外为竹。"宋·僧赞宁《竹谱》云："筍一名萌，一名箬，一名薤，一名出，一名初篁。"《吕览》云："和之美者，越酪之菌。"注云："越酪山名，菌，竹筍也。"

陆玑《诗疏》云："筍，竹萌也，皆四月生；唯巴竹筍八月九月生，始出地长数寸，鬻以苦酒豉汁浸之，可以就酒及食。"

《尔雅》云："筍，竹萌。"孙炎注云："竹初萌生谓之筍。"《尔雅》又云："簜，箭萌。"郭注云："萌，筍属也。"郑樵《通志略》曰："簜，箭萌，此箭筍。凡筍类，惟箭筍为美。故会稽竹箭有闻焉。"

孟诜《食疗本草》云："越有芦及箭筍。新者稍可食，陈者不可食。"

《证类本草·卷十三》竹叶条，《名医别录》云："竹筍，味甘，无毒。主消渴，利水道，益气，可久食。"

《本草图经》云："竹筍，诸家惟以甜苦筍为最贵。苦竹亦有二种：一出江西及闽中，本极粗大，筍味殊苦，不可啖；一种出江浙，近地亦时有，肉厚而叶长阔，筍微有苦味，俗呼甜苦筍，食品所最贵者。"

《本草纲目·卷二十七》竹筍条，李时珍曰："《诗经》云：'其蔌（蔬菜）伊（今本作维）何，惟筍及蒲。'《礼》云：'加豆之实，筍菹鱼醢。'则筍之为蔬，尚之久矣。"

筍是禾本科竹的幼芽，为鲜美的蔬菜。

《诗经》药物考辨米类卷九

269　稻 (dào 到)

《诗经·豳风·七月》："十月获稻。"
《诗经·小雅·甫田》："黍稷稻粱。"
《诗经·鲁颂·閟宫》："有稻有秬。"

　　《说文》："稻，稌也。"《尔雅》："稌，稻。"郭注："今沛国呼稌。"
《玉篇》："秈，粳稻也。"《字林》："粳稻不粘者；糯，粘稻也。"

　　《素问·汤液醪醴论》："醪醴……必以稻米。"

　　《氾胜之书》："三月种粳稻，四月种秫稻。"《淮南子》曰："稻生
于水，而不生于湍激之流。"又云："蔄先稻熟。"高诱注："蔄，水
稗。"崔寔《四民月令》："三月可种粳稻。"《诗·豳风》："十月获稻。"
说明稻在诗经时代已为人们所种植，并能按期收割。

　　《名医别录》："稻米，味苦，主温中，令人多热，大便坚。"

　　稻，禾本科一年生草本。秆直立，中空有节，分蘖（近地面处所
发生的分枝）。叶片线形，叶鞘有茸毛。圆锥花序，成熟时向下弯垂，
小穗有芒或无芒，稃上有毛或无毛。颖果。我国为原产地之一，约有
四千七百多年栽培历史。米粒（颖果）可作粮食、酿酒、制淀粉。秆
可作饲料及造纸原料。品种很多，是我国主要粮食作物之一。

　　我国劳动人民对稻的发现是很早的。据西安半坡博物馆编《中国
原始社会》（1977 年文物版）记载，约在六、七千年前，于母系氏族
时期的遗址中发现了粟和水稻、粳稻、灿稻。

270　稌 (tú)

《诗经·周颂·丰年》："多黍多稌。"《毛传》："稌，稻也。"

《说文》："稌，稻也。"《尔雅》："稌，稻。"郭璞注："今沛国呼稌。"郝懿行疏："《说文》稻、稌互训，义本《尔雅》。郑众注食医以稌为粳，又注膳夫以稌为六谷之一，是皆以稌为稻名也。《礼》云：牛宜稌。《诗经》云：多黍多稌是也。"稌多特指糯稻。米粒蒸或煮熟，其黏性很大。

按稌即稻，详见稻条。

271　麦 (mài)

《诗经·豳风·七月》："禾麻菽麦。"
《诗经·庸风·桑中》："爰采麦矣。"
《诗经·鄘风·载驰》："我行其野，芃芃其麦。"
《诗经·王风·丘中有麻》："丘中有麦。"
《诗经·魏风·硕鼠》："无食我麦。"
《诗经·大雅·生民》："麻麦幪幪。"
《诗经·鲁颂·閟宫》："黍稷重穋，稙稚菽麦。"

《说文》："麦，芒谷。麦，金也。金王而生，火王而死。"《礼记·王制》："庶人春荐韭，夏荐麦，秋荐黍，冬荐稻。"《春秋左传》："隐公三年……郑祭足帅师取温之麦。"

《庄子·外物》："青青之麦，生于陵陂。"《管子·地员》："斥埴宜大菽与麦。……黑埴宜稻、麦。"

《初学记·卷二十七》引《周书》："凡禾麦居东方，黍居南方，稻居中央，粟居西方，菽居北方。"

《太平御览·卷八百三十八》引《范子计然》："东方多麦，南方多稷，西方多麻，北方多菽，中央多禾，五十之所宜也。"

《黄帝内经·金匮真言论》："东方青色，其谷麦。"又《藏器法时论》："肺色白，宜食苦。麦、羊肉、杏、薤皆苦。"

张华《博物志》："人啖麦，令人多力健行。"

《名医别录》："小麦：味甘，微寒，无毒。主除热，止燥渴，咽干，利小便，养肝气，止漏血吐血。以作麹：温，消谷止痢。以作面：温，不能消热止烦。"又云："大麦：味咸，温，微寒，无毒。主消渴，除热，益气，调中。又云令人多热，为五谷长。"

小麦，禾本科一年生或二年生草本。秆中空或基部有髓，有分蘖。叶片长披针形。复穗状花序，小穗有芒或无芒，颖果卵形或长椭圆形，腹面有深纵沟。种类很多。籽粒主要用以制面粉，麦麸皮可作饲料。秆可编器物及造纸原料。

272　牟 (móu 谋)

《诗经·周颂·臣工[①]》："如何新畬，于皇来牟。"
《诗经·周颂·思文》："贻我来牟，帝命率育。"

《说文》："䅘，周受来牟也，一麦一䅘。"《孟子》云："䅘麦播种而耰之。"赵岐注云："牟麦，大麦也。"《吕氏春秋·任地篇》："孟夏之昔，杀三叶而获大麦。"注云："昔，终也。三叶，荠，亭历、菥蓂也。是月之季枯死，大麦熟而可获。"

《名医别录》："大麦，味咸，湿，微寒，无毒。主消渴除热，益气调中。又云：令人多热，为五谷长。"陶隐居注："今稞麦一名牟。麦似矿麦，惟皮薄耳。"

《唐本草》注云："大麦出关中，即青稞麦。形似小麦而大，皮厚，故谓大麦。殊不似矿麦也。大麦面：平胃止渴，消食疗胀。"

《药性论》云："大麦蘖，使，味甘，无毒。能消化宿食，破冷气，去心腹胀满。"

陈承《本草别说》云："大麦，今以粒皮似稻者为之。作饦（饭）滑，饲马良。"

大麦，禾本科一年生或二年生草本。植株似小麦。秆较软，叶片略厚而短，色淡，叶舌、叶耳较大无毛。穗状花序，穗轴各节着生三个小穗，每小穗生小花一朵。颖果有芒或无芒。种子扁平，中间宽，两端较尖，与稃紧密黏合不能分离，亦有能分离者。种类很多。大麦供食用、酿酒，制麦芽作消导药用。秆可编草帽。

【注】

① 臣工，即臣官，通指诸侯卿大夫而言。郑玄《诗谱》认为此篇是成王时作品。约西周前期（公元前 1027～前 771 年）。

273　来 (lái)

《诗经·周颂·臣工》："如何新畲，于皇来牟。"
《诗经·周颂·思文》："贻我来牟，帝命率育。"

《广雅》："来，小麦；牟，大麦。"《说文》："来，周所受瑞麦来牟也。二麦一夆，像其芒束之形，天所来也，故为行来之来。诗曰：贻我来牟。"

《名医别录》云："小麦，味甘，微寒，无毒。主除热，止燥渴咽干，利小便，养肝气，止漏血唾血。以作麹：温，消谷止痢。以作面：温，不能消热止烦。"

陈承《本草别说》云："小麦，即今人所磨为面，日常食者。八九月种，夏至前熟。一种春种，作面不及经年者良。"

来，即小麦，详小麦条。

274　苗（miáo）

《诗经·王风·黍离》："彼黍离离，彼稷之苗。"孔颖达疏："苗谓禾未秀。"

《诗·魏风·硕鼠》："无食我苗。"《毛传》云："苗，嘉谷也。"

《说文》："苗，竹生于田者。"《春秋》庄七年，秋大水，无麦苗。何休注《公羊传》云："苗者，禾也；生曰苗，秀曰禾。"《仓颉篇》曰："苗者，禾之未秀者也。"孔子曰："恶莠恐其乱苗。"赵岐《孟子注》云："莠之茎、叶似苗。"

程瑶田《九谷考》云："始生曰苗，成秀曰禾，禾实曰粟。"此处苗有两种含义：一指一般植物的幼苗。一指粟的幼苗，以苗或禾代表粟的植物。

又《诗经·小雅·车攻》："之子于苗。"《毛传》："夏猎曰苗。"《左传·隐公五年》："故春蒐、夏苗、秋狝、冬狩，皆于农隙以讲事也。"杜预注："苗，为苗除害也。"所以"之子于苗"的"苗"，指古时夏季的田猎，为苗除害。

275　禾 (hé 河)

《诗经·豳风·七月》："禾麻菽麦。"

《诗经·大雅·生民》："禾役穟穟。"役，颖的假借字。禾颖即禾穗。

（一）禾释为粟

《说文》："禾，嘉谷也。以二月而种，八月始熟，得时之中，故谓之禾。"《尚书》："唐叔得禾。"《左传》："郑祭足帅师，取成周之禾。"《吕氏春秋》："饭之美者，玄山之禾。"《淮南子》："后稷辟土垦草，而不能使禾冬生。"《广韵》曰："粟，禾子也。"此皆以禾指粟而言。程瑶田《九谷考》云："始生曰苗，成秀曰禾，禾实曰粟。"

（二）禾又是谷物的泛称。

《诗经·豳风·七月》："十月纳禾稼。"《诗·魏风·伐檀》："胡取禾三百廛兮。"此两句诗中的"禾"，是指谷物的泛称。但后世"禾"字常用作庄稼的代称。

276　粟 (sù 速)

《诗经·小雅·黄鸟》："无啄我粟。"

《诗经·小雅·小宛》："交交桑扈，率场啄粟。"

粟有两种含义：一指小米，一指谷的泛称。

《左传·僖公十三年》："秦于是乎输粟于晋。"此句中粟是谷物的总称。

《本草纲目》："古者以粟为黍、稷、粱、秫之总称，而今之粟，在古但呼为粱。后人乃专以粱之细者名粟。大抵粘者为秫，不粘者为粟。北人谓之小米也。"又云："粟，即粱也。穗大而毛长粒粗者为粱，穗小而毛短粒细者为粟。苗俱似茅。种类凡数十，有青赤黄白黑诸色，或因姓氏地名，或因形似时令，随义赋名。"

《名医别录》："粟米，味咸，微寒，无毒。主养肾气，去胃脾中热，益气。陈者味苦，主胃热，消渴，利小便。"

粟米即小米。单言"粟"，常指粮食而言。

粟在古代亦称"禾""稷""谷"。去壳名小米。禾本科一年生草本。秆粗壮，分蘖。叶鞘无毛，叶片线状披针形，叶舌短而厚，具纤毛。圆锥花序（穗），主轴密生柔毛。穗长而下垂，形状不一。小穗具短柄，基部有刺毛。颖果，稃壳颜色不一，有红、橙、黄、白、黑等色。籽粒卵圆形，黄白色。耐旱。籽粒黏名糯粟（秫），不黏为粳粟。供食用或酿酒，茎、叶、谷糠可作饲料。

我国劳动人民对粟的发现和利用是很早的。据西安半坡博物馆编《中国原始社会》（1977 年文物版）记载，约在六、七千年以前，于母系氏族时期的遗址中，发现了粟。

277　穈（mén 门）

《诗经·大雅·生民》："维穈维芑。""恒之穈芑。"

穈和芑是粟的两个品种。穈是赤粱粟，芑是白粱粟。

穈即虋字，音门（mén）。《集韵》："虋，赤苗嘉谷也。或作穈。"

《本草纲目》："赤粟曰虋，曰穈。"《尔雅》："虋，赤苗。"郭注："虋，今之赤粱粟。"

按穈（mén 门），谷子的一种，初生时叶纯赤，生三四叶后，赤青相间，七八叶后，色始纯青。《本草纲目》称之为赤黍。

《证类本草·卷二十五》："丹黍米：味苦，微温，无毒。主咳逆，霍乱，止泄，除热，止烦渴。"陶弘景注云："此即赤粟米也。"李时珍曰："黍乃稷之粘者，亦有赤、白、黄、黑数种，其苗色亦然。白者亚于糯，赤者最粘，可蒸食，俱可作饧。"

穈亦称稷，是不粘的黍。禾本科一年生草本，秆直立，不被茸毛。叶线状披针形。圆锥花序，主轴直立或弯曲，侧枝疏散成散穗。小穗有小花两杂，其中一杂不孕。颖果，球形或椭圆形，平滑而有光泽，乳白、淡黄或红色。籽粒呈白色、黄色或褐色。性不黏，生育期短，抗旱力强，不耐霜。籽粒供食用或酿酒。秆、叶可作饲料。秆上有毛，偏穗，籽粒黏者为黍；秆上无毛，散穗，籽粒不黏者为穈（穈）或名稷。

278　芑（qǐ 起）

《诗经·大雅·生民》："维穈维芑。"

穈和芑是粟的两个品种。

《说文》云："芑，白苗，嘉谷。"《尔雅》云："虋，赤苗。芑，白苗。"郭注："虋，今之赤粱粟。芑，今之白粱粟，皆好谷。"郝懿行《尔雅义疏》云："谷即粟。郭言粱者，粱即粟之米。故《三苍》云：粱，好粟也。"粱是粟的特别好的品种。

按郭璞所注，芑是白粱粟。白粱亦供药用。

《名医别录》云："白粱米，味甘，微寒，无毒。主除热，益气。"

《唐本草》注云："白粱，穗大多毛且长。诸粱都相似，而白粱谷粗扁长，不似粟圆也。米亦白而大，食之香美。"

【附】

芑又是生地黄的别名。《名医别录》云："生地黄，一名节，一名芑。"本诗句"维糜维芑"的"芑"，是指白粱粟，而非生地黄。

279　粱（liáng 良）

《诗经·小雅·黄鸟》："无啄我粱。"
《诗经·小雅·甫田》："黍稷稻粱。"

《本草纲目》："粱即粟。自汉以后，始以大而毛长者为粱，细而毛短者为粟，今则通呼为粟，而粱之名反隐矣。"

陶弘景云："凡云粱米，皆是粟类。"《唐本草》注：粱虽粟类，细论则别。粱穗大多毛且长，而谷粗扁长，不似粟圆也。"苏颂曰："粱者，粟类也。粟虽粒细而功用则无别也。"

《名医别录》有白粱、黄粱、青粱。白粱米：味甘，微寒，无毒。主除热益气。黄粱米：味甘，平，无毒。主益气和中止泄。青粱米：味甘，微寒，无毒。主胃痹，热中，消渴，止泄痢，利小便，益气，补中，轻身，长年。

古代的粱，是粟的一种特好的品种的统称。

今天的高粱，一名蜀粟、蜀秫、芦穄。禾本科一年生草本。秆直立，心中有髓，分蘗。叶片似玉米，厚而较窄，被蜡粉，平滑，中脉白色。圆锥花序，穗形有帚状和垂状两类。颖果呈褐、橙、白或淡黄等色。种子卵圆形，微扁，质粘或不粘，性喜温，耐旱及涝。种子供食用和酿酒（即高粱酒）。高粱的秆可生食或制糖浆。高粱的穗可制扫

米类卷九

帚。新鲜的嫩叶及苗含有羟氰甙，在家畜胃中能形成剧毒的氢氰酸，能引起中毒，不可作饲料。

280　黍 (shǔ 暑)

《诗经·魏风·硕鼠》："无食我黍。"
《诗经·小雅·黄鸟》："无啄我黍。"
《诗经·小雅·楚茨》："我黍与与。"
《诗经·王风·黍离》："彼黍离离。"
《诗经·曹风·下泉》："芃芃黍苗。"
《诗经·周颂·良耜》："载筐及筥，其饟伊黍。""黍稷茂止。"

《说文》："黍，禾属而粘者也。以大暑而种，故谓之黍。孔子曰：黍可为酒。"

在不同时代，或同一时代不同地区，黍所指的实物，互不相同。兹录部分文字如下：

陶弘景云："黍苗如芦而异于粟，粒亦大，今人呼秫粟为黍，非矣。"《唐本草》注："粘者为秫，不粘者为黍。"《本草纲目》："稷之粘者为黍，粟之粘者为秫，粳之粘者为糯。"又云："稷与黍一类二种，粘者为黍，不粘者为稷。"《九谷考》曰："黍为禾属而粘者。今山西人无论粘与不粘，统呼之曰縻黍。太原以东则呼粘者为黍子，不粘者为縻子。禾穗下垂如椎而粒聚，黍穗略如稻而舒散。"

黍的生长期短，高寒地区可种。《孟子·告子下》："夫貉五谷不生，惟黍生之。"汉代赵岐注云："貉在北方，其气寒，不生五合，黍早熟，故独生之也。"

《名医别录》："黍米，味甘温，无毒。主益气补中，多热，令人烦。”孟诜云：“黍米性寒，小儿食之令不能行。若与小猫、犬食之，其脚便踻曲行不正。”

黍子，碾成的米名黏黄米。“黍”即黏黄米。禾本科一年生草本。秆直立，被茸毛。叶线状披针形。圆锥花序，主轴直立或弯生，侧枝密集成疏散，穗成熟后下垂。小穗有小花两朵，其中一朵不孕，颖果，球形或椭圆形，平滑而光，呈乳白、淡黄或红色。籽粒呈白色、黄色或褐色，性黏或不黏，生长期短，喜温暖，不耐霜，耐干旱。籽粒供食用或酿酒。秆、叶可作饲料。秆上有毛，偏穗，籽粒黏者为“黍”。秆上无毛，散穗，籽粒不黏者为“稷”。

281 秬（jù 拒）

《诗经·大雅·生民》：“恒子秬秠。”“维秬维秠。”

《诗经·大雅·江汉》：“秬鬯一卣。”

《诗经·鲁颂·閟宫》：“有稻有秬。”《毛传》：“秬，黑黍。秠，一稃二米。”

《尔雅》：“秬，黑黍。”郭注：“诗曰：维秬维秠。”李巡疏曰：“黑秬，一名秬黍。秬即黑黍之大名也。”郝懿行疏：“秬，《说文》本作𪏰，或作秬，稃稴，也。稴，穅也。稃或作粯。”

诗云：“秬鬯一卣。”郑氏注：“酿黍为酒，秬如黑黍。”李时珍曰：“诗云：秬鬯一卣。则黍之为酒尚也。”

《素问·气交变大论》：“其谷秬。”又《五常政大论》曰：“其谷黅秬。”《吕氏春秋·本味篇》：“南海之秬。”高诱注云：“秬，黑黍也。”

李时珍曰：“黍乃稷之粘者。亦有赤、白、黄、黑数种，其苗色亦然。”

按秬即黑黍，有黏性，古代用以酿酒。余详黍条。

282 秠 (pī 批)

《诗经·大雅·生民》:"维秬维秠。"又云:"恒之秬秠。"

《说文》:"秠,一稃二米。诗曰:诞降嘉谷,惟秬惟秠。后稷之嘉谷也。"

《尔雅》:"秠,一稃二米。"李巡注:"秠是黑黍中一稃有二米者。"郭注:"此亦黑黍,但中米异耳。汉和帝时任城生黑黍,或三、四实,实二米,得黍三斛八斗是。"郝懿行疏云:"秠,一稃二米,然则秬秠皆黑黍之名。秠是一稃二米者之别名也。"

按李巡、郝懿行所云:秠和秬都是黑黍。黑黍有黏性,古代用以酿酒。

《名医别录》:"丹黍米:味苦,微温,无毒。主咳逆霍乱,止泄,除热,止烦渴。"陶弘景注:"此即赤黍米也。又有黑黍名秬,供酿酒祭祀用之。"掌禹锡云:"按《诗·生民》:诞降嘉种,维秬维秠。李巡云:黑黍一名秬黍。秠是黑黍中一稃有二米者。"

322

283 稷 (jì 季)

《诗经·王风·黍离》:"彼稷之苗。"
《诗经·周颂·良耜》:"黍稷茂止。"
《诗经·鲁颂·閟宫》:"有稷有黍。"
《诗经·小雅·楚茨》:"我稷翼翼。""我艺黍稷。"

《诗经·小雅·出车》："黍稷方华。"

《诗经·小雅·甫田》："黍稷薿薿。""黍稷稻粱。"

《诗经·小雅·信南山》："黍稷彧彧。"

稷和黍是同类的两个品种。《广韵》："稷，五谷之总名，一曰黍属。"《本草纲目》："稷与黍，一类二种也。黏者为黍，不黏者为稷。"程瑶田《九谷考》："稷、穄大名也，黏者为秫，北方谓之高粱。又谓之蜀黍。高大似芦。"胡先骕《经济植物学》："河北人之区别黍、稷，谓黍秆生而有毛，稷秆无毛。黍穗聚，稷穗散。"

《说文解字系传·通释》："稷，即穄，一名粢，字亦作穄，楚人谓之稷，关中谓之糜，呼其米为黄米。"

稷在古代又作粟的异名。前汉犍为舍人注《尔雅》云："粢，一名稷。稷，粟也。"三国魏人孙炎注《尔雅》云："稷，粟也。"晋郭璞注《尔雅》云："粢，稷也。今江东鸣粟为粢。"

稷与黍皆为古代人民主要粮食。于省吾《商代谷类作物》一文，谓殷代甲骨黍的出现，凡百余见。穄（稷）的出现，凡三十余见。

在诗经时代，黍、稷由野生驯化为人工种植。《诗经·小雅·楚茨》："我艺（种植）黍稷。"

《名医别录》云："稷米，味甘，无毒。主益气，补不足。"

稷是黍之不黏者，秆上无毛，穗散。详黍条。

284 菽 (shū 书)

《诗经·豳风·七月》："七月烹葵及菽。"

《诗经·小雅·采菽》："采菽采菽，筐之筥之。"

《诗经·小雅·小宛》："中原有菽，庶民采之。"

《诗经·小雅·小明》："采萧获菽。"

《诗经·鲁颂·閟宫》："稙稚菽麦。"

《说文》："未，豆也。"段氏注："卡，豆，古今语。《史记》豆作菽。"《通训定声》："古谓之未，汉谓之豆。今字作菽。菽者，众豆之总名。"陈奂传疏："菽，豆之大名。"

《初学记》引《周书》云："菽居北方。"《战国策》云："韩地五谷所生，非麦而豆，民之所食，大抵豆饭藿羹。"

《广雅》："大豆，菽也。"陶弘景注稷米条引董仲舒云："菽是大豆。"

郝懿行《尔雅义疏》云："大豆即名菽，小豆别名荅，见于《广雅》。凡经典单称菽，多指大豆而言。盖大豆切于民用。"

菽的含义有二：一是豆的总称，二是指大豆。

《神农本草经》："生大豆，涂痈肿，煮汁饮，杀鬼毒，止痛。"

《名医别录》："生大豆，味甘，平。逐水肿，除胃中热痹伤中，淋露，下瘀血，下五藏结积内寒，杀乌头毒。"

大豆是黄豆、青豆、黑豆的统称。豆科一年生草本。茎直立或半蔓生，茎、叶和荚果壳面均被茸毛。复叶，小叶三片。短总状花序，花白色或紫色。荚果，结荚分有限荚和无限荚两种。种子椭圆形至球形，有黄、青、褐、黑、双色等。喜暖与水湿。种子含蛋白质、脂肪。用于榨油及食用。豆油可制肥皂、硬化油、油漆。茎、叶可作饲料。

285　荏菽（rěn shū）

《诗经·大雅·生民》："艺之荏菽，荏菽旆旆。"

《尔雅·释草》："戎菽，谓之荏菽。"

戎菽有两种解释：一释为胡豆，一释为大豆。

（一）释为胡豆

郭璞注《尔雅》云："戎菽，谓之荏菽，即胡豆也。"郝懿行《尔雅义疏》云："樊光、舍人、李巡、郭璞皆云戎菽今以为胡豆。郭璞又云：春秋齐侯来献戎捷，《谷梁传》曰：戎菽也。《管子》亦云：北伐山戎，出冬葱及戎菽，布之天下，今之胡豆是也。胡豆或说即豌豆。"

（二）释为大豆

"艺之荏菽。"郑玄笺云："戎菽，大豆也。"疏引孙炎云："戎菽，大豆也。"戎通荏，皆大也。《尔雅·释草》："戎菽谓之荏菽。"郝懿行疏云："戎、壬（通荏），《释诂》并云大。戎菽、荏菽即大菽，亦即大豆。"详见菽条。

286 藿 _{（huò 惑）}

《诗经·小雅·白驹》："食我场藿。"

藿有两种解释：

（一）藿即赤小豆叶

《证类本草·卷三十五》赤小豆条，《唐本草》注引《名医别录》云："叶名藿，止小便数，去烦热。"《日华子本草》云："赤小豆叶，食之明目。"

（二）藿指藿香

《证类本草·卷十二》藿香条，《名医别录》云："藿香，微温，疗风水毒肿，去恶气，疗霍乱心痛。"《南州异物志》云："藿香出海边国，形如都梁，可著衣服中。"《南方草木状》云："藿香，味辛。榛生吏民自种之。五六月采暴之乃芬尔，出交趾、九真诸国。"《本草图经》

云："藿香，今岭南郡多有之。二月生苗茎梗甚密作丛，似桑而小薄，六月七月采之，暴干乃芬香。"

上述两种解释，以第一种解释为可信。在《诗经》时代，作诗者生在黄河流域，而藿香出南方交趾、九真。所以诗句中的"藿"，当是赤小豆叶，而不是药用的"藿香"。

赤小豆一称赤豆、小豆。豆科一年生草本，茎蔓生或直立，有毛或无毛。复叶，小叶三片。花黄或淡灰色。荚果无毛。种子圆柱形或长椭圆形，一般为赤色。性喜温，耐干燥，不耐霜。种子富含淀粉、蛋白质和乙族维生素等，可作粮食及副食品，并可利水消肿。茎、叶可作饲料及绿肥。嫩叶名藿，古代作药用。

287 苴 (jū 居)

《诗经·豳风·七月》："九月菽苴。"

苴有两种解释：一指苴麻，一指麻的种子。

（一）苴释为苴麻

郭璞注《尔雅》云："苴麻盛子者。"《礼记》曰："苴，麻之有蕡者。"郝懿行《尔雅义疏》云："《丧服传》云：苴经者，麻之有蕡者也。《齐民要术》引崔寔曰：苴麻，麻之有蕴者。"蕴即蕡，皆指麻子而言。《太平御览》引《吴普本草》云："麻子一名麻蕴，一名麻蕡。"结子的麻称为苴麻。

陶弘景注《神农本草经》云："麻蕡即牡麻，牡麻则无实。今人作布及履用之。"

（二）苴释为麻子

《毛传》云："苴，麻子。"麻子名蕡，或菔。《尔雅》云："蕡，枲实。"《说文》云："葩，蕈实也。"《周礼·天官·笾人》"朝事之笾，其实麷蕡。"郑玄注云："蕡，枲实也。"

《本草纲目》："麻蕡，此当是麻子连壳者，故周礼朝事之笾供蕡。月令食麻，与大麻可食、蕡可供，稍有分别，壳有毒，而仁无毒也。"

雌麻子在古代当粮食吃。此句中"苴"，应释为麻子。详见麻条。

又：《诗经·大雅·召旻》："如彼栖苴。"此"苴"读作茶。《毛传》："苴，水中浮草也。"《说文》："苴，履中草。"段玉裁注："《贾谊传》云：冠虽敝，不以苴履。引申为苞苴。"郑玄注《礼记·少仪》："苞苴，谓编束萑苇以裹鱼肉也。"

《楚辞·九章·悲回风》："草苴比而不芳。"王逸注："生曰草，枯曰苴。"

288 饴 (yí 宜)

《诗经·大雅·緜緜》："堇茶如饴。"

《说文》："饴，米糱煎者也。"段氏注："糱，芽米也。煎，熬也。以芽米熬之为饴。今俗用大麦。"

刘熙《释名》："饴，小弱于饧，形怡怡也。饧，洋也，煮米消烂洋洋然也。又云：如饧而浊而哺也。"《内则》："饴蜜以甘之。"《方言》："凡饴谓之饧，自关而东、陈楚宋卫之间通语也。或谓之饦饊。"《楚辞·招魂》："炬粆蜜饵有饦饊。"

《名医别录》："饴糖，味甘，微温。主补虚乏，止渴，去血。"陶弘景注："方家用饴糖，乃云胶饴，皆是湿糖如厚蜜者，建中汤多用之。"

《蜀本图经》："饴即软糖，北人谓之饧。粳米、粟米、大麻、白术、黄精、枳椇子等，并堪作之。惟以糯米作者入药。"

《本草纲目》云："饴饧用麦蘖或谷芽同诸类熬煎而成，古人寒食多食饧，故医方亦收用之。"

289　酒 (jiǔ)

《诗经·豳风·七月》："为此春酒，以介眉寿。"

《诗经·小雅·瓠叶》："君子有酒。"

《诗经·小雅·鹿鸣》："我有旨酒。"

《诗经·小雅·楚茨》："以为酒食。"

《诗经·郑风·叔于田》："巷无饮酒。"

《诗经·周颂·丰年》："为酒为醴。"

酒是由酵母菌和糖类在适宜温度、湿度下发酵而成的。酵母菌在自然界普遍存在。凡谷类（稻、麦、粟、高粱、白薯……）及水果（苹果、葡萄……）遇酵母菌发酵，都可产生酒。《唐本草》注云："酒有葡萄、秫、黍、秔、粟、麹、蜜等作酒醴，以麹为之。而葡萄、蜜不用麹。"《饮膳正要》云："葡萄久贮，亦自成酒。"

1947 年《医史杂志》有范行准引晋人《断酒戒》云："盖空桑珍味，始于无情，灵和陶醖，奇液特生。"又引《酒诰》云："酒之所兴，乃自上皇，或云仪狄，或云杜康，有饭不尽，委余空桑，郁积生味，久蓄气芳，本出于此，不由奇方。"说明晋时人已知酒是自然发酵而成的。

人工酿酒早在甲骨文中已有记载。罗振玉《殷墟书契》前编说甲骨文上有"鬯其酒□于太甲□□于丁"的记载。后汉班固《白虎通义》考点编云："鬯者以百草之香，郁金合而酿之成为鬯。"

《说文》："鬯，是秬酿郁草芬芳攸畅以降神也。"

从上述资料来看，我国人工酿酒出现是很早的，并用秬（黍）和香草酿酒，以供祭神用。

到周朝已有专人负责酿酒。《周礼》规定有酒正、酒人等专职酿酒的官。《礼记·月令》对酿酒的技术有详细的记载。云："秫稻必齐，曲蘖必时，湛炽必洁，水泉必香，陶品必良，火齐必得。"

《说文》："酒，就也。所以就人性之善恶。一曰造也。吉凶所造起也。古者仪狄作酒醪，禹尝之而美，遂疏仪狄。杜康作秫酒。"

《说文》："医，治病工也。……医之性，然得酒而使。王育说，一曰殹，病声，酒所以治病也。《周礼》有医酒。古者巫彭作医。"

《吕氏春秋》："仪狄造酒。"《战国策》："帝女令仪狄作酒而美，进之于禹，禹饮而甘之曰：'后世必有亡其国者。'遂疏仪狄而绝旨酒。"

《素问》："以妄为常，以酒为浆。"《论语》："不为酒困。"

《名医别录》："酒，味苦、甘、辛，大热，有毒。主行药势，杀百邪恶毒气。"

附　录

附一 《诗经》药物研究资料

一、历代本草引《诗经》名物的讨论

《诗经》是中国古代一部诗歌总集，共有 305 篇，分风、雅、颂三部分，风、雅、颂是从音乐得名。

风是各地方的乐调，国风即是各地土乐调，所谓秦风、魏风、郑风，犹如今日陕西调、山西调、河南调一样。

雅即雅乐，分为大雅、小雅，产生于西周的旧诗名大雅，兼有东周的新诗，称为小雅。

颂是宗庙祭祀乐歌，颂诗多无韵，不分章，篇制短，奏的时间拖长，并且连歌带舞的。

305 篇诗中大部分采集于民间歌谣，小部分来自于贵族制作。贵族所作的诗，多为了歌颂，或为了典礼，也有为了讽刺或谏议，还有为着表达情意。如贵族遇有祭祀、出兵、打猎、宫室落成等，往往要奏乐唱歌。

民间歌谣是人民自己的歌唱生活，所谓饥者歌其食，劳者歌其事，这些诗在一定程度上能反映社会的真实情况和人民的思想感情。

在《诗经》歌词中，有很多实物品名，这些品名有草、木、鸟、兽、虫、鱼等名称，其中有些名称和后来本草中的药名含义相同（即同物异名），这些含义相同的品名，在本草中皆作药用。但在《诗经》时代未必当作药物用。

现在举几个例子来看，例如陶弘景《本草经集注》中"车前"条，

引《诗经》云"采采芣苢"按《周南·芣苢》是一首劳动歌曲,其原文是:

采采芣苢,薄言采之。(芣苢:车前子)

采采芣苢,薄言有之。(薄言:语助词)

采采芣苢,薄言掇之。(掇:拾起来)

采采芣苢,薄言捋之。(捋:成把地从茎上抹取)

采采芣苢,薄言袺之。(袺:手提衣襟兜起来)

采采芣苢,薄言襭之。(襭:掖起衣襟兜回来)

这首诗歌是描写妇人采芣苢时所唱的歌。开始是泛言采集,最后是满载而归。

又如"括楼"条引《诗经》云:"果蠃之实",这是《诗经》里有关战后士兵复原的民歌,歌词原文是:

"果蠃之实,亦施于宇,伊威在室,蟏蛸在户。町畽鹿场,熠燿宵行,不可畏也,伊可怀也。"

这首诗是描写远征的士兵,在役满还乡途中,想象到家园荒废的情景,诗词的大意是:"括楼苊(果蠃)结的果实,亦定施展在屋宇之上,伊威(鼠妇)虫生长在室内。蟏蛸(长足蜘蛛)结网在门户上,鹿的足迹现于旷场,萤火虫(熠燿)闪闪发光,不怕家园如何荒凉,越是荒凉,越是怀念故乡。"

诗的词句中有果蠃(栝楼),伊威(鼠妇),蟏蛸(蜘蛛),熠燿(萤火虫),鹿等实物名称,这些实物名称,在《诗经》中仅组成诗句的内容,并不作药用,到了后代,才成为药物名称。

又如《诗经·郑风东门之墠》云:"东门之墠,茹藘在阪,其室则迩,其人甚远。"这首诗是描写男女恋爱两情未通达时,一方爱慕的情景,诗的大意是:东门的长堤(墠),茹藘(茜草)生长在堤阪上,其房屋虽在跟前(指形迹并不疏远),可是那人儿却甚遥远(指感情还有遥遥的距离)。

在这个诗句中有"茹藘"一物,后世本草中的"茜草"就是引用

《诗经》云："茹藘在阪"，作为这种药物最早出现的时代。

在陈邦贤著《中国医学史》一书中有个标题为"《诗经》中植物药名"，在这个标题下，列举品名 88 种。该 88 种品名，在后代本草都作药用，但在《诗经》时代未必当作药用。其实《诗经》所记品名有数百种，皆未言明哪个品名即是药物。

在中国古籍中所记的品名，除《诗经》外，还有《尚书》《礼记》《尔雅》《说文》等，都记有很多。其中有些品名，在后世本草中，也是药物的异名，而注本草的人，把此等品名，视为药物出现最早的时代，这种论点，未必可信。按一物的品名出现时代与该物作药用出现的时代，未必相同。

但是后世历代注解本草的人们，不管这个药是哪一个时代被应用收入本草的，只要它的实物和《诗经》中某些实物相同或相近，人们就引用《诗经》的话来说明之，兹将历代本草中引用《诗经》品名作为注释药物名称的资料列举如下：

（一）陶弘景著的《本草经集注》，书中有不少药物引用过《诗经》的话，陶氏原书已佚，今据尚志钧辑《本草经集注》（1962 年芜湖医专印）的资料研究如下（药名前号码为该书页次）：

44 菖蒲，《神农本草经》上品。《诗经》云："云蓝荪止。"荪即菖蒲。

51 车前，《神农本草经》上品。《诗经》云："采采苤苢"，车前别名叫苤苢。

52 蒺藜，《神农本草经》上品。《诗经》云："墙有茨"，蒺藜别名叫茨。

61 栝楼，《神农本草经》上品。《诗经》云："果蠃之实亦施于宇。"果蠃之实即栝楼。

53 茜根，《神农本草经》上品。《诗经》云："茹藘在阪。"茜根的别名叫茹藘。

67 苇根，《神农本草经》中品。《诗经》云："露彼菅茅"，苇根别名叫地菅。

78 射干，《神农本草经》下品。《诗经》云："射干临层城。"

84 羊蹄，《神农本草经》下品。《诗经》云："言采其蓫。"陆德明本遂作蓄，羊蹄别名叫蓄。

68 紫葳，《神农本草经》中品。《诗经》云："有苕之华。"紫葳别名叫陵苕。

84 羊桃，《神农本草经》下品。《诗经》云："隰有苌楚。"羊桃别名叫苌楚。

56 桑上寄生，《神农本草经》上品。《诗经》云："茑与女萝，施于松上。"桑寄生别名叫茑。

64 松萝，《神农本草经》中品。《诗经》云："茑与女萝，施于松上。"《神农本草经》云："松萝，一名女萝。"但《毛传》注和陆玑俱释女萝为菟丝。

99 蚱蝉，《神农本草经》中品。《诗经》云："鸣蜩嘒嘒。"蜩即蝉。

103 蠮螉，《神农本草经》中品。《诗经》云："螟蛉有子，果蠃负之。"果蠃即蠮螉。

114 荠，《名医别录》上品。《诗经》云："谁谓荼苦，其甘如荠。"

71 荭草，《名医别录》下品。《诗经》云："隰有游龙。"遊龙即荭草。

120 稷，《名医别录》下品。《诗经》云："黍稷稻粱，禾麻菽麦。"

107 蜘蛛，《名医别录》下品。《诗经》云："蟏蛸在户。"蟏蛸即蜘蛛。

（二）苏敬等著《新修本草》苦菜条，唐本注引《诗经》云："谁谓荼苦"，又云："堇荼如饴。"荼皆苦菜异名也。

（三）陈藏器《本草拾遗》引证《诗经》资料。原书佚，下列材料据《重修政和经史证类本草》引，药名前号码，为该书页次。

357 扶移木，《诗经》云："棠棣之华，偏其反尔。"郑注云："棠棣，移也，亦名移杨。"

306 女贞条，陈藏器引《诗经义疏》云："木杞，其树似栗一名枸骨。"

187 千岁藟：陈藏器引《毛诗》云："葛藟藟之。"

272 角蒿（《唐本草》新增药），陈藏器云："蘪蒿，一名莪蒿。《诗经·小雅》云：'菁菁者莪'，陆玑注云，'莪即蒿也'。"

427 蚱蝉，《神农本草经》中品。《诗经》云："鸣蜩嘒嘒。"蝉、蜩通名。

（四）掌禹锡《嘉祐本草》引《诗经》资料。原书佚，下列材料据《重修政和证类本草》引，药名前号码为该书页次。

148 甘草，《神农本草经》上品。《诗经·唐风》云："采苓采苓，首阳之巅。"按《尔雅》注："灵（苓），大苦，今甘草也。"

293 枸杞，《神农本草经》上品。《诗经·小雅》云："集于苞杞。"《尔雅》注云："杞，一名枸槚。"

195 枲耳实，《神农本草经》中品。《诗经》云："采采卷耳。"陆玑注云："子如妇人耳珰。"

219 水萍，《神农本草经》中品。《诗经》云："于以采苹。"毛诗义疏云："其粗大者谓之蘋，小者曰萍。"

230 马先蒿，《神农本草经》下品。《诗经》云："匪莪伊蔚。"陆玑注云："蔚，牡蒿也。"（但《证类本草》546页有牡蒿，是《名医别录》药，未引《诗经》资料）。

281 荩草，《神农本草经》下品。《诗经·卫风》云："瞻彼其澳，录竹猗猗。"《唐本草》注云："荩草，俗名录蓐草。"

268 萹蓄，《神农本草经》下品。《诗经》云："录竹猗猗。"《尔雅》注："竹，萹蓄也。"

349 桐叶，《神农本草经》下品。《诗经·大雅》云："梧桐生矣，于彼朝阳。"

351 梓白皮，《神农本草经》下品。《诗经·鄘风》云："椅桐梓漆，爰伐琴瑟。"

345 郁李人，《神农本草经》下品。《诗经》云："棠棣之华。"郁李人别名叫棣。

501 芜菁，《名医别录》上品。《诗经》云："采葑采菲。"陆玑注云："葑即芜菁。"

511 韭，《名医别录》中品。《诗经》云："献羔祭韭。"

490 丹黍，《名医别录》中品。《诗经·生民》云："诞降嘉种，维秬维秠。"李巡注云："秬即黑黍，秠是黑黍中一稃有二米者。"

495 稻，《名医别录》下品。《诗经·周颂》云："丰年多黍多稌。"《尔雅》注云："稌即稻。"又《诗经·豳风》云："十月穫稻。"

351 橡实，《唐本草》药。《诗经·唐风》云："集于苞栩。"又《诗经·秦风》云："山有苞栎。"陆玑注云："今柞栎也，徐州人谓栎为杼。"

406 鹈鹕，《嘉祐本草》药。《诗经》云："维鹈在梁，不濡其味。"

（五）苏颂《本草图经》引《诗经》资料。原书佚，下列资料据《重修政和证类本草》引，药名前号码为该书页次。

148 甘草，《神农本草经》上品。《诗经·唐风》云："采苓采苓，首阳之巅。"灵与芩通。《尔雅》云："灵，大苦"，郭璞云："甘草也。"

151 菟丝，《神农本草经》上品。《诗经》云："茑与女萝。"毛传注云："女萝即菟丝。"陆玑云："今合药菟丝也。"

153 茺蔚，《神农本草经》上品。《诗经》云："中谷有蓷。"陆玑云："蓷，益母也。"

159 车前，《神农本草经》上品。《诗经·周南》云："采采芣苢。"《尔雅》注云："芣苢，即车前。"

166 白蒿，《神农本草经》上品。《诗经·小雅》云："匪莪伊蔚。"陆玑云："蔚，即牡蒿。"

195 菓耳实，《神农本草经》中品。《诗经》云："采采卷耳。"陆玑云："其实正如妇人耳珰。"

197 栝楼，《神农本草经》中品。《诗经》云："果赢之实，亦施于宇。"《尔雅》注云："果赢之实，即栝楼。"

205 贝母，《神农本草经》中品。《诗经》云："言采其蝱。"陆玑疏云："蝱，贝母也。"《诗经》云："言采其蝱。"传云："贝母也。"按蝱、蝱属同一诗句，因版本不同而各异。

208 茅根，《神农本草经》上品。《诗经》云："白茅菅兮。"

219 水萍，《神农本草经》中品。《诗经》云："于以采蘋，于涧之滨。"陆玑《诗疏》云："水中浮萍，粗大者谓之蘋。"

219 王瓜，《神农本草经》中品。《诗经》云"采葑采菲。"菲即王瓜。

221 海藻，《神农本草经》中品。《周南诗》云："于以采藻，于沼于沚。"按苏颂释藻为海藻可疑。

268 萹蓄，《神农本草经》下品。《卫诗》云："绿竹猗猗。"竹即萹蓄（见《尔雅》）

267 羊蹄，《神农本草经》下品。《诗经·小雅》云："言采其蓫。"陆玑云："蓫，令人谓之羊蹄。"

281 荩草，《神农本草经》下品。《诗经·卫风》云："瞻彼其澳，菉竹猗猗。"《尔雅》："王刍。"《唐本草》注："荩草，俗名菉蓐草。"

293 枸杞，《神农本草经》上品。《诗经·小雅四牡》云："集于苞杞。"陆玑云："一名苦杞，一名地骨。"《神农本草经》云：枸杞，一名地骨。

298 榆皮，《神农本草经》上品。《诗经·唐风》云："山有枢。"陆玑云："其叶如榆。"《诗经》云："东门之枌。"毛苌诗疏云："枌，白榆也。"

304 桑上寄生，《神农本草经》上品。《诗经》云："茑与女萝，施于松上。"桑寄生别名叫茑。

326 秦椒，《神农本草经》中品。《诗经·唐风》云："椒聊之实，繁衍盈升。"陆玑疏云："椒似茱萸，有针刺，茎叶坚而滑泽……蜀人作茶，吴人作茗。"

306 女贞，《神农本草经》上品。《诗经·小雅》云："南山有杞。"陆玑云："山木，其状如栌，一名枸骨。理白可为函板。"

327 紫葳，《神农本草经》中品。《诗经》云："有苕之华。"紫葳一名陵苕。

343 枥华，《神农本草经》下品。《郑诗》云："无伐我树杞。"陆玑云："杞，枥属也。"

351 梓白皮，《神农本草经》下品。《诗经·鄘风》云："椅桐梓漆。"陆玑云："梓者，楸之疏理白色而生子者为梓。"《诗经·小雅》云："北山有楰。"陆玑云："山楸之异者。"

460 藕实茎，《神农本草经》上品。《诗经》云："荷葪菡萏。"毛诗："有蒲与荷。"陆玑《诗疏》云："其茎为荷，其花未发为菡萏。"

417 蠡鱼，《神农本草经》上品。《诗经·小雅》云："鱼丽鲂鳢。"《本草图经》："蠡，鳢鱼。"

427 蚱蝉，《神农本草经》中品。《诗经》云："鸣蜩嘒嘒。"蜩即蝉类。

432 石龙子，《神农本草经》中品。《诗经》云："胡为虺蜴一名蝾螈。"

446 蠮螉，《神农本草经》下品。《诗经》云："螟蛉有子，果蠃负之。"注云："螟蛉，桑虫也；果蠃一名蒲卢。"是细腰蜂，即蠮螉。

455 鼠妇，《神农本草经》下品。《诗经·东山》云："蚁蛻在室。"鼠妇，一名蚁蛻。

187 千岁蘽，《名医别录》上品。《诗经》云："葛藟藟之。"

464 栗，《名医别录》上品。《诗经》云："树之榛栗。"

300 楮实，《名医别录》上品。《诗经·小雅》云："爰有树檀，其下帷穀。"陆玑疏云："幽州谓之穀桑，或曰楮桑。"

511 韭，《名医别录》中品。《诗经》云："献羔祭韭。"

234 荭草，《名医别录》中品。《郑诗》云："隰有遊龙。"陆玑云："一名马蓼，即荭。"

490 丹黍，《名医别录》中品。《诗经·生民》云："诞降嘉种，维秬维秠，维穈维芑。"

495 稻，《名医别录》下品。《周颂》云："多黍多稌。"《豳诗》云："十月穫稻。"

273 鼠尾草，《名医别录》下品。《诗经》云："有苕之华。"陆玑及孔颖达疏云："苕一名陵时。陵时，乃鼠尾草别名。"（此文原出《证类本草》327页紫葳条下图经所引）。

355 豹，《名医别录》中品。《诗经》云："赤豹黄羆。"

417 鲦鱼，《名医别录》上品。《诗经·小雅》云："鱼丽鳣鲔。"传云："鳣，鲇也。"陶弘景注云："鲦，即鲇鱼。"

237 凫葵，《唐本草》药。《诗经·周南》云："参差荇菜。"荇即莕，凫葵一名莕菜。

344 樗木，《唐本草》药。《诗经·唐风》云："山有栲。"《尔雅》注云："栲，山樗。"

351 橡实，《唐本草》药。《诗经·秦风》云："山有苞栎。"又唐风云："集于苞栩。"陆玑云："栩，栎，橡皆同物异名。"

355 接骨木，《唐本草》药。《诗经·小雅》云："南山有枸。"陆玑注云："枸，枝枸也。木似白杨。"按枝枸即枳椇。

（六）唐慎微《经史证类备急本草》引用《诗经》资料。下列资料据《重修政和证类本草》所引。药名前号码为该书页次。

315 桑根白皮，《神农本草经》中品。《毛诗》云："食我桑椹。"又云："无食桑葚。"注："葚，桑实也。"

471 桃人，《神农本草经》下品。《毛诗》云："园有桃，其实之殽。"

467 木瓜，《名医别录》中品。《毛诗》云："投我以木瓜，报之以

341

附一 《诗经》药物研究资料

琼琚。"

509 蕨叶,《本草拾遗》药。《毛诗》云:"陟彼南山,言采其蕨。"
又曰"言采其薇。"薇,蕨皆可食。

(七)李时珍《本草纲目》引《诗经》资料。药名前号码为该书页次。

783 白茅,《神农本草经》中品。《诗经》云:"白华菅兮,白茅束
兮。"时珍曰:"夏华为茅,秋花为菅。"

854 白蒿,《神农本草经》上品。《诗经》云:"呦呦鹿鸣,食野之
苹。"苹即陆生蟠蒿,俗呼艾蒿。陆玑《诗疏》云:"凡艾白色为蟠。"
《尔雅》蟠蒿即白蒿。又《诗经》云:"于以采蘩,于沼于沚。"蘩即水
生白蒿,蘩即易繁衍也。

1018 栝楼,《神农本草经》中品。《诗经》云:"果臝之实,亦施
于宇。"栝楼原名果臝,因转音为栝楼,后人又转音瓜蒌。许慎《说
文》云:"木上曰果,地下曰蓏。"

1066 香蒲,《神农本草经》上品。《诗经》云:"其蔌伊何,帷笋
及蒲。"

1200 水靳,《神农本草经》下品。《诗经》云:"言采其芹。"

1213 苦菜,《神农本草经》上品。《诗经》云:"谁谓荼苦。"《尔
雅》:"荼,苦菜。"陶弘景谓荼为茗。

1232 苦瓠,《神农本草经》下品。《诗经》云:"瓠有苦叶。"陆玑
云:"匏叶,少时可为羹。"

1254 梅,《神农本草经》中品。陆玑《诗疏》云:"梅杏类也。"

1134 大豆,《神农本草经》中品。李时珍在赤小豆释名下引《诗
经》云:"黍、稷、稻、粱、禾、麻、叔、麦。"董仲舒注云:"菽是大豆。"

1812 发皮,《神农本草经》上品。《诗经》云:"被之僮僮。"又
云:"鬒发如云,不屑髢也。"

1526 樗鸡,《神农本草经》中品。郭璞以红娘为莎鸡。《诗经》
云:"六月莎鸡振羽。"时珍云:莎鸡,居莎草间,蟋蟀之类,似蝗而

斑，有翅数重，下翅正赤，六月飞而振羽有声（详见陆玑《毛诗疏义》）。

1549 萤火，《神农本草经》下品。《诗经·豳风》云："熠燿宵行。"萤火别名叫熠燿。

1051 千岁蘽，《名医别录》上品。《诗经》云："葛藟藟之。"

882 芦，《名医别录》下品。《诗经》云："蒹葭苍苍"，"葭菼揭揭。"又云："毳衣如菼。"菼即荻，似苇而小，毛苌《诗疏》云："苇之初生曰葭，未秀曰芦，长成曰苇。"

1071 蓴，《名医别录》下品。《诗经》云："薄采其茆。"蓴的别名叫茆。

1271 木瓜，《名医别录》中品。《诗经》云："投我以木瓜。"

1262 栗，《名医别录》上品。《诗经》云："树之榛栗。"

1109 小麦，《名医别录》中品。《诗经》云："贻我来牟。"《说文》注云："来即小麦，牟即大麦。"

1121 稷，《名医别录》上品。《诗经》云："稷稷良耜。"又云："黍、稷、稻、粱。"

1157 蟾蜍，《名医别录》下品。《诗经》云："得此戚鼀音施。"《韩诗》注云："戚施，蟾蜍也。"

1655 鹳，《名医别录》下品。陆玑《诗疏》谓之皂君。

1046 萝藦，《唐本草》药。《诗经》云："芄兰之支，童子佩觿；芄兰之叶，童子佩韘。"陆玑《诗疏》云："萝藦，一名芄兰。幽州谓之雀瓢。"陶云："去家千里，勿食萝藦、枸杞。"

1071 苻菜，《唐本草》药。《诗经》云："参差荇菜。"陆玑《诗疏》云："荇，一名接余，茎白而叶紫赤色，正圆，径寸余，浮在水上，根在水底。"

1327 茗，《唐本草》药。《诗经》云："谁谓荼苦，其甘如荠。"茗，一名苦楑。

1648 紫贝，《唐本草》药。陆玑《诗疏》云："紫贝质白如玉，紫

343

附一 《诗经》药物研究资料

点为文，皆行列相当。"

1662 凫《食疗本草》药。《诗经》云："野有凫。"陆玑《诗疏》名野鸭。

1604 鲂鱼，《食疗本草》药。《诗经》云："岂其食鱼，必河之鲂。"又云："其鱼鲂鳏。"

855 蘪蒿，《本草拾遗》药。《诗经》云："匪莪伊蔚。"《诗经·小雅》云："青青者莪。"陆玑《诗疏》云："即莪蒿也。"

1072 水藻，《本草拾遗》药。《周南诗》云："于以采藻，于沼于沚，于彼行潦。"

1219 蕨，《本草拾遗》药。《诗经》云："陟彼南山，言采其蕨。"

1219 薇，《本草拾遗》药。《诗经》云："采薇采薇，薇亦柔止。"

1686 巧妇鸟，《本草拾遗》药。《诗经》名桃虫，《诗疏》名鹪鹩，即巧妇鸟。

1705 鸮，《本草拾遗》药。《诗经》名流离。陆玑《诗疏》云"鸮大如鸠。"

1553 阜螽，《本草拾遗》药。《诗经》云："喓喓草虫，趯趯阜螽。"时珍曰："蝗螽在草上曰草虫，在土中曰土螽。"

1569 溪鬼虫，《本草拾遗》药。《诗经》云："如鬼如蜮，则不可得。"溪鬼虫别名叫蜮。又《诗疏》名射影，《诗经》注名含沙。

1611 鲟鱼，《本草拾遗》药。《毛诗疏义》云："辽东登莱人名尉鱼。"

1231 壶芦，《日华子本草》药。《诗经》云："八月断壶。"陆玑《诗疏》云："壶，瓠也。"又云："匏，瓠也。"《诗经》云："幡幡瓠叶，采之烹之。"

1460 木槿，《日华子本草》药。《诗经》云："颜如舜华。"

1227 竹筒，《蜀本草》药。《诗经》云："其蔌伊何，惟笋及蒲。"

1293 榛子，《开宝本草》药。《诗经》云："树之榛栗。"

1690 五灵脂，即寒号虫屎，《开宝本草》药。寒号虫，《诗经》作盍旦。

910 萱草，《嘉祐本草》药。时珍引《诗经》云："焉得谖草"（谖即萱，忘也）。

1215 白苣，《嘉祐本草》药。陆玑《诗疏》云："青州谓之芑，可生食。"

1270 鹿梨，《本草图经》药。《诗经》云："隰有树檖。"陆玑《诗疏》云："檖即鹿梨。"

1273 楔查，《本草图经》药，《诗经》云："木李。"

1545 蝉花，《证类本草》药。《豳诗》云："五月鸣蜩。"又云："如蜩如螗。"

1663 鹭，《食物本草》药。陆玑《诗疏》云："青齐之间谓之舂锄，辽东吴扬皆云白鹭。"

1656 鸂鶒，《食物本草》药。《诗经》云："有鹜在梁。"

1695 桑扈，《食物本草》药。《诗经》云："交交桑扈，有莺其羽。"

1697 鸎，《食物本草》药。《诗经》云："有莺其羽。"又《诗经》名黄鸟。

1221 藜，《本草纲目》药。《诗经》云："南山有台，北山有莱。"陆玑疏云："莱即藜也。"

1335 蕨薇，《本草纲目》药。《诗经》云："六月食薇。"

1395 梧桐，《本草纲目》药。《诗经》云："梧桐生矣，于彼朝阳。"

1703 鹗，一名雎鸠，《本草纲目》药。《诗经》云："关关雎鸠。"

1660 鸨（音保），《本草纲目》药。《诗经》云："鸨行。"

1680 吐绶鸡《本草纲目》药。《诗经》云："邛有旨鷊（音厄）。"

1553 促织《本草纲目》药。《诗经·豳风》云："七月在野，八月在宇，九月在户，十月蟋蟀，入我床下。"李时珍曰："促织，蟋蟀也。"

1600 鳡鱼，一名鳏鱼。《本草纲目》药。《诗经》云："其鱼鲂鳏。"

（八）孙星衍等《神农本草经》引《诗经》资料，药名前号码为该书页次。

14 兔丝，《名医别录》一名唐蒙。《毛诗》云："爰采唐矣。"《毛传》云："唐蒙菜名。"又云："茑与女萝。"传云："女萝，兔丝也。"

19 泽泻，一名水泻。《毛诗》云："言采其蓫。"《传》云："蓫，水泻也。"陆玑云："今泽泻也。"

21 白蒿，《诗经》云："于以采蘩。"《传》云："蘩，皤蒿也。"又《诗经》云："采蘩祁祁。"传云："蘩，白蒿也。"

25 蓝实，《毛诗》云："终朝采蓝。"笺云："蓝，染草。"

32 兰草，《毛诗》云："方秉蕳兮。"陆玑云："蕳即兰，香草也。"

44 发皮，《毛诗》云："不屑髢也。"笺云："髢，发也。"

51 鲤鱼胆，《毛诗》云："鱣鲔发发。"《传》云："鱣，鲤也。"

52 蓬虆，《毛诗》云："葛藟虆之。"

70 茅根，《诗经》云："白华菅兮，白茅束兮。"

91 梅实，《毛诗疏》云："梅暴为腊。"

106 白敛，《毛诗》云："敛蔓于野。"

111 女青，《毛诗》云："芄兰之支。"陆玑云："幽州人谓之雀瓢。女青一名雀瓢。"

116 郁李人，《毛诗》云："六月食郁。"

119 鼠李，《名医别录》一名鼠梓。《毛诗》云："北山有楰。"《毛传》云："楰，鼠梓。"

121 蝦蟆，《诗经》云："得此戚施。"

125 蝼蛄，《诗经》云："硕鼠。"陆玑《诗疏》云："本草又谓蝼蛄为石鼠。"今本草无此文。

126 萤火，《毛诗》云："熠燿宵行。"《传》云："熠燿燐也。"燐即萤火。

128 苦瓠，《毛诗》云："瓠有苦叶。"《传》云："匏谓之瓠。"《毛诗》云："八月断壶。"《传》云："壶，瓠也。"《古今注》云："瓠，壶芦也。"总计上述历代本草引用《诗经》资料共达一百六十余次，其中以苏颂《本草图经》和李时珍《本草纲目》引用最多。

从《本草纲目》所引的情况来看，在历代所发现的药物中，凡与《诗经》所载实物名称相同者，或相近者，均被引用的，最早的是《神农本草经》的药物，最晚的是《本草纲目》收载的药物，如："藜"是《本草纲目》收载的药物，李时珍引《毛诗》云："北山有莱。"陆玑疏云："莱即藜也。"

按《诗经》是公元前 6 世纪的作品，现存的历代本草都是公元后著的，陶弘景《本草经集注》是公元 6 世纪初著的，李时珍《本草纲目》是公元后 16 世纪著的。同一个实物在不同的时代被命的名称大都是不相同，因此同物异名或同名异物，在同一时代不同地区就会出现这种现象，何况在不同时代，那就更是普遍存在的了。所以历代本草药名的演变是非常复杂的，各家的考证也有出入。特别是《诗经》实物名称，年代那么久，怎么能和后世本草药名完全暗合呢？所以各家考证药物名称引用《诗经》资料，也是根据各家理解《诗经》的话来定的，因此《诗经》上同一句话，各家理解不同，应用到什么药物上去，也不同。我们可以举一些例子来看：

1.《诗经》云："于以采藻。"

苏颂《本草图经》把这句"诗"引用在"海藻"条下（见《证类本草》221 页）。李时珍把这句"诗"引用在"水藻"条下（见《本草纲目》1072 页）。

2.《诗经》云："常棣之华。"

掌禹锡《嘉祐本草》把这句诗引用在"郁李人"条下（见《证类本草》345 页）。陈藏器《本草拾遗》把这句诗引用在"扶栘木"条下（见《证类本草》357 页）。

3.《诗经》云："隰有游龙。"

陶弘景《本草经集注》把这句诗引用在"红草"条下（见尚志钧辑《本草经集注》71 页下）。

李时珍《本草纲目》把这句诗引用在"马蓼"条下（见《本草纲目》931页）。

孙星衍等辑《神农本草经》把这句诗引用在"蓼实"条下（见《神农本草经》93页）。

4.《诗经》云："芄兰之支。"

李时珍《本草纲目》把这句诗引用在"萝藦"条下（见《本草纲目》1046页）。

孙星衍等辑《神农本草经》把这句诗引用在"女青"条下（见《神农本草经》111页）。

5.《诗经》云："葛藟藟之。"

苏颂《本草图经》及陈藏器《本草拾遗》把这句诗引用在"千岁蘽"条下（见《证类本草》187页）。

孙星衍等辑《神农本草经》，把这句诗引用在"蓬蘽"条下（见《神农本草经》52页）。

6.《诗经》云："六月食郁。"

掌禹锡《嘉祐本草》及苏颂《本草图经》把这句诗引用在"韭"条下（见《证类本草》511页）。

李时珍《本草纲目》把这句诗引用在"蘡薁"条下（见《本草纲目》1335页）。

7.《诗经》云："得此鼀黾。"

李时珍《本草纲目》把这句诗引用在"蟾蜍"条下（见《本草纲目》1557页）。

孙星衍《神农本草经》把这句诗引用在"虾蟆"条下（见《神农本草经》121页）。

以上的例子是讲同一句诗，各家理解不同，引用在药物名称上亦不同，下面再举一些例子，即不同的诗句引用在同一个药名上。

1. 郁李人

掌禹锡《嘉祐本草》在郁李人条下，引的诗句是"常棣之华"（见

《证类本草》345 页）。

孙星衍等辑《神农本草经》在郁李人条下，引的诗句是"六月食郁"（见《神农本草经》116 页）。

2．菟丝子

苏颂《本草图经》在菟丝子条下，引的诗句是"茑与女萝"（见《证类本草》151 页）。

孙星衍《神农本草经》在菟丝子条下，引的诗句是："爰采唐矣"（见《神农本草经》14 页）。

3．白蒿

苏颂《本草图经》在白蒿条下，引的诗句是"匪莪伊蔚"（见《证类本草》166 页）。

李时珍《本草纲目》在白蒿条下，引的诗句是"于以采蘩"，及"食野之苹"，谓"蘩"与"苹"皆蒿类（见《本草纲目》854 页）。

4．贝母

苏颂《本草图经》在贝母条下，引的诗句是"言采其蝱"（见《证类本草》205 页）。

《急就篇·卷四》在"贝母"条下引《诗经》云："陟彼阿邱，言采其蝱。"注，贝母也。（1880 年天壤阁丝书本《急就篇·卷四》页 140）

5．蒺藜

陶弘景《本草经集注》在蒺藜条下，引的诗句是"墙有茨"（见尚志钧辑本 52 页下）。

陈邦贤《中国医学史》在蒺藜条下，引的诗句是"其甘如荠"（见该书 57 年商条版 37 页）。按：《证类本草》第 508 页"荠"条亦引《诗经》云："其甘如荠。"

此外还有些本草药名下所引"诗句"，似乎文不对题。

例如孙星衍辑《神农本草经》第 91 页"䗪虫"条，引的诗句为"喓喓草虫。"按陆玑注云："草虫大小长短如蝗虫……青色，好在茅草中。"而䗪虫，《唐本草》注云："此物好生鼠壤土中及屋壁下，状似鼠妇，而大者寸余，形小似鳖。"

又如《证类本草》166 页白蒿及 230 页马先蒿，皆同引《诗经》云："匪莪伊蔚。"陆玑注云："蔚，牡蒿也。"而《证类本草》546 牡蒿条又不见引。

由此可见，古人对药名考证所引诗句也并非绝对正确，只不过大体上以类相同而已。

总之，从历代本草所引的诗句来看，《诗经》只能提供实物名称有最早记录可寻，但看不出这些实物名称在《诗经》时代有什么医药用途。注本草的人，往往把后世发现有药用的名物，该名物只要与《诗经》名物相同或相近，注本草者即将该药视为《诗经》时代的药物，这种论点是可疑的。

二、《诗经》"苓"释

提要：本文论述《诗经·唐风·采苓》"苓"释的争论。在《毛传》《尔雅》《说文》俱释"苓"为"大苦"。三国时孙炎《尔雅》注谓"大苦"即《本草》中的甘草。但所言形态不同于豆科甘草。由此可知甘草之名在三国时，有同名异物存在。一方面为豆科甘草的正名，另一方面为大苦的别名。正由于这个缘故，诸家对"苓""大苦""甘草"之间解释产生争论。或释为甘草，或释为黄药，或释为地黄，或释为木甘草。笔者倾向于释为木甘草。本文对单味药发展史及中药名物核实，有一定的参考价值。

《诗经·唐风·采苓》："采苓采苓，首阳之颠。""苓"是什么植物？古代文献说"苓"是"大苦"。《毛传》云："苓，大苦。"《说文》27 页："苦，大苦，苓也。"

《说文》36 页："蘦，大苦。"

《尔雅·释草》："蘦，大苦。"

古书所云"苓"是"大苦"。而"大苦"又是什么呢？三国魏·孙炎注《尔雅》"蘦，大苦。"云："《本草》云蘦，今甘草是也。"

按孙炎所见《本草》有"蘦"，而现今所有本草皆无"蘦"的名称。说明孙炎所见到的《本草》今已不传。

孙炎注《尔雅》"蘦，大苦"，说大苦即甘草。并将大苦的形态做如下的描述：

"大苦，蔓延生，叶似荷，青黄，其茎赤有节，节有枝相当。或云蘦似地黄。"晋代郭璞注《尔雅》同。

从孙炎《尔雅》注，对"大苦"形态的描述，全不像今日豆科的甘草。但是孙炎说大苦即甘草。则甘草在三国时有同名异物的存在。即甘草既是豆科植物甘草的正名，同时又是"大苦"的别名。

但是后世有些本草家，仍引用孙炎注《尔雅》"蘦，大苦"的资料作为甘草解释的依据，这样产生《诗经·唐风·采苓》的"苓"注释之争。

宋代掌禹锡作《嘉祐本草》时，引用《尔雅》注云："谨按《尔雅》云：'蘦，大苦。'注：'今甘草也，蔓延生，叶似荷，青黄，茎赤有节，节有枝相当。'疏引《诗唐风》云'采苓采苓，首相之巅'是也。"（见《证类本草·卷六》页148）按掌禹锡所注，《诗经·唐风》的"苓"即是甘草。

苏颂作《本草图经》时，亦引用《尔雅》注释《诗经·唐风》"苓"为甘草。但是苏颂对孙炎所描述大苦的形态，已发生怀疑。

苏颂《本草图经》云："谨按《尔雅》云：'蘦，大苦。'释曰：'蘦，一名大苦。郭璞云：甘草也。蔓延生，叶似荷青黄，茎赤有节，节有枝相当。或云蘦似地黄。《诗经·唐风》云：'采苓采苓，首阳之巅'是也。蘦与苓通用，首阳之山在河东蒲坂县（今山西省永济市南），乃今甘草所生处相近。"

苏颂认为《诗经·唐风》的"苓"，与"蘦"通用，即是甘草。又

附一　《诗经》药物研究资料

云首阳山在河东蒲坂县，与甘草所生处相近。但苏颂怀疑《尔雅》注所言甘草形态又不像豆科的甘草。所以苏颂疑问地说："先儒所说苗叶与今全别，岂种类有不同者？"

苏颂反怀疑《尔雅》注所讲的植物形态不像甘草，但未指明是什么植物？而沈括认为《尔雅》注所讲植物形态是黄药子。沈括在《梦溪笔谈·药议》云："本草注（指掌禹锡注）引《尔雅》云：'蕴，大苦。'注：'甘草也。蔓延生，叶似荷，茎青赤。'此乃黄药也。其味极苦，谓之大苦，非甘草。甘草枝叶悉如槐，高五六尺，但叶端微尖而糙涩，似有白毛。实作角生，如相思角，作一本生。熟则角坼，子如小扁豆，极坚，齿啮不破。"

沈括把《尔雅》注所讲的甘草形态，与真正豆科植物甘草的形态作一对比，确认《尔雅》注所讲的大苦，不是真正甘草，而是黄药。黄药味极苦，故有大苦之名。

清代王念孙否认沈括的看法。他认为《尔雅》注的大苦是地黄。孙氏在《广雅疏证》卷十上美丹甘草条下注云："正义引孙炎《尔雅》注云：《本草》云蕴，今甘草是也。蔓延生，叶似荷，青黄，其茎赤有节，节有枝相当，或云蕴似地黄。'郭璞注同。案大苦者，大芐也。《尔雅》云：芐，地黄。芐，苦，古字通。苦乃芐之假借字，非以其味之苦也。沈括《梦溪笔谈》云：郭璞注乃为黄药。据《本草图经》黄药叶似荞麦。而大苦叶乃似荷，似地黄，形状亦不同，不审括何以知为黄药？"

王念孙又认为孙炎《尔雅》注所讲的大苦，或是木甘草。王氏注云："木甘草生木间，三月生，大叶如蛇状，四四相值。然则木甘草亦是枝叶相当。孙炎谓甘草枝相当，得其实矣。"

按木甘草见《证类本草·卷三十》有名未用草木类，主疗痈肿盛热，煮洗之。生木间，三月生，大叶如蛇状，四四相值，但折枝种之便生。五月花白，实核赤，三月三日采。木甘草自陶弘景作《本草经集注》已列入有名无用类。所以木甘草是什么植物，要待考。另外有人认为"苓"通"苦","苦"与"荼"意同。则"苓"与"荼"通。又"荼"通"蒤。"《尔雅·释草》:"蒤,虎杖。"郭璞注云:"似红草而粗大,有细刺,可以染赤。"《药性论》云:"虎杖,叶甘平无毒。"《蜀本草》云:"生下湿地,作树高太余,其茎赤根黄。"《本草图经》云:"虎杖一名苦杖,茎如竹笋状,上有赤斑点。"《本草衍义》云:"虎杖根微苦。"由于虎杖根微苦,有人认为苓,大苦,即虎杖。

综上所述,诗经中的"苓,大苦"有五种解释:①释为甘草;②释为黄药;③释为地黄;④释为木甘草;⑤释为虎杖。究竟那种解释可信呢!

(1)释为甘草:按孙炎《尔雅》注所言大苦形态,与今日豆科甘草全不相同。甘草枝叶悉如槐叶。而孙炎云大苦叶似荷。所以释为甘草难以成立。

(2)释为黄药:按《本草图经》所载黄药图,其叶似荞麦,而大苦叶似荷。沈括以黄药味苦为据,亦难成立。

(3)释为地黄:王念孙单纯以"苦"为"苓"的假借字用作释"大苦为地黄"的依据,亦难以取信。

(4)释为虎杖:《蜀本草》谓虎杖生下湿地。而《诗经·唐风》"采苓采苓,首阳之巅。"是说苓生长在山顶。此与虎杖生下湿地不符。所以释为虎杖亦不好理解。

(5)释为木甘草。王念孙认为大苦即木甘草,笔者同意此说。但有些人认为古之药性四气五味,由口尝而知,言味苦为甘草,此实南辕北辙。不过这种说法未必全对。

以"苦"字作为药物名亦不一定限于有苦味的药物。不具苦味的药,亦有用"苦"字来命名的。例如豆豉,是无苦味的,但古书亦以"大苦"名之。例如《楚辞·招魂》云:"大苦醎酸,辛甘行些。"王逸注云:"大苦,豉也。"根据上述文献资料,笔者同意王念孙释《诗经·唐风·采苓》的"苓"为"木甘草。"

三、《诗经》"遊茏""葛藟""戚施"释

遊 茏

《诗经·郑风·山有扶苏》:"隰有遊茏。"

遊茏有三种解释:

1. 释为荭草:《毛传》曰:"茏,荭草也。"《说文》云:"茏,天蘥。"《尔雅·释草》:"茏,天蘥。荭,茏古。"郝懿行《尔雅·义疏》:"疑是一物,即水茏。"《毛传》曰:"茏,荭草也。"

《名医别录》云:"荭草,味咸,微寒,无毒。主消渴,去热,明目益气。一名鸿蘱。如马蓼而大,生水傍,五月采实。"陶隐居注云:"此类甚多,今生下隰地,极似马蓼,甚长大。诗称'隰有遊茏'。注云荭草。郭景纯云,即茏古也。"

《开宝本草》注云:"荭草,按别本注云,此即水荭也。"

苏颂《本草图经》云:"荭草,即水红也。生水傍,今在下湿地皆有之,似蓼而大,赤白色,高丈余。郑云:'隰有遊茏'是也。"

2. 释为马蓼。诗郑笺云:"茏,荭花也。似蓼而高大多毛,故谓之马蓼。"

陆玑《诗疏》云:"遊茏,一名马蓼,叶粗而大,赤白色,生水泽中,高丈余。"

《神农本草经》云:"马蓼,去肠中蛭虫,轻身。"陶弘景注云:"马蓼生下湿地,茎斑,叶大有墨点。"

《本草纲目》云:"马蓼,一名大蓼。高四五尺,有大小两种。但每叶中间有墨迹,如墨点记,故方士呼为墨记草。"

3. 释为蓼实:孙星衍等《神农本草经·卷二》蓼实条,引《毛诗》云:"隰有游茏。"言外之意,遊茏即蓼实。

354

《诗经》药物考辨

上述三种解释，以第一种解释最可信，诗郑风"遊茏"应释为
茏草。

葛藟

《诗经·周南·樛木篇》："葛藟累之。"

葛藟有四种解释：

1. 释为葛藤

刘向《九歎》云："葛藟累于桂树分"。王逸注："藟，葛荒也。"
《说文》云："荒，草掩地也。"葛藟即葛藤。

2. 释为野葡萄

马瑞辰《毛诗传笺通释》，谓葛藟是野葡萄，蔓生植物，枝形似
葛，故称葛藟。

3. 释为蓬蔂

孙星衍等《神农本草经·卷一》蓬蔂条下注云："《毛诗》云：葛
藟藟之。"按孙星衍所注，葛藟即蓬蔂。

4. 释为千岁蔂

《证类本草·卷十七》引陈藏器《本草拾遗》云："千岁蔂，似葛
蔓，叶下白，子赤，条中有白汁。《毛诗》云：葛藟。注云：似葛之草
也。此藤大者盘薄，故云千岁蔂。"

苏颂《本草图经》云："千岁蔂生太山川谷，作藤生，蔓延木上，
叶如葡萄而小，四月摘其茎，汁白而甘。五月开花，七月结实，八月
采子，青黑微赤，冬惟凋叶。此即《诗经》云'葛藟'者也。"

上述四种解释，以第四所释为最可信。《毛诗草木疏》云："藟，
一名苣荒，似蘡薁（野葡萄），连蔓而生，幽州人谓之蓷藟，藟叶似艾
白色，其子赤可食。"与千岁蔂极相似。所以陈藏器、苏颂均以《诗
经》"葛藟"释为千岁蔂。

戚　施

《诗经·北风·新台》："得此戚施。"

戚施又名醜鼀。《说文》："鼀"字条引诗曰作"得此醜鼀。"段玉裁注云："邶风新台文，今作得此戚施。"醜鼀有两种解释：

1. 醜鼀释为蟾蜍。《本草纲目·卷四十二》释醜鼀为蟾蜍。李时珍曰："蟾蜍，《说文》作'詹诸'《诗经》云：'得此醜鼀。'韩诗注云：'戚施，蟾蜍也'。"

2. 醜鼀释为蝦蟆。孙星衍辑《神农本草经》卷三释醜鼀为蝦蟆。孙氏云："按《说文》云蝦，蝦蟆也。蟆，蝦蟆也。诗曰：得此醜鼀。言其行鼀鼀。"

按蟾蜍，古名蝦蟆。《名医别录》云："蝦蟆，一名蟾蜍，一名醜，一名去甫，一名苦蠪。"《名医别录》所言蝦蟆，实乃蟾蜍的古名。至唐代陈藏器《本草拾遗》已分蟾蜍，蝦蟆为二物。陈氏云："蝦蟆背有黑点，身小，能跳接百虫，解作呷呷声，在陂泽间，举动极急。蟾蜍身大，背黑，多痱磊，不能跳，不解作声，行动迟缓，在人家湿处。烧末服，主狂犬咬伤。"

四、《诗经》"大苦"考释

大苦的名称，最早见于《诗经》的注释。

《诗经·唐风·采苓》："采苓采苓，首阳之巅。"

《毛传》云："苓，大苦。"《说文》："苦，大苦，苓也。"《说文》："蘦，大苦。"《尔雅·释草》："蘦，大苦。"

古书所云"大苦"是什么植物呢？

三国魏：孙炎注《尔雅》"蘦，大苦"云："《本草》云蘦，今甘草是也。蔓延生，叶似荷，青黄，其茎赤有节，节有枝相当。或云蘦似地黄。"晋郭璞《尔雅》注同。

按孙炎所注，大苦即是甘草。

但孙炎注《尔雅》对"大苦"形态的描述，全不像今日豆科甘草。但是孙炎说大苦即甘草。则甘草在三国时有同名异物的存在。即甘草既是豆科植物甘草的正名，同时又是"大苦"的别名。

但是后世有些本草家，仍引用孙炎注《尔雅》"蘦，大苦"的资料作为甘草解释的依据。

宋代掌禹锡作《嘉祐本草》时，引用《尔雅》注云："谨按《尔雅》云：'蘦，大苦。'注：'今甘草也，蔓延生，叶似荷，青黄，茎赤有节，节有枝相当。'疏引《诗经·唐风》云'采苓采苓，首阳之巅'是也。"（见《证类本草·卷六》148页）

按掌禹锡所注，掌氏将"大苦"和《诗经·唐风》的"苓"，均释为甘草。

苏颂《本草图经》云："谨按《尔雅》云：'蘦，大苦。'释曰：'蘦，一名大苦。郭璞云：甘草也。蔓延生，叶似荷，青黄，茎赤有节，节有枝相当。或云蘦似地黄'。《诗经·唐风》云：'采苓采苓，首阳之巅'是也。蘦与苓通用，首阳之山在河东蒲坂县（今山西省永济市南）。乃今甘草所生处相近。"

苏颂认为《诗经·唐风》的"苓"，与"蘦"通用，苓、蘦、大苦，均是甘草别名。又云首阳山在河东蒲坂县，与甘草所生处相近。但苏颂怀疑《尔雅》注所言甘草形态。所以苏颂疑问地说："先儒所说苗叶与今区别，岂种类有不同者？"

苏颂仅怀疑《尔雅》注所讲的植物形态不像甘草，但未指明是什么植物？而沈括认为《尔雅》注所讲植物形态是黄药子。沈括在《梦溪笔谈·药议》云："本草注（指掌禹锡注）引《尔雅》云：'蘦，大苦。'《注》：'甘草也。蔓延生，叶似荷，茎青赤，此乃黄药也。其味极苦，谓之大苦，非甘草。甘草枝叶悉如槐，高五六尺，但叶端微尖

357

而糙涩，似有白毛。实作角生，如相思角，作一荚生。熟则角坼，子如小扁豆，极坚，齿啮不破。"

沈括把《尔雅》注所讲的甘草形态，与真正豆科植物甘草形态作一对比，确认《尔雅》注所讲的大苦，不是真正甘草，而是黄药。黄药味极革，故有大苦之名。

李时珍、段玉裁、桂馥诸家皆同意沈括之说。

李时珍《本草纲目·卷十二》甘草条集解云："按沈括《梦溪笔谈》云：本草注，引《尔雅》'蘦，大苦'之注为甘草者，非矣。熟璞之注乃黄药也，其味极苦，故谓之大苦，非甘草也。……以理度之，郭说形状殊不相类，沈说近之。"

段玉裁在《说文解字注》苦字条注释，同意沈括的说法。指出"苓""蘦"均非甘草。段氏说，《说文》"苷"字即是甘草。倘"苓""蘦"是甘草，则"苷""苓""蘦"等字为何不并列，各字为何相隔甚远。段氏又说，按周时音韵，"蘦""苓"声韵部位不同，凡"蘦"声在十一部，"苓"声在十二部。今《说文》"蘦"在"苓"之后，划分两处，前后不相顾，是后文"蘦"字为人所改。

段氏又云："蘦、苓、大苦也，固不误。然则大苦何物？曰：沈括《梦溪笔谈》云：《尔雅》'蘦，大苦'，注云：蔓延生，叶似荷青，茎赤。此乃黄药也；其味极苦，谓之大苦，郭云甘草非也，甘草枝叶全不同。"

桂馥《说文义证》"蘦"字条注云："释草文，郭云：'今甘草'。馥按：《诗经·隰有苓》。毛传，训为大苦。苓即蘦也。沈存中《梦溪笔谈》，本草注引《尔雅》：'蘦，大苦'。注甘草也。蔓生，叶似荷，茎青赤，此黄药也。其味极苦，故谓之大苦，非甘草也。然则以蘦为甘草，始于孙炎，而郭沿其误也。本书甘草目作苷字。沈存中说，可以定群疑矣。"

按桂馥所注，桂馥同意沈括的说法。谓"蘦，大苦"，是黄药，不是甘草。

以上三家都同意沈括之说。但是清代王念孙，不同意沈括之说。

王念孙在《广雅疏证》卷十上美丹甘草条下注云："正义引孙炎《尔雅》注云：'《本草》云蕄，今甘草是也。蔓延生，叶似荷，青黄，其茎赤有节，节有枝相当，或云蕄似地黄。'郭璞注同。案大苦者，大节也。《尔雅》云：苷，地黄，苷、苦，古字通。苦乃苷之假借字，非以其味之苦也。沈括《梦溪笔谈》云：郭璞注乃为黄药。据《本草图经》黄药叶似荞麦。而大苦叶乃似荷，似地黄，形状亦不同，不审括何以知为黄药？"

王念孙又认为孙炎《尔雅》注所讲的大苦，或是木甘草。王氏注云："木甘草生木间，三月生，大叶如蛇床，四四相值。然则木甘草亦是枝叶相当。孙炎谓甘草枝相当，得其实矣。"

按木甘草见《证类本草·卷三十》有名未用草木类，主疗痈肿盛热，煮洗之。生木间，三月生，大叶如蛇床，四四相值，但折枝种之便生。五月花白，实核赤，三月三日采。木甘草自陶弘景作《本草经集注》已列入有名无用类。所以木甘草是什么植物，不详。

有人释大苦为虎杖。因"苦"与"荼"意同，"荼"通"蒤"。《尔雅·释草》："蒤，虎杖。"郭璞注云："似红草而粗大，有细刺，可以染赤。"《蜀本草》云："生下湿地，作树高丈余，其茎赤根黄。"《本草图经》云："虎杖一名苦杖，茎如竹笋状，上有赤斑点。"《本草衍义》云："虎杖根微苦。"由于虎杖根微苦，有人认为大苦，即虎杖。

又有书释大苦为豆豉。例如《楚辞·招魂》云："大苦碱酸，辛甘行些。"王逸注云："大苦，豉也。"

综上所述，"大苦"有6种解释：

①释为甘草；②释为黄药；③释为地黄；④释为木甘草；⑤释为虎杖；⑥释为豆豉。究竟那种解释可信呢？

①释为甘草：按孙炎《尔雅》注所言大苦形态，与今日豆科甘草全不相同。甘草枝叶悉如槐叶。而孙炎云大苦叶似荷，若释为甘草，难以成立。

359

附一 《诗经》药物研究资料

②释为黄药：按《本草图经》所载黄药图，其叶似荞麦，而大苦叶似荷。沈括以黄药味苦为据，亦难成立。

③释为地黄：王念孙以"苦"为"芐"的假借字，释"大苦"为地黄，较为可信。

④释为木甘草：按木甘草，味甘，与大苦名实不符，难以取信。

⑤释为虎杖：蜀本草谓虎杖生下湿地。而《诗经·唐风》："采苓采苓，首阳之巅。"是讲大苦生长在山顶。此与虎杖生下湿地不符。所以释为虎杖亦不好理解。

⑥释为豆豉：豆豉形态与孙炎所注不合，难以成立。

以上6种解释，笔者倾向于王念孙释为地黄。地黄的形态、产地、功用与孙炎所注有近似之处。与《诗经·唐风·采苓》暗合。

五、《诗经》"蕳"释

《诗经·郑风·溱洧篇》："方秉蕳兮。""蕳"是什么植物？

《毛传》云："蕳，兰也。"

《广雅》云："蕳，兰也。"

《太平御览》引《韩诗章句》云："蕳，兰也。"以上三家文献，均说"蕳"是"兰。"单言"兰"字，仍不能了解它是什么植物？因含"兰"字植物名太多。必须从古书中，对"兰"的解释，有无其他特点。

《说文》云："兰，香草也。"说明"兰"有香味。

段玉裁《说文解字注》云："《左传》曰：'兰有国香'，说者谓似泽兰也。"

《离骚》云："滋兰九畹""光风转蕙汜崇兰"。谢翱《楚辞芳草谱》云："兰草大都似泽兰，其香可著衣带者是。"

按段玉裁、谢翱所释，"兰"即"兰草"，有香味，似泽兰。《名医别录》云："兰草，生大吴池泽。"

陶隐居云："今东间有煎泽名兰香，亦或是此，生下湿地。"

按《名医别录》和陶氏所云，兰草的生境，是池泽或下湿地。

陆玑《诗疏》云："蕳即兰，香草也。其茎叶似药草泽兰，但广而长，节节中赤，高四五尺，可藏衣，著书中，辟白鱼也。"

《初学记》引《韩诗章句》："郑国之俗，三月上已于溱、洧两水之上，秉（执）兰（兰草）拂除不祥之故。"

按陆玑和《韩诗章句》所云，"蕳"即"兰草"，有香味，似泽兰，辟白鱼（衣、书中小虫），拂除不祥。

从上述兰的特点看，兰很像《神农本草经》兰草，《神农本草经》云："兰草，杀蛊毒，辟不祥。"则《诗经》中"方秉蕳兮"的"蕳"，似可释为《神农本草经》的"兰草。"

《黄帝内经》有兰草汤，单用兰草治口甘口臭"脾瘅病"，此症是湿浊困脾所致。说明兰草有化湿浊之功，与今日佩兰功用相同。《中药大辞典》1377 页佩兰条，亦认为《神农本草经》的兰草即今日菊科植物的佩兰。

但历代文献所言兰草比较复杂。

1. 以泽兰为兰草

《汉书·司马相如传》："衡兰芷若。"注云："兰，即今泽兰。"

2. 以兰科植物为兰草

寇宗奭《本草衍义》云："兰草，多生阴地山谷，叶如麦门冬而润，且韧，长及一二尺，四时常青。花青绿色，中间瓣上有细紫点。"

但是寇宗奭以兰科植物兰草作《神农本草经》兰草，已有人反对。

朱子《离骚辨证》云："古之兰草，必花叶俱香，而燥湿不变。今之兰、蕙，但花香，而叶不香，古之兰似泽兰。"

李时珍《本草纲目》兰草条云："近世所谓兰花，非古之兰草，兰花生山中，有叶无枝无茎，兰草有枝有茎。"

按朱子、李时珍所云：《神农本草经》的兰草是花叶俱香，有枝、有茎。不是兰、蕙、花的兰草。

至于以泽兰为兰草，历史上亦存在混乱。其原因由于兰草、泽兰名称、形态、生境、气味、主治功用均相近，它们在不同时代，不同地区互用过。

按《神农本草经》既有兰草，又有泽兰。

在名称上，《神农本草经》云："兰草，一名水香。"而《吴普本草》云："泽兰，一名水香。"由于异名相同，这就使人易误兰草即泽兰。

在功用上。《神农本草经》兰草条云："兰草主利水道。"同时《神农本草经》泽兰条亦云："泽兰，主大腹水肿，身面四肢浮肿。"这种功用相同，使人易误兰草即泽兰。

《黄帝内经》兰草汤，以兰草治湿浊痹瘅症。说兰草有治湿浊功用。

而郑玄注《礼记·士丧记》"实绥泽焉"云："泽，泽兰也，取其香，且御湿。"由于兰草、泽兰治湿之功相同，亦易误兰草即泽兰。

由于兰草、泽兰在名称、形态、生境、气味、部分主治功用相近，古代把兰草、泽兰都混用，古书所言兰，多包含兰草、泽兰二物。

李时珍在兰草条集解下云："《礼记》佩帨兰芷，《楚辞》纫秋兰以为佩，《西京杂记》载汉时池苑种兰以降神，或杂粉藏衣、书中以辟蠹，皆此二兰也。"

同时李时珍又在兰草条下，指出，兰草、泽兰一类二种，嫩时并可采而佩之。开花成穗，如鸡苏花。按开花成穗，如鸡苏花。显系今日唇形科植物。

苏颂《本草图经》在泽兰条下云："泽兰如薄荷，微香，七月开花，带紫白色，萼通紫色，亦似薄荷。"此与李时珍所云"兰草、泽兰、开花成穗"义合，都是今日唇形科植物。

李时珍在泽兰条发明项下又云："兰草利水道，除痰癖，杀蛊辟恶。泽兰涂痈毒，破瘀血，消癥瘕，而为妇人要药。"按李时珍所云，兰草有化湿浊功用，泽兰与活血消瘀功用。

从兰草、泽兰主治功用看，泽兰似今日之唇形科植物地笋。而兰草似今日菊科植物佩兰。因佩兰有芳香化湿浊功能，与陆玑《诗疏》及《神农本草经》兰草能藏衣、书中辟白鱼，杀蛊毒，辟不祥义合。

但是《本草图经》在泽兰条下所绘二图（见《政和本草》222 页）均不是唇形科植物，所绘徐州泽兰图叶如麦冬，显系兰科植物；所绘梧州泽兰图，呈头状花序，显系菊科植物。

由此可见苏颂《本草图经》文与图，所言兰草、泽兰包含有唇形科、菊科、兰科诸科植物。这也说明在宋代所言兰草、泽兰，在文字描述方面和药图方面，互不一致。

不仅宋代如此，明代也是如此，例如李时珍《本草纲目》在兰草、泽兰条记载云："古之兰草与泽兰一物二种，但功用有气血之分。并开花成穗，如鸡苏花。"

按文字记载，兰草、泽兰是唇形科植物。但《本草纲目》所载兰草、泽兰药图（见校点本《本草纲目》二册 P28、29）均不是唇形科植物。由此可见明代对兰草、泽草也是存在诸科植物互用。

盖因兰草、泽兰由于名称、气味、生境、形态、功用相近。因此古书所讲的兰，多指兰草、泽兰两类多种互用的植物。

宋明两代本草，对兰草、泽兰在药图与文字记载方面各不相同，提示宋明两代存在兰草、泽兰有多种植物有互用现象。

综上所述，《诗经》中"蕳"，当释为《神农本草经》中"兰草"，因《神农本草经》兰草"杀蛊毒，辟不祥"。与《韩诗章句》秉兰草"拂除不祥"义合。

今日所言兰草、泽兰，均根据其主治功用来定。泽兰以行血为主，定唇形科植物属植物为泽兰。兰草以化湿浊为主，定菊科佩兰为兰草。至于所涉及的具体植物，又因地区不同而各异。

六、《诗经》"葽""苀兰"释

葽

《诗经·豳风·七月》："四月秀葽。"

葽有四种解释

1. 释为草：《毛传》云："不荣而实曰秀葽；葽，草也。"

《说文》云："葽，草也。诗曰：四月秀葽。刘向说此味苦，苦葽也。"

2. 释为王瓜（即王苀）：《夏小正》："四月秀葽。"《说文》云："苀，王苀也。"段玉裁注："夏小正，四月王苀秀。"《月令》，四月王瓜生。注云：今王苀秀。豳风：四月季葽。笺：疑葽即王苀。

3. 《说文解字系传·通释》引字书云："葽，狗尾草也。"

4. 《尔雅》云："葽绕，棘菀。"郭注："今远志也。似麻黄，赤华，叶锐而黄。其上谓之小草。广雅云。"《说文》云："菀，棘菀也。"《广雅》云："棘菀，远志也。其上谓之小草。"《博物志》云："苗曰小草，根曰远志。"

《神农本草经》云："远志，叶名小草，一名棘菀，一名葽绕，一名细草。"本经以远志为正名，以棘菀、葽绕为异名。《诗经》《尔雅》《说文》只有棘菀、葽绕名称，而无远志名称。远志始见于晋代郭璞注。晋张华《博物志》始载"苗曰小草，根曰远志。"盖远志、小草之名流行于晋代。

《本草图经》云："远志，根黄色，形如蒿根，苗名小草，似麻黄而青，又如毕豆。叶亦有似大青而小者。三月开花，白色。根长及一尺。"

在上述资料中，葽释为四种植物。一是草，二是王苀，三是狗尾草，四是远志。郝懿行《尔雅义疏》云："葽绕，棘蒬，疑《尔雅》古本无绕字。"据郝氏所云：葽，棘蒬，远志也。则"四月秀葽"的"葽"似可释为《神农本草经》远志。

远志含远志科远志属植物 Polygala tenuifolia willd 和卵叶远志 Polygala sibirica L.

芄兰

《诗经·卫风·芄兰》："芄兰之支。"诗郑笺云："芄兰柔弱，恒蔓延于地，有所依缘则起。"

芄兰有两种解释。

1. 芄兰释为萝藦。

《说文》云："芄，芄兰，莞也。诗曰：芄兰之支。"

《尔雅》云："蘿，芄兰。"释曰："蘿，一名芄兰。"郭注云："蘿，芄。蔓生，断之有白汁，可啖。"

陆玑云：芄兰，一名萝藦，幽州谓之雀瓢，蔓生，叶青绿色而厚，断之有白汁，鬻为茹滑美。其子长数寸似瓠子。"

《本草经集注》枸杞条，陶弘景注云："去家千里，勿食萝藦、枸杞。萝藦一名苦丸。叶厚大，作藤生，摘之有白乳汁。人家多种之，可生啖，亦蒸食也。"

《唐本草》云："萝藦，陆玑云，一名芄兰，幽州谓之雀瓢。"又注云："按雀瓢是女青别名，叶盖相似，以叶似女青，故兼名雀瓢。"

2. 芄兰释为女青。

孙星衍辑《神农本草经》女青条注云："按《广雅》云：'女青，乌葛也。'《尔雅》云：'蘿，芄兰。'郭璞云：'蘿，芄兰。蔓生，断之，有白汁，可啖。'《毛诗》云：'芄兰之支。'《毛传》云：'芄兰，草也。'陆玑云：'一名萝藦，幽州人谓之雀瓢。'《名医别录》云：'雀瓢白汗，蛀虫蛇毒，即女青苗汁也。'《唐本草》别出萝藦条，非。"按

365

附一 《诗经》药物研究资料

孙星衍所注，萝藦、雀瓢，都是女青的别名，孙氏认为《唐本草》别出萝藦条是错误的。

《本草纲目》李时珍曰："女青有二：一是藤生，乃苏恭所说似萝藦者；一种草生，则蛇衔根也。《名医别录》明说女青是蛇衔根，一言可据。"

按李时珍所云，女青、萝藦乃是二物。由于女青、萝藦同有雀瓢别名。孙星衍遂认为萝藦即是女青，并指责《唐本草》不应别立萝藦一条。

根据上述资料来看，《诗经》中芄兰，当释为萝藦。萝藦是萝藦科萝藦属植物 Metaplexis japonica（Thunb.）Makino。

附二 《诗经》药物名索引

附二　《诗经》药物名索引

《诗经》药物考辨

371

附二 《诗经》药物名索引

附三　参考文献

汉·毛亨传，汉·郑玄笺，唐·陆德明音义，唐·孔颖达疏《附释音毛诗注疏》70 卷附校勘 70 卷，（《校勘记》清·阮元撰）　1980 年中华书局影印本。

吴·陆玑撰《毛诗草木鸟兽虫鱼疏》2 卷，丛书集成初编·自然科学类。

吴·陆玑撰，民国·罗振玉校《毛诗草木鸟兽虫鱼疏》2 卷，晨风阁丛书第一辑。

吴·陆玑撰，清·丁晏校《毛诗草木鸟兽虫鱼疏》2 卷，颐志斋丛书本。

吴·陆玑撰，清·赵佑校正《草木疏》2 卷，清献堂全编。

北周·沈重撰，清·王谟辑《毛诗义疏》一卷，汉魏遗书钞。

北周·沈重撰，清·马国翰辑《毛诗沈氏义疏》1 卷，楚南书局本。

北周·沈重撰，清·王仁俊辑《毛诗沈氏义疏》1 卷，玉函山房辑佚书续编。

舒瑗撰，清·马国翰辑《毛诗舒氏义疏》1 卷，楚南书局本。

南齐·刘瓛等撰，清·马国翰辑《毛诗序义疏》1 卷，楚南书局本。

宋·谢枋得撰《诗传注疏》3 卷，丛书集成初编。

元·朱公迁撰《诗经疏义》20 卷，四库全书本。

明·冯应京撰《六家诗名物疏》54 卷，四库全书本。

明·毛晋撰《毛诗草木鸟兽虫鱼疏广要》4 卷，丛书集成初编·自然科学类。

清·王夫之撰《诗经稗疏》4 卷，南菁书院本。

清·焦循撰《毛诗补疏》5 卷，学海堂本。

清·焦循撰《陆氏草木鸟兽虫鱼疏》2 卷，南菁书院丛书。

浦镗《毛诗注疏正误》14 卷。

清·马徵庆撰《毛诗郑谱疏证》1卷，马钟山遗书。

清·张沐撰《诗经疏略》8卷，五经四书疏略。

清·陈奂撰《诗毛氏传疏》（又名《毛诗传疏》，或名《毛传诗疏》）30卷，皇清经解续编（南菁书院本）。

清·陈士珂撰《韩诗外传疏证》10卷，文渊楼丛书。

清·陈乔枞撰《齐诗翼氏学疏证》2卷，南菁书院本。

清·冯登府撰《三家诗异文疏证》2卷，皇清经解（鸿宝斋石印本）。

清·王先谦《诗三家义集疏》，虚受堂本。

民国·廖平撰《今文诗古义证疏凡例》1卷，新订六译馆丛书。

汉·毛亨传，汉·郑玄笺《毛诗注》20卷，袖珍十三经注。

汉·马融撰，清·马国翰辑《毛诗马氏注》1卷，楚南书局本。

汉·马融撰，清·黄奭辑《毛诗注》1卷，汉学堂丛书。

吴·徐整撰，清·王谟辑《毛诗谱注》1卷，汉魏遗书钞。

魏·王肃注，清·马国翰辑《毛诗王氏注》4卷，楚南书局本。

魏·王肃注，清·黄奭辑《毛诗注》1卷，汉学堂丛书。

刘宋·周续之撰，清·马国翰辑《毛诗周氏注》1卷，楚南书局本。

梁·崔灵恩撰，清·马国翰辑《集注毛诗》1卷，楚南书局本。

梁·崔灵恩撰，清·王仁俊辑《集注毛诗》1卷，玉函山房辑佚书续编。

明·徐奋鹏撰《诗经解注》4卷，诗经通解本。

清·戴震撰《杲溪诗经补注》2卷，安徽丛书第六期，戴东原先生全集。

清·丁晏撰《诗考补注》2卷，补遗1卷，颐志斋丛书。

清·刘曾骎撰《毛诗约注》18卷，祥符刘氏丛书。

清·李塨撰《诗经传注》8卷，颜李丛书。

今人·余冠英注《诗经选》人民文学出版社。

今人·高亨《诗经今注》，上海古籍出版社。

后魏·刘芳撰，清·王谟辑《毛诗笺音义证》1卷，汉魏遗书钞·经翼第一册。

清·秦松龄撰《毛诗日笺》1卷，昭代丛书，道光本，癸集萃编。

清·胡承珙撰，清·陈鱼补《毛诗后笺》30卷，南菁书院本。

清·陈玉树撰《毛诗异文笺》10 卷，南菁书院丛书第 5 种。

清·周邵莲撰《诗考异字笺余》14 卷，木犀轩丛书。

民国·王闿运撰《诗经补笺》20 卷，湘绮楼全书。

宋·李樗、宋·黄櫄撰，宋·吕祖谦释音《毛诗集解》42 卷，通志堂经解（同治本）。

宋·蔡卞撰《毛诗名物解》20 卷，通志堂经解（同治本）。

宋·段昌武撰《毛诗集解》25 卷，四库全书本。

宋·唐仲友撰《诗经钞》1 卷，全华唐氏遗书。

明·郝敬撰《毛诗原解》36 卷，湖北丛书。

明·朱善撰《诗解颐》4 卷，通志堂经解（同治本）。

明·季本撰《诗解颐》40 卷，四库全书。

清·丁寿昌撰《诗经解》不分卷，丁氏遗稿 6 种。

清·刘沅撰《诗经恒解》6 卷，槐轩全书。

清·姚炳撰《诗识名解》15 卷，四库全书。

民国·林义光撰《诗经通解》1 卷，民国十九年刻本。

今人·陈子展《诗经直解》，复旦大学出版社。

今人·于省吾《泽螺居诗义解结》，中华书局文史二辑。

元·刘瑾撰《诗传通释》20 卷，四库全书。

清·李富孙撰《诗经异文释》16 卷，南菁书院本。

民国·徐昂撰《诗经形释》4 卷，徐氏全书。

民国·张慎仪撰《诗经异文补释》16 卷，箧园丛书。

清·丁晏撰《毛郑诗释》3 卷，续录一卷，颐志斋丛书。

清·马瑞辰撰《毛诗传笺通释》32 卷，中华书局本。

清·顾栋高撰《毛诗类释》21 卷，续编 3 卷（为名物作续编，又补以训诂），四库全书珍本初集。

清·王引之《经传释词》，中华书局。

清·陈奂撰《释毛诗音》4 卷，南菁书院本。

清·何志高撰《释诗》1 卷，西夏经义（道光本）。

民国·李遵义撰《毛诗草名今释》1 卷，樵隐集。

附三 参考文献

今人·陆文郁《诗经草木今释》1957年天津人民出版社。

明·邓元锡撰《诗经译》3卷，五经译。

清·廖翱撰《诗译》2卷，榕园丛书甲集。

今人·袁梅撰《诗经译注》，1980年齐鲁书社。

今人·金启华译注《诗经全译》，1984年江苏古籍出版社。

今人·程俊英译注《诗经译注》，1985年上海古籍出版社。

汉·申培撰《诗说》1卷，丛书集成初编。

宋·刘克撰《诗说》12卷，宛委别藏本。

宋·张耒撰《诗说》1卷，丛书集成初编本。

清·惠周惕撰《诗说》3卷，真意堂本。

清·陶正靖撰《诗说》1卷，丛书集成初编文学类。

清·郝懿行撰《诗说》2卷，郝氏遗书。

清·陆心源辑《诗说补》2卷，潜园总集·群书校补。

清·李灏撰《诗说活参》2卷，李氏经学四种。

清·徐经撰《诗说汇订》1卷，雅歌堂外集。

唐·施士丐撰，清·马国翰辑《施氏诗说》1卷，楚南书局本。

宋·张耒撰《张宛邱诗说》1卷，格致丛书本。

清·张汝霖撰《张氏诗说》1卷，丛书集成初编本。

清·阎若璩撰《毛朱诗说》1卷，楚州丛书第一辑。

清·毛奇龄撰《白鹭洲主客说诗》1卷，西河合集（康熙本）·经集。

清·李调元撰《童山诗音说》4卷，海函（光绪本）。

清·黄朝槐撰《荀子诗说笺》1卷，西园读书记。

清·俞樾撰《荀子诗说》1卷，春在堂全书。

清·俞樾撰《达斋诗说》1卷，春在堂全书。

民国·廖平撰《四益诗说》1卷，新订六译馆丛书。

清·顾广誉撰《学诗详说》30卷，平湖顾氏遗书。

清·顾成志撰《治斋读诗蒙说》1卷，昭代丛书，道光本，已集广编。

民国·王守恂撰《诗说求己》5卷，王仁安集附。

清·王鸿绪等撰《钦定诗经传说汇纂》21卷，首二卷《诗序》2卷，御纂七经（鸿文书局石印本）。

清·陈世镕撰《求志居诗经说》6卷，求志居全集。

清·冉觐祖撰《诗经详说》94卷，五经详说。

民国·宋育仁撰《诗经说例》1卷，问琴阁丛书。

唐·成伯玙撰《毛诗指说》1卷，通志堂经解（同治本）。

明·郝敬撰《毛诗序说》8卷，山草堂集内编。

明·吕柟撰《毛诗序说》6卷，丛书集成初编。

清·陈奂撰《毛诗说》1卷，南菁书院本。

清·诸锦撰《毛诗说》2卷，绛跗阁经说三种。

清·庄存与撰《毛诗说》4卷，味经斋遗书（道光本）。

清·陈乔枞撰《毛诗郑笺改字说》4卷，南菁书院本。

汉·韦玄成撰，清·王仁俊辑《鲁诗韦氏说》1卷，玉函山房辑佚书续编。

汉·韩婴撰，清·马国翰辑《韩诗说》1卷，楚南书局本。

清·臧庸撰《韩诗遗说》2卷，订伪1卷，丛书集成初编。

汉·毛亨传，郑玄笺，唐·孔颖达疏《毛诗正义》40卷，中华书局。

唐·孔颖达疏《毛诗正义》40卷，附校勘记3卷，《校勘记》刘承幹撰，嘉业堂丛书。

汉·贾逵撰，清·王仁俊辑《毛诗贾氏义》1卷，玉函山房辑佚书续编。

汉·郑众撰，清·王仁俊辑《毛诗先郑义》1卷，玉函山房辑佚书续编。

魏·王基撰，清·黄奭辑《毛诗申郑义》1卷，汉学堂丛书。

后魏·刘芳撰，清·马国翰辑《毛诗笺音义证》1卷，楚南书局本。

刘宋·周续之撰，清·王谟辑《毛诗序义》1卷，汉魏遗书钞·经翼第一册。

梁·何胤撰，清·马国翰辑《毛诗隐义》1卷，楚南书局本。

隋·刘炫撰，清·马国翰辑《毛诗述义》1卷，楚南书局本。

唐·陆德明《毛诗音义》3卷。

宋·魏了翁撰《毛诗要义》20卷，五经要义。

宋·林岊撰《毛诗讲义》12卷，四库全书珍本初辑。

宋·袁燮撰《絜斋毛诗经筵讲义》4卷，丛书集成初编。

惠栋《毛诗古义》2卷。

清·李黼平撰《毛诗绅义》24卷，学海堂本。

清·汪龙撰《毛诗异义》4卷，安徽丛书第一期。

清·俞樾撰《毛诗平议》4卷，南菁书院本。

清·陈奂撰《毛诗传义类》1卷，皇清经解续编，南菁书院本。

民国·罗振玉撰《毛郑诗斠议》1卷，晨风阁丛书第1辑。

明·何楷撰《诗经世本古义》28卷，鸿宝斋刻印本。

清·刘存仁撰《诗经口义》2卷，屺云楼集。

清·黄淦撰《诗经精义》4卷，七经精义。

清·汪绂撰《诗经诠义》12卷，汪双池丛书。

清·朱鹤龄撰《诗经通义》12卷，芋园丛书，经部。

吴士模《诗经申义》，泽古斋藏版。

近人·闻一多《诗经通义》，开明书店全集本。

近人·闻一多《诗经新义》，开明书店全集本。

宋·欧阳修撰《诗本义》15卷，通志堂经解（同治本）。

宋·段昌武撰《段昌武诗义指南》1卷，丛书集成初编。

明·孙鼎撰《新编诗义集说》4卷，选印宛委别藏。

梁寅撰《诗演义》15卷，四库全书珍本初集。

清·方宗诚撰《说诗章义》3卷，柏堂遗书。

清·方宗诚撰《说诗补义》3卷，柏堂遗书。

清·傅恒等撰《御纂诗义折中》20卷，摛藻堂四库全书荟要。

民国·周学熙辑《诗义折中》4卷，周氏师古堂所编书。

吴闿生《诗义会通》，中华书局。

明·陆化熙撰《诗通》4卷，诗经通解。

元·梁益撰《诗传旁通》15卷，常州先哲遗书第1辑。

清·张澍撰《诗传题词故》4卷补1卷，小窗遗稿。

明·朱谋㙔撰《诗故》10卷，四库全书。

汉·申培撰，清·马国翰辑《鲁诗故》3卷，楚南书局本。

汉·韩婴撰，清·马国翰辑《韩诗故》2卷，楚南书局本。

清·沈清瑞撰《韩诗故》2卷，沈氏群峰集。

清·段玉裁撰《毛诗古训传》30卷，鸿宝斋石印本。

清·刘晓如撰《毛诗集解训蒙》1卷，郑氏四种。

清·杨国桢撰《诗经音训》不分卷，十一经音训（道光本）。

清·顾广誉撰《学诗正诂》5卷，平湖顾氏遗书。

清·俞樾撰《诗名物证古》1卷，春在堂全书。

清·徐立纲撰《诗经旁训》4卷，五经旁训（匠门书屋本）。

清·徐立纲撰，清·竺静甫、清·竺子寿增订《诗经旁训增订精义》4卷（《精义》清·黄淦撰）。

汉·赵煜撰，清·王仁俊辑《韩诗赵氏学》1卷，玉函山房辑佚书续编。

清·迮鹤寿撰《齐诗翼氏学》4卷，南菁书院本。

清·陆奎勋撰《陆堂诗学》12卷，陆堂经学丛书。

清·顾东撰《虞东学诗》12卷，四库全书。

清·徐时栋撰《山中学诗记》5卷，烟屿楼集。

清·钱澄之撰《田间学诗》12卷，四库全书·经部诗类。

明·胡缵宗编《新刻胡氏诗识》3卷，古名儒毛诗解16种。

清·多隆阿撰《毛诗多识》12卷，辽海丛书第10辑。

清·林伯桐撰《毛诗识小》30卷，修本堂遗书。

清·赵容撰《诵诗小识》3卷，云南丛书初编经部。

宋·黄震撰《新刻读诗一得》1卷，古名儒毛诗解16种。

宋·吕祖谦撰《吕氏家塾读诗记》32卷，丛书集成初编，商务版。

宋·戴溪撰《续吕氏家塾读诗记》3卷，丛书集成初编本。

清·卢文弨撰《吕氏读诗记补阙》1卷，丛书集成初编本。

明·曹玒撰《读诗》1卷，大树堂说经。

明·李先芳撰《读诗私记》2卷，四库全书。

明·陈第撰《读诗拙言》1卷，山仙馆丛书。

清·虞景璜撰《读诗琐言》1卷，澹园杂著。

清·赵良霔撰《读诗经》4卷，丛书集成初编·文学类。

清·朱朝瑛撰《读诗略记》6卷，四库全书珍本初集。

清·方潜撰《读诗经笔记》1卷，毋不敬斋全书。

清·郏鼎元、清·申濩元、清·徐鸿钧、清·杨赓元、清·凤恭宝、清·陆炳章、清·夏辛铭、民国·钱人龙、民国·张一鹏等各撰有《读毛诗日记》，学古堂日记本。

清·陈仅撰《诗诵》5卷，四明丛书第一集。

清·严虞惇撰《读诗质疑》31卷，附录15卷，四库全书。

清·刘青芝撰《学诗阙疑》2卷，啸园丛书第一函。

宋·王伯撰《诗疑》2卷，丛书集成初编·文学类。

元·朱倬撰《诗经疑问》7卷，通志堂经解（同治本）。

明·姚舜牧撰《诗经疑问》12卷，四库全书。

汉·刘桢撰，清·马国翰辑《毛诗义问》1卷，楚南书局本。

吴·韦昭、吴·朱育等撰、清·王谟辑《毛诗答杂问》1卷，汉魏遗书钞。

吴·韦昭、吴·朱育等撰、清·马国翰辑《毛诗答杂问》1卷，楚南书局本。

魏·王肃撰，清·马国翰辑《毛诗问难》1卷，楚南书局本。

宋·辅广撰《诗童子问》10卷，四库全书本。

明·陈子龙撰《诗问略》1卷，丛书集成初编。

明·袁仁撰《毛诗或问》2卷，丛书集成初编。

清·戚学标撰《读诗或问》1卷，戚鹤泉所著书。

清·郝懿行撰《诗问》7卷，郝氏遗书。

清·牟应震撰《诗问》6卷，毛诗质疑。

清·汪琬撰《诗问》1卷，后知不足斋丛书第5函。

清·龚元玠撰《畏斋诗经客难》2卷，十三经客难。

明·冯时可撰《诗臆》2卷，冯元成杂著。

明·乔中和撰《葩经旁意》1卷，西郭草堂合刊。

清·黄中松撰《诗疑辨证》（考订名物），四库全书珍本初集。

宋·周孚撰《非诗辨妄》1卷，丛书集成初编本。

宋·赵惪撰《诗辨说》1卷，丛书集成初编。

明·杨桢一撰《诗音辩略》2卷，海函（光绪本）第13函。

清·毛先舒撰《诗辩坻》4卷，思古堂14种书。

清·王夫之撰《诗经叶韵辨》1卷，船山遗书（同治本）。

清·刘维谦撰《诗经叶音辨讹》8卷，芋园丛书·经部。

清·刘钊撰《诗毛郑异同辨》2卷，面城楼丛刊。

宋·朱熹撰《诗序辨说》1卷，汲古阁本。

清·王大任撰《诗序辨正》8卷，丛睦、汪氏遗书。

清·夏鼎武撰《诗序辨》1卷，富阳夏氏丛刻。

魏·王基撰，清·马国翰辑《毛诗驳》1卷，楚南书局本。

魏·王肃撰，清·马国翰辑《毛诗义驳》1卷，楚南书局本。

清·毛奇龄撰《诗传诗说驳义》5卷，西河合集（康熙本）。

宋·王应麟撰《诗考》1卷，丛书集成初编。

宋·王应麟撰《诗地理考》6卷，照旷阁本。

清·尹继美撰《诗地理考略》2卷，《图》1卷，鼎吉堂全书。

清·朱右曾撰《诗地理徵》7卷，南菁书院本。

清·李超孙撰《诗氏族考》6卷，丛书集成初编。

宋·章如愚编《新刻山堂诗考》1卷，古名儒毛诗解16种。

元·马端临撰《新刻文献诗考》2卷，古名儒毛诗解16种。

民国·杨晨撰《诗考补订》5卷，崇雅堂丛书。

清·戴震撰《毛郑诗考正》4卷，学海堂本。

清·丁晏撰《郑氏诗谱考正》1卷，南菁书院本。

清·林伯桐撰《毛诗通考》30卷，领南遗书第6集。

清·庄述祖撰《毛诗考证》4卷，南菁书院本。

清·牟应震撰《毛诗名物考》7卷，毛诗质疑本。

民国·李遵义撰《毛诗鱼名今考》1卷，附《嘉鱼考》，樵隐集。

清·陈奂撰《毛诗九榖考》1卷，古学汇刊第1辑。

清·陈寿祺撰，清·陈乔枞述《鲁诗遗说考》20卷，南菁书院本。

清·陈寿祺撰，清·陈乔枞述《韩诗遗说考》17卷，南菁书院本。

清·陈寿祺撰，清·陈乔枞述《齐诗遗说考》12卷，南菁书院本。

清·陈乔枞撰《三家诗遗说考》，南菁书院本。

清·陈乔枞撰《诗经四家异文考》5卷，南菁书院本。

宋·辅广撰《诗经协韵考异》1卷，丛书集成初编。

清·夏炘撰《诗章句考》1卷，景紫堂全书第3册。

清·陈奂撰《郑氏笺考徵》4卷，问经堂丛书。

清·臧庸撰《毛诗马王徵》4卷，问经堂丛书。

清·宋绵初撰《韩诗内传徵》4卷，积学斋丛书。

晋·孙毓撰，清·王谟辑《毛诗异同评》1卷，汉魏遗书钞。

晋·孙毓撰，清·马国翰辑《毛诗异同评》3卷，楚南书局本。

晋·孙毓撰，清·黄奭辑《毛诗异同评》1卷，汉学堂丛书。

晋·陈统撰，清·马国翰辑《难孙氏毛诗评》1卷，楚南书局本。

黄焯撰《毛诗郑笺评议》，自印本。

明·钟惺评点《诗经评点》3卷，合刻周秦经书十种。

清·吕调阳撰《诗序议》4卷，观象庐丛书。

宋·程大昌撰《诗论》1卷，丛书集成初编本。

清·姚际恒《诗经通论》，中华书局本。

清·姚际恒撰《诗经论旨》1卷，私立北泉图书馆丛书。

皮锡瑞《经学通论》，中华书局。

宋·王应麟撰《新刻玉海记诗》1卷，古名儒毛诗解16种。

宋·王庆麟撰《新刻困学记诗》1卷，古名儒毛诗解16种。

明·张次仲撰《待轩诗记》8卷，四库全书。

清·毛奇龄撰《毛诗写官记》4卷，西河合集（康熙本）。

清·汪德钺撰《毛诗偶记》3卷，七经偶记。

清·范尔梅撰《毛诗札记》2卷，读书小记。

民国·刘师培撰《毛诗札记》1卷，刘申叔先生遗书。

清·朱一栋撰《诗经札记》2卷，十三经札记。

清·毛奇龄撰《诗札》2卷，西河合集（康熙本）。

今人·于省吾《泽螺居读诗札记》，中华书局文史一辑。

清·夏炘撰《读诗劄记》8卷，景紫堂全书第3册。

清·朱景昭撰《读诗劄记》1卷，无梦轩遗书。

清·杨名时撰《诗经劄记》1卷，杨氏全书。

清·徐士俊撰《三百篇草兽鸟木记》1卷，闰竹居丛书。

清·翁方纲撰《诗附记》4卷，<u>丛书集成初编</u>·文学类。

明·薛瑄撰《新刻读诗录》1卷，古名儒毛诗解16种。

清·陈沣撰《陈东塾先生读诗日录》1卷，古学汇刊第二集。

清·宋在诗撰《读诗遵朱近思录》2卷，野柏先生类稿。

清·俞樾撰《韩诗外传平议补录》，中华书局排印本。

周·端木赐撰《诗传孔氏传》1卷，<u>丛书集成初编</u>。

《诗经》1卷，格致丛书。

《新刻诗传》1卷，古名偶毛诗解16种。

宋·杨简撰《慈湖诗传》20卷，四明丛书第三集。

宋·朱鉴撰《诗传遗说》6卷，摘藻堂四库全书荟要·经部。

宋·范处义撰《逸斋诗补传》30卷，通志堂经解（同治本）。

宋·朱熹《诗集传》8卷，中华书局。

宋·苏辙撰《颍滨先生诗集传》19卷，两苏经解。

元·许谦撰《诗集传名物钞》8卷，<u>丛书集成初编</u>。

清·毛奇龄《续诗传鸟名》3卷，龙威秘书本。

清·王夫之撰《诗广传》5卷，中华书局。

清·陈大章撰《诗传名物集览》12卷，<u>丛书集成初编</u>。

汉·申培撰，清·王谟辑《鲁诗传》1卷，汉魏遗书钞。

汉·申培撰，清·黄奭辑《鲁诗传》1卷，汉学堂<u>丛书</u>。

汉·韩婴撰，民国·龙璋辑《韩诗》1卷，小学蒐佚下编补。

汉·韩婴撰，清·王谟辑《韩诗内传》1卷，汉魏遗书钞。

汉·韩婴撰，清·马国翰辑《韩诗内传》1卷，楚南书局本。

汉·韩婴撰，清·黄奭辑《韩诗内传》1卷，黄氏逸书考。

汉·韩婴撰《韩诗外传》10卷，蜚英馆石印本。

汉·韩婴撰，清·赵怀玉校并辑补逸《韩诗外传》10卷，补逸一卷，龙

附三　参考文献

溪精舍丛书。

汉·韩婴撰，清·任兆麟选辑《韩诗外传》3卷，述记（乾隆本）。

汉·韩婴撰，清·王仁俊辑《韩诗外传佚文》1卷，经籍逸文。

汉·薛汉撰，清·马国翰辑《薛君韩诗章句》2卷，楚南书局本。

清·俞樾撰《韩诗外传》1卷，春在堂全书。

清·周延宷撰《韩诗外传校注》10卷，附《校注拾遗》1卷（《校注拾遗》清·周宗杭辑）安徽丛书第1期。

汉·辕固撰，清·马国翰辑《齐诗传》1卷，楚南书局本。

汉·后苍撰，清·马国翰辑《齐诗传》2卷，楚南书局本。

汉·辕固撰，清·黄奭辑《齐诗传》1卷，汉学堂丛书本。

明·袁黄撰《诗外别传》2卷，了凡杂著。

清·王引之《经传述闻》，学海堂。

清·姜国伊撰《诗经思无邪序传》4卷，守中正斋丛书。

清·方潜撰《诗经序传择参》1卷，毋不敬斋全书。

清·任兆麟选辑《诗序》1卷，述记（乾隆本）。

清·姜炳璋撰《诗序补义》24卷，四库全书。

清·杨恩寿撰《诗序韵语》1卷，坦园全集。

周·卜商撰《诗小序》1卷，唐宋丛书·经翼。

近人·闻一多《风诗类钞》，开明书店全集本。

汉·郑玄撰，清·李光廷辑《诗谱》1卷，榕园丛书甲集。

汉·郑玄撰，清·袁钧辑《诗谱》3卷，浙江书局本。

汉·郑玄撰《新刻诗谱》1卷，古名儒毛诗解16种。

汉·郑玄撰，清·王谟辑《郑氏诗谱》1卷，汉魏遗书钞。

宋·欧阳修撰《郑氏诗谱补亡》1卷，通志堂经解（同治本）。

清·吴骞撰《诗谱补亡后订》1卷，拜经楼丛书。

元·许衡撰，清·吴骞校《许氏诗谱钞》1卷，拜经楼丛书。

汉·郑玄撰，清·孔广森辑《毛诗谱》1卷，通达遗书所见录。

汉·郑玄撰，清·黄奭辑《毛诗谱》1卷，汉学堂丛书。

吴·徐整撰，清·马国翰辑《毛诗谱畅》1卷，楚南书局本。

清·王初桐撰《齐鲁韩诗谱》4卷，古香堂丛书。

清·张徵文撰《四诗世次通谱》1卷，马钟山遗书。

明·胡广等撰《诗经大全》20卷，四库全书·经部诗类。

清·邹圣脉纂辑《诗经备旨》8卷，五经备旨。

清·薛嘉颖辑《诗经精华》11卷，四经精华。

清·方玉润撰《诗经原始》18卷，泰东书局。

清·段玉裁撰《诗经小学》30卷，又校定《毛传》30卷。

清·应麟撰《诗经旁参》2卷，屏山草堂稿。

清·蒋曰豫撰《诗经异文》4卷，蒋侑石遗书。

《毛诗》2卷，古香斋袖珍十种，南海孔氏本。

山井鼎考文《毛诗》6册。

黄侃手批白文十三经《毛诗》1卷，1983年上海古籍版。

魏·王肃撰，清·马国翰辑《毛诗奏事》1卷，楚南书局本。

晋·徐邈撰《毛诗音残》3卷，敦煌秘籍留真新编下卷。

晋·徐邈撰，清·马国翰辑《毛诗徐氏音》1卷，楚南书局本。

清·马国翰辑《毛诗草虫经》1卷，楚南书局本。

清·马国翰辑《毛诗题纲》1卷，楚南书局本。

清·苗夔撰《毛诗吲订》10卷，苗氏说文四种。

明·庄元臣辑《古诗猪隽》1卷，庄忠甫杂著。

明·朱得之撰《新刻印古诗语》1卷，古名儒毛诗解16种。

清·陈启源撰《毛诗稽古编》30卷，皇清经解（道光本）。

清·魏源撰《诗古微》17卷，南菁书院本。

民国·徐昂撰《诗经今古文篇旨异同》1卷，徐氏全书。

明·麻三衡辑《古逸诗载》1卷，闰竹居丛书。

明·胡文焕辑《逸诗》1卷，覆古介书前集。

明·钟惺辑《新刻逸诗》1卷，古名儒毛诗解16种。

清·孙国仁撰《逸诗微》3卷，砭愚堂丛书。

清·李式榖辑《诗经衷要》12卷，五经衷要本。

汉·侯苞撰，清·王谟辑《韩诗翼要》1卷，汉魏遗书钞。

附三 参考文献

汉·侯苞撰，清·马国翰辑《韩诗翼要》1卷，楚南书局本。

汉·侯苞撰，清·王仁俊辑《韩诗翼要》1卷，玉函山房辑佚书续编。

明·史起钦辑《韩诗外传纂要》1卷，史进士新镌诸子纂要。

民国·刘师培撰《毛诗词例举要》1卷，刘申叔先生遗书。

晋·郭璞撰，清·马国翰辑《毛诗拾遗》1卷，楚南书局本。

清·郝懿行辑《诗经拾遗》1卷，郝氏遗书。

清·范家相撰《三家诗拾遗》10卷，丛书集成初编。

清·范家相撰，清·叶钧重订《重订三家诗拾遗》10卷，领南遗书第4期。

清·阮元撰《三家诗补遗》3卷，观古堂汇刻书第1辑。

清·史荣撰，清·纪昀审定《审定风雅遗音》2卷，丛书集成初编。

清·陶方琦撰《韩诗遗说补》1卷，汉孳室遗著。

民国·江瀚撰《诗经四家异文考补》1卷，晨风阁丛书。

宋·王质撰《诗总闻》20卷，丛书集成初编本。

元·刘玉汝撰《诗缵绪》18卷，四库全书珍本初集。

清·尹继美撰《诗管见》7卷，鼎吉堂全集。

清·龚橙撰《诗本谊》1卷，半厂丛书初编。

清·谢文洊撰《风雅伦音》2卷，谢程山全书。

民国·邵瑞彭撰《齐诗钤》1卷，邵次公遗著。

汉·韩婴撰，明·归有光辑评《封龙子》诸子汇函。

宋·严粲撰《诗缉》36卷，摛藻堂四库全书荟要·经部。

清·蒋曰豫撰《韩诗辑》1卷，蒋侑石遗书。

清·赵佑撰《诗细》12卷，清献堂全编。

清·牛运震撰《诗志》8卷，空山堂全集。

清·李光地撰《榕村诗所》8卷，李文贞公全集。

清·贺贻孙撰《诗触》6卷，水田居全集。

清·范家相撰《诗瀋》20卷，范氏三种。

清·许伯政撰《诗深》26卷，芋园丛书·经部。

今人·杨树达《诗铨》，中华书局。

《诗经》药物考辨